推 薦 文

作者の清水健太郎先生（シミケン）は、僕の大学時代からの親友です。彼は医学生の時は、医者より小説家を目指していました。味のある漫画も書いて、医学以上に芸術の才能を持った人でした。精神神経科を目指していたので、整形外科医になったときには、びっくりしたのを覚えています。

その後、地方の基幹病院で脊椎を専門とする整形外科としての活躍を聞き、漫画の才能からくる手先の器用さが整形外科手術にも役立っているのだと合点がいきました。彼には、慶應医学部の新聞にも四コマ漫画を書いてもらっています。

2013年に上梓された『整形外科ガール』は、手書きのイラスト満載の看護師向けの教科書で、彼の才能が生かされた名著だと思います。『整形外科ガール』の若手医師向けの教科書を書いてみては？　とすすめ、8年の年月を経て、できあがった本書のゲラを読んでたまげました。若い整形外科医への愛情のこもった、整形外科プライマリケアのすばらしい教科書ではないですか。豊富な写真により、見てわかる教科書であり、彼の上手なキャッチコピーにより、骨折が理解しやすくなっています。

シミケンの豊富な臨床経験から編み出される至極のpearlに満ちあふれた本です。あえて、縦書きとしたのは、文芸賞の受賞者らしい、純文学へのオマージュなんだと思います。

慶應義塾大学医学部　副医学部長
医学教育統轄センター教授
門川　俊明

はじめに

整形外科は、たいていの病院にあるポピュラーな科、そして大変イソガシイ科です。救急、手術、外来、病棟、検査、書類（よその科は、どれかがヒマだったりする）……どれもテンコ盛り。ドクターは、早朝から夜深《よふ》けまで病院を駈け回っているにチガイナイ。かくいう筆者も、若僧・弱輩・新米の時代、いきなり三次の外傷病院に派遣され、毎晩押し寄せる救急車を前に心底から途方に暮れたものでした。

新人は勉強する余裕がない。上司《オーベン》も教える時間がない……

この本はそんな現状を鑑《かんが》み企画されました。とくに、整形外科以外の医者や、救急の最前線にひとりで立つ研修医くんのために中味を盛りました。

厖大《ぼうだい》で（大学によっても、病院によっても、医者によっても方法がちがう！）、変り身が早い、そんな整形外科の大海を泳ぐにあたり、よき羅針盤《らしんばん》となりますように。

注意事項

＊どの病院、どの医局にも、それぞれ流儀《りゅうぎ》や掟《おきて》があります。また、整形外科という科は、エビデンスよりもエクスペリエンスが有効なケースも多い（古参刑事《ベテラン》が新米刑事に教えるように）。この書は、田舎の病院に長年つとめる、しがない整形外科医の覚え書きにすぎません。いま立っている現場の教えをぜひ最優先にしてください！

＊手術方法、薬物治療も最小限に止めました（各自で加筆してください）。

＊頁《ぺーじ》をコンパクトにするため、**ですます調になっていません**（エラそうだと感じたらゴメンナサイ）。

＊画像はすべて、筆者のしがない診療の歴史から集めたものです。

目次

事典編

本書執筆にあたり、清水国章、髙田裕平、小林紘樹、佐藤大輝、渡邉慎平先生ほか、佐野厚生総合病院で共に働いた諸先生方、表紙の写真を頂いた門川俊明先生、8年もの長きにわたり叱咤激励してくれた株式会社中外医学社の輿石祐揮さん、鈴木真美子さんに感謝の意を表します。

医師人生すごろく

ふりだし

医学生

医学という学問を学ぶ．医師としての体を鍛える（体育会系の学生多し）

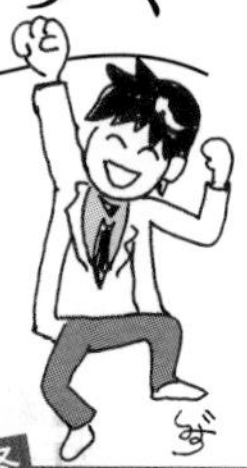

大学６年生の夏
マッチング登録（全員）

卒業

大学６年生の冬
医師国家試験

研修医

初期臨床研修医時代（2 年）
マッチング病院で学ぶ．新米医師として病院で学ぶ．

後期臨床研修医時代（4 年）
大学／基幹病院のプログラムで学ぶ

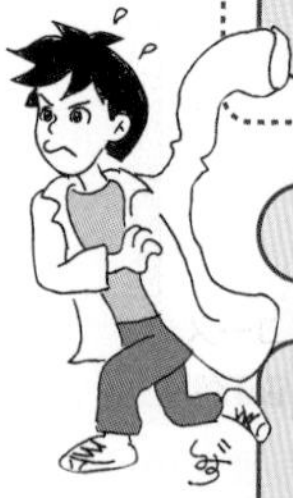

専門医試験

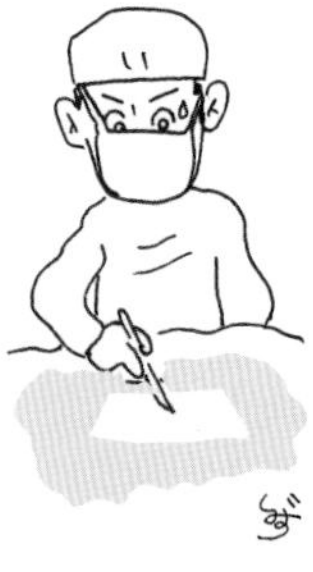

専門医時代
サブスペシャリティへ（脊椎，手，関節リウマチ）

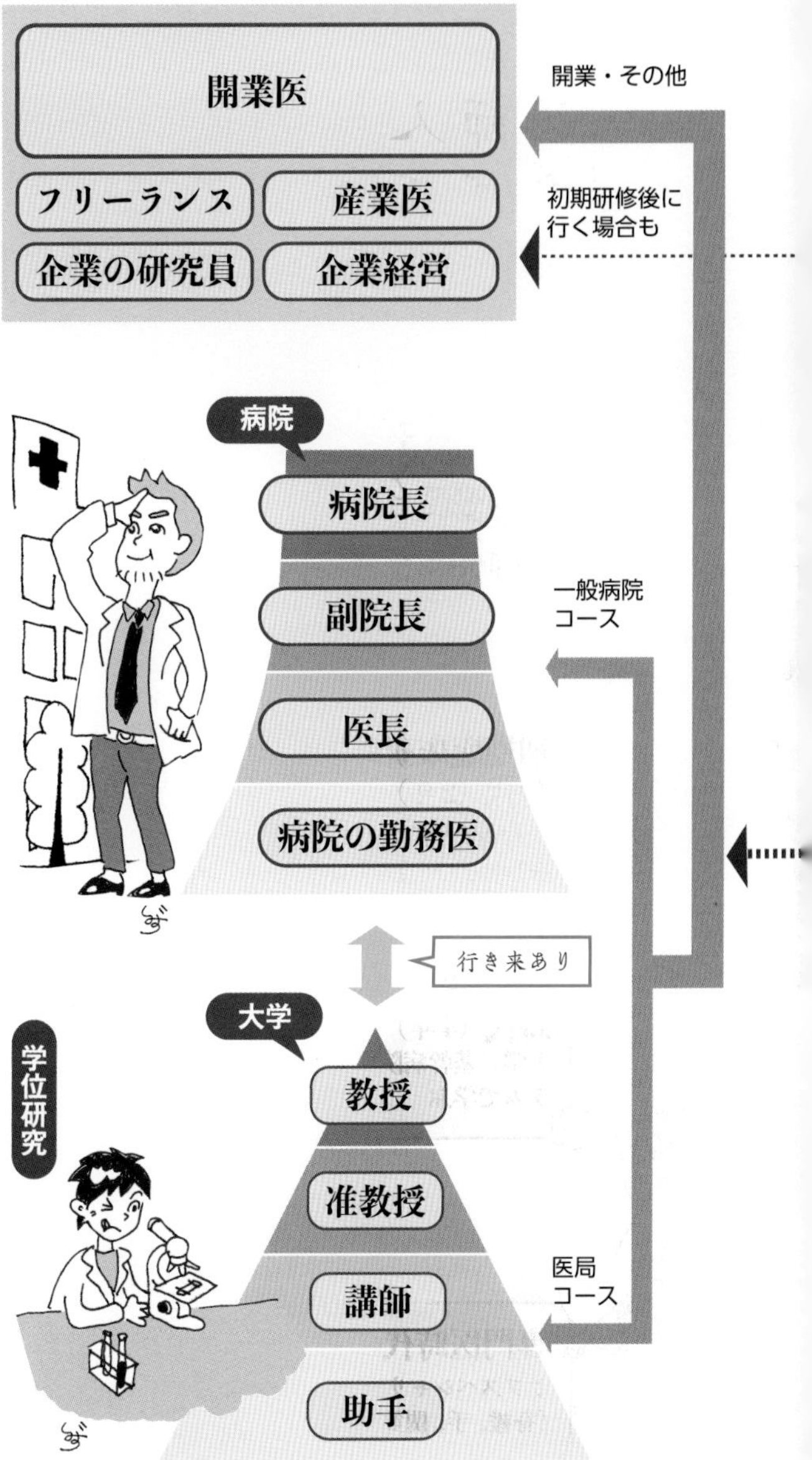
開業医
フリーランス
産業医
企業の研究員
企業経営
開業・その他
初期研修後に
行く場合も
病院
病院長
副院長
医長
病院の勤務医
一般病院
コース
行き来あり
大学
学位研究
教授
准教授
講師
助手
医局
コース

1 整形外科の外来で……

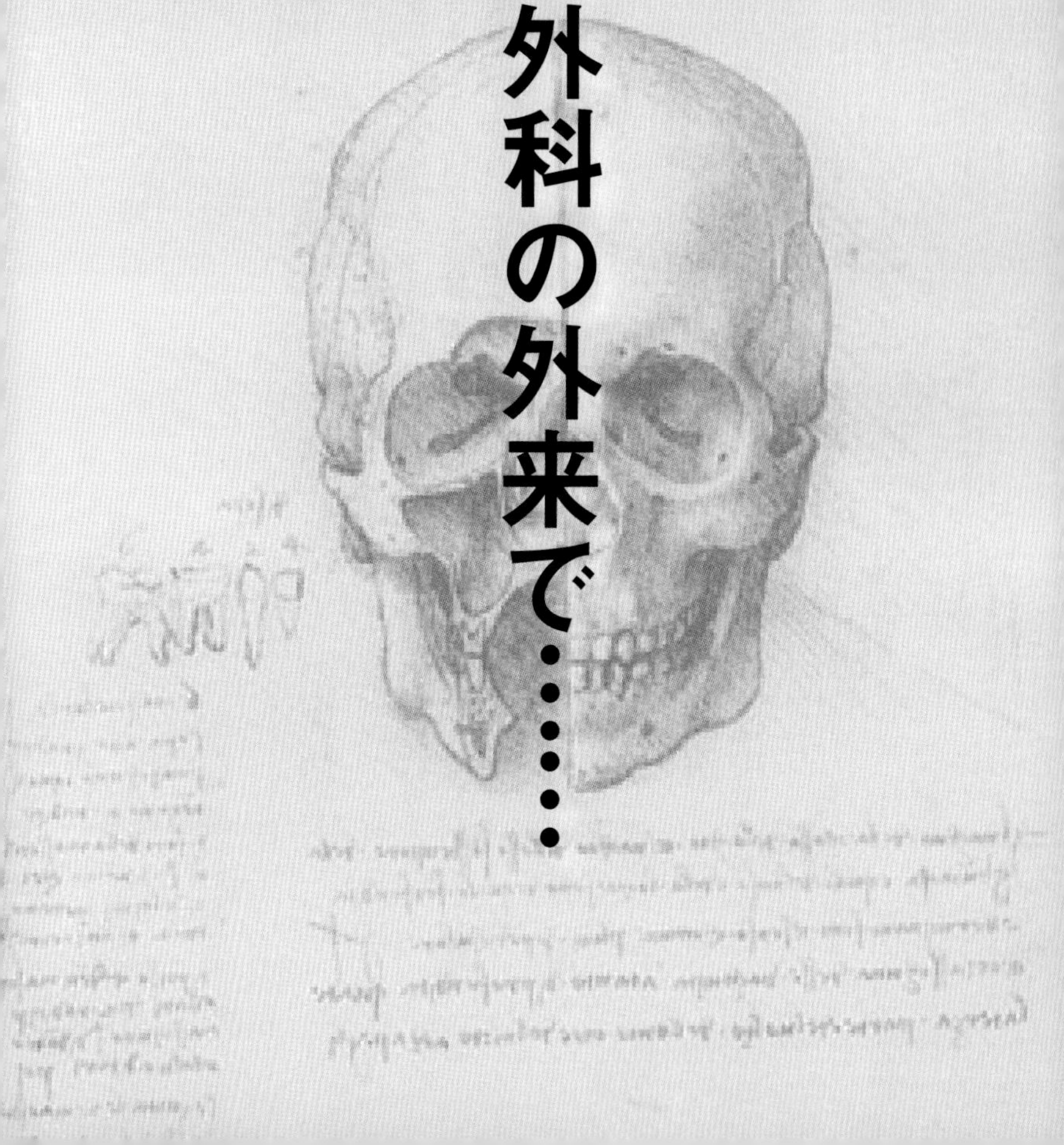

3時間待って3分？

診察には時間がかかる。3時間待って3分診療と兎角《とかく》批判されやすいが、一人ひとりに時間を浪費していたら混雑する外来が到底回らない。3分でわかるものは、わからなくちゃいけない（夕方までダラダラ外来をやっても、医者というものは案外評価されないものだ）。

主訴から推理する。

患者さんが整形外科の門を叩くキッカケは何か。痛い、しびれる、動かない、変形した……。これらの訴えから聯想《れんそう》される病名をまとめた。本人の書く問診票からも道すじを立てよう。

※　もちろんこの表からはずれるケースは多い。

※※　骨折脱臼などの外傷、感染、脊椎の疾患のいくつかは省略。なにしろ多いのである。

1 全身が……

痛い！（あちこち）	関節リウマチ・がんの転移・骨髄腫
すぐ骨折する！	骨粗鬆症（**老人**）・がんの転移 骨形成不全症（**小児**）

2 肩が……

痛い！	肩関節周囲炎（石灰沈着） 上腕二頭筋炎 リウマチ性多発筋痛症（両肩）
動かない！	肩関節周囲炎　腱板損傷
下がった！	スプレンゲル変形　Loose shoulder

Coffee Break

整形外科は砂時計の反対？

星の数ほどある数多《あまた》の病気（ＷＨＯのＩＣＤ分類をみよ！）から検査で病名をしぼりこむ。こういった除外診断は、どちらかというと内科の手法かもしれない。整形外科のメソッドはむしろ逆だ。診断は、骨折のようにレントゲン一発で診断がつくことも多い。しかし、スタートはそこから。学会でもケンケンガクガクの選択肢から一番ふさわしい術式を見つける。これが整形外科の醍醐味《だいごみ》の一つかもしれない。

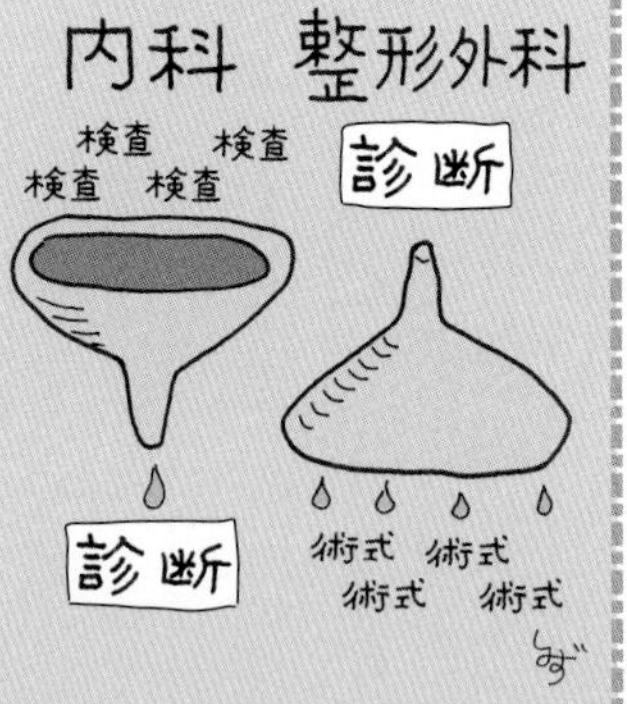

3 胸が……

鎖骨がはれた！	胸肋鎖骨異常骨化症（掌蹠のう疱症）

4 腕が……

上腕がボコンとはれた	上腕二頭筋断裂
挙がらない！	腱板損傷 頚椎C5まひ 頚椎神経根症（**キーガン型**） 肘内障（小児） 分娩麻痺（新生児） 橈骨神経麻痺（**ハネムーン**まひ）

5 ひじが……

痛い！（橈側）	上腕骨外顆炎（テニス肘）
痛い！（尺側）	上腕骨内上顆炎

逆に曲がった！	内反肘

6 手首が……

痛い！（橈側）	ドゥケルバン病
痛い！（尺側）	TFCC損傷　尺骨突きあげ症候群
痛い！（まん中）	キーンベック病
はれた	ガングリオン

7 手が……

やせた（母指球）	手根管症候群
やせた（全体）	肘部管症候群

しびれる（1～4指）	手根管症候群
しびれる（4～5指）	肘部管症候群
挙がらない！	橈骨神経まひ・肘内障（小児）
はれた！	関節リウマチ・ガングリオン（手首）

8 指が……

のびない！	伸筋腱損傷・マレットフィンガー・ばね指
曲がらない！	屈筋腱損傷・ばね指・母指ロッキング
曲がってきた！	デュプイトラン拘縮・尺骨神経まひ・関節リウマチ
ひっかかる！	ばね指

はれた！	ガングリオン・腱鞘巨細胞腫
はれた！（第1＝DIP）	ヘバーデン結節・白鳥の首変形
はれた！（第2＝DIP）	ブシャール関節・ボタン穴変形
爪が痛い！	爪下血腫（けが）・グロームス腫瘍（**冷えると**）

Coffee Break

屈筋腱損傷、伸筋腱損傷のみわけかた

指の腱が切れているか否かはまず見た目で診断する。

屈筋腱は深部と浅部があるので、図のように医者が指をおさえたまま、指を曲げてもらう。

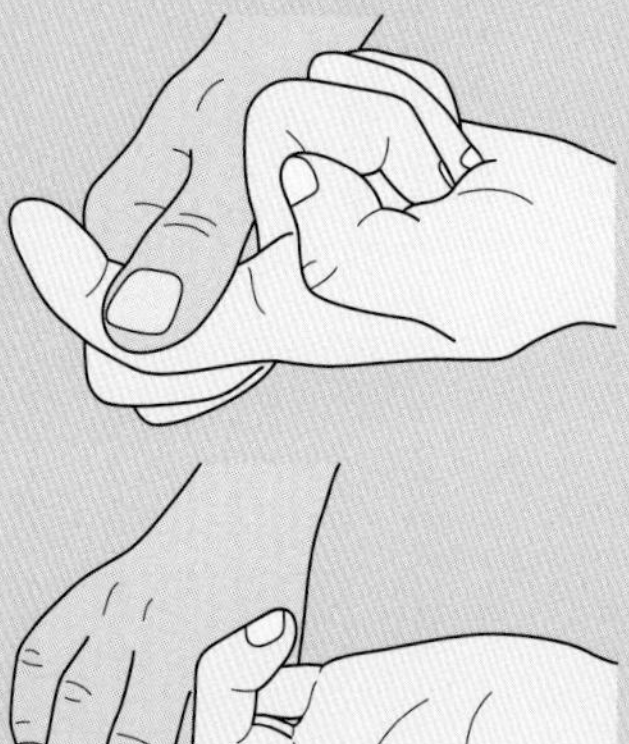

◆◆深指屈筋の確認、浅指屈筋の確認

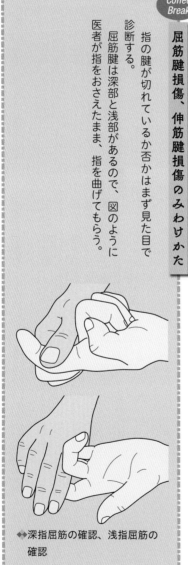

9 膝が……

ひっかかる！	半月板損傷
痛い！（内側）	変形性膝関節症　半月板損傷 離断性骨軟骨炎　大腿骨壊死
痛い！（外側）	円板状半月（**外側**）
痛い！（お皿）	膝蓋骨骨折 二分膝蓋骨 タナ障害（若い女性）
痛い！（激痛）	偽痛風（術後の炎症で迷うことが） 骨肉腫（小児）
グラグラ！	前十字靱帯損傷 内側、外側側副靱帯損傷
O脚（がにまた）！	変形性膝関節症 Blount 病（小児）

動かない！	変形性膝関節症 腸腰筋膿瘍（**大腿のばすと痛い**）
はれた！	変形性膝関節症（水） 色素性絨毛性滑膜炎（血性）
はれた！（外傷）	前十字靱帯損傷（血性） 高原骨折（血性＋油滴）
はれた！（前）	オスグッド・シュラッター病（小児） 外骨腫
はれた！（後）	ベーカーのう腫 ガングリオン

Coffee Break

ひざ外傷では穿刺……骨折か、靭帯か

ひざを痛めてパンパンに腫れた患者がきたら、骨折か靭帯損傷をうたがう。関節を穿刺して抜いた血を膿盆に流して、上澄みを観察する。油滴がまじっていれば骨折、なければ靭帯損傷のケースが多い。

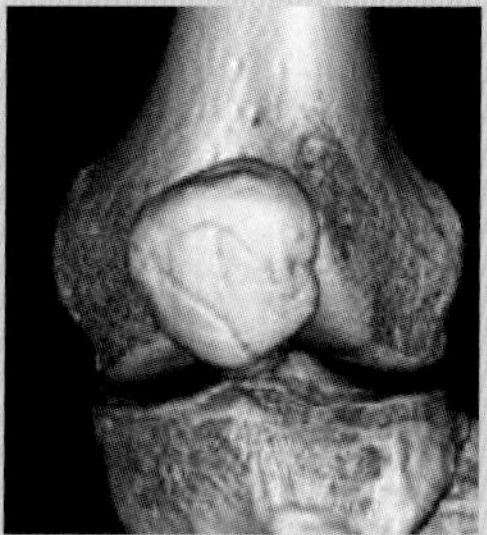

◆◆膝蓋骨骨折　転位が小さいが油滴がひけた。

10 股関節が……

痛い！	変形性股関節症・大腿骨頭壊死・関節唇損傷 一過性大腿骨頭萎縮症（**妊娠後期**）
痛い！（小児）	単純性股関節炎　化膿性股関節炎 **白血病**（**小児の股関節痛**で忘れるなかれ！） ペルテス病　大腿骨頭すべり症（**肥満児**）
動かない！	変形性股関節症

Coffee Break

保存か緊急か

小児の股関節病は、天国と地獄みたいにうんめいが分かれる。化膿性の関節炎ならば洗う（緊急手術！）

単純性股関節炎は、予後良好で、**秋～冬**に多い。いわば「股関節の風邪」だ。股関節に水がたまっているのに、ときに**膝や太もも**に放散痛があるので注意（こどもは股関節痛でも膝が痛いと言う）。ふつう関節穿刺はしない。

化膿性股関節炎は**泣く**か**ぐったり**している。熱発や発赤も。むかしは迷わず刺せ！　といわれたが、筋炎だと菌を関節内にいれてしまう恐れも。まず**血液検査**が必須だ。エコーも有効。

これに限らず、**関節**の化膿は**緊急**事態だ。

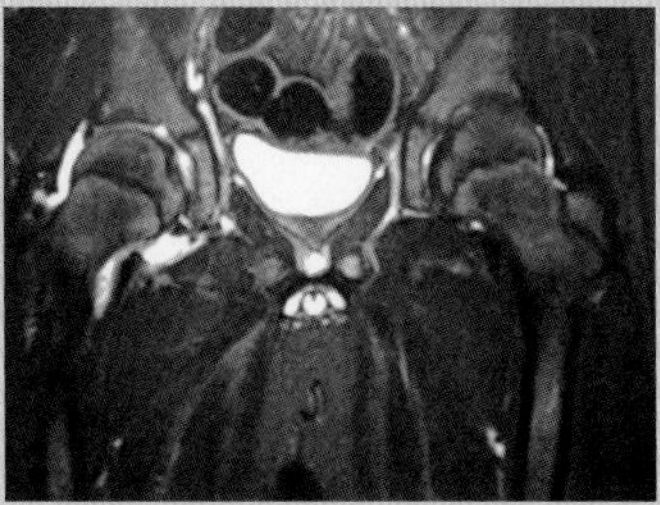

◆MRIでは確定診断がむずかしいことも。

11　下肢が……

長さがちがう！

変形性股関節症・先天性股関節脱臼・ペルテス病
脳性まひ・ポリオ

びっこをひく	変形性股関節症・先天性股関節脱臼・ペルテス病
ふらつく！	頸椎の疾患・脳の疾患・パーキンソン病

12 大腿が……

痛い！	不顕性骨折（**ビスホスホネート製剤**の長期使用で）・腰椎の疾患
しびれる	外側大腿皮神経痛（**知覚だけ**の神経）
内出血！	肉ばなれ

13 下腿が……

痛い！（内側）	シンスプリント
内出血！（脹《ふく》ら脛《はぎ》）	肉ばなれ

14 足が……

足が		
挙がりません！		腓骨神経まひ・アキレス腱断裂・脊椎のまひ
痛い！	（かかと）	アキレス腱断裂・ 踵骨棘　sever 病
	（外側）	靱帯損傷（ねんざで外側が痛い）
	（内側）	外脛骨（ねんざで内側が痛い） 外反母趾（バニオン） 後脛骨筋機能不全（中年女性）
	（母趾）	痛風

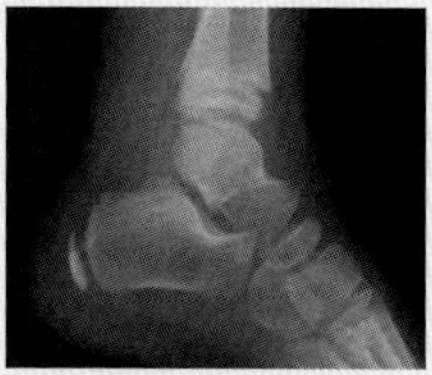

◆◆sever病

足が	
痛い！（2趾）	フライバーグ病（小児）
痛い！（足底）	足底腱膜炎 扁平足
くるぶしがボコンと動く	腓骨筋腱脱臼（外側）
曲がってきた！（足のゆび）	外反母趾　内反小趾・関節リウマチ

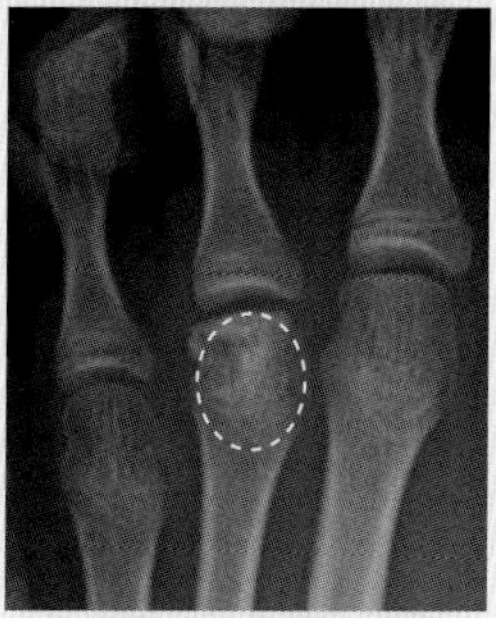

◆フライバーグ病

15 脊椎が……

脊椎が	
首が痛い！	胸郭出口症候群・頚肩腕症候群（なで肩） 頚椎の疾患

脊椎が	
腰が痛い！	原因不明 腰椎の疾患（多数） 心臓の病気（解離性大動脈瘤） 婦人科の病気（子宮外妊娠） 腎結石（CVAの痛み）
坐骨神経痛！	腰椎の疾患（多数）・**骨盤腫瘍**（注意！）
曲がってきた！（横に）	側弯症・腰椎椎間板ヘルニア
曲がってきた！（前に）	後弯症 骨粗鬆症・パーキンソン病 首下がり病

Coffee Break

「拘縮」と「強直」のちがい

関節が動かないときによく試問される。関節そのものに原因があるのを**拘縮**、関節以外の原因で動かぬことを**強直**という。

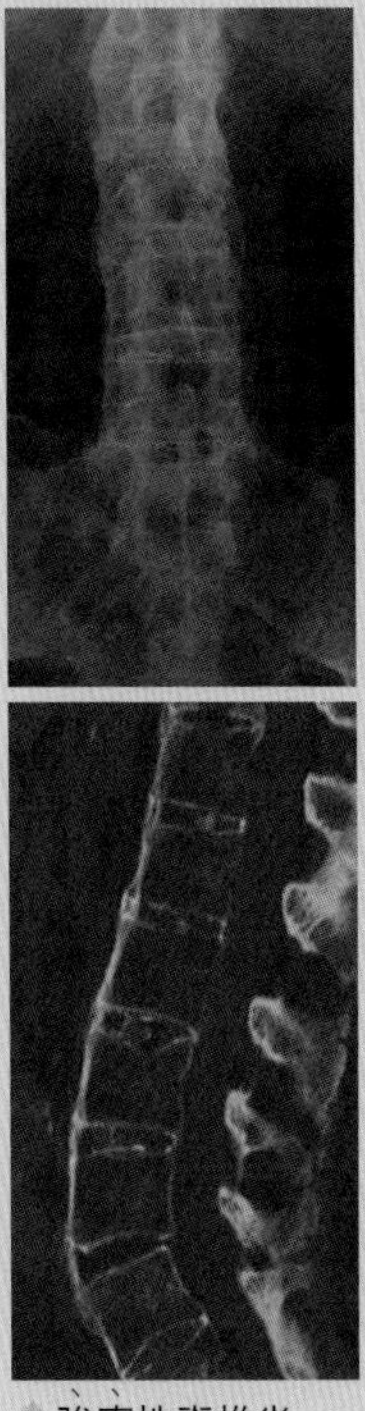

◆◆強直性脊椎炎
これはリハビリをがんばっても動かない。

スポーツから推理する。

特定のスポーツや職業で起きやすい外傷をまとめた。直接に損傷することもあるが、使いすぎ（オーバーユース）も。

テニス	テニス肘 有鉤骨鉤骨折
ゴルフ	有鉤骨鉤骨折 肋骨骨折（スイング）
野球	野球肘　リトルリーガー肩　SLAP 損傷　有鉤骨鉤骨折 投球骨折　槌指
サッカー	前十字靱帯断裂　アキレス腱断裂 剥離骨折（上前腸骨棘、下前腸骨棘、坐骨） リスフラン靱帯損傷　ジョーンズ骨折
ラグビー	肋骨骨折・肩脱臼 ジャージ損傷（環指の腱）

アメリカンフットボール	リスフラン損傷
バスケットボール	リスフラン損傷
バレーボール	アキレス腱断裂
柔道	肋骨骨折・肩脱臼
剣道	尺骨の疲労骨折
ボクシング	ボクサー骨折
レスリング	ＴＦＣＣ損傷
腕ずもう	上腕骨らせん骨折
スキー	前十字靱帯損傷 Stener 損傷（母指のつけね尺側の靱帯損傷） 足外果骨折
スノーボード	脊髄損傷　ＴＦＣＣ損傷・橈骨遠位端骨折 足関節脱臼骨折

アイスホッケー	尺側手根伸筋腱脱臼
陸上競技	下腿筋肉断裂（肉離れ）・アキレス腱断裂 腸脛靱帯炎（ランナーひざ）・シンスプリント 下腿の疲労骨折・第3中足骨の疲労骨折 剥離骨折（上前腸骨棘、下前腸骨棘、坐骨）
マラソン	恥骨骨炎
体操	足関節捻挫・前十字靱帯損傷
器械体操	TFCC 損傷
ウインドサーフィン	リスフラン損傷
運転手	橈骨の茎状突起（chauffeur's 骨折）
シャベル作業者	脊椎の棘突起骨折（clay shoveler's 骨折）
バレリーナ	足の三角骨障害

Coffee Break

転びかたも大切

整形外科の骨折では、受傷時の肢位をチェックすることも大切だ。たとえば剥離骨折ならばどういう筋肉にひっぱられたか（付着部の解剖）、足関節の骨折はどういう肢位で転んだか（ラウゲ・ハンセンの分類）が問題となる。

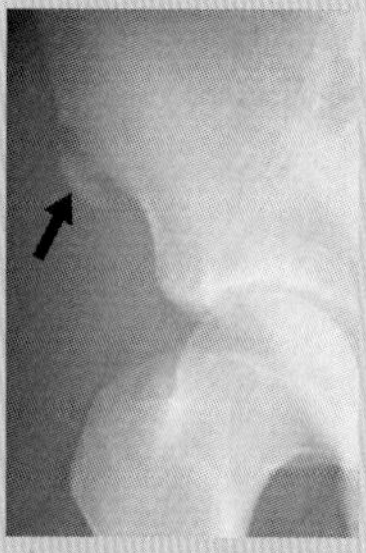

◆◆骨盤の剥離骨折

テストあれこれ

患者をよく診よ。ということばは、画像の進歩でいささか死語となりつつある(欧米の医者なんか、日本よりもさらに所見をとらない)。もしかしたら打鍵器、筆や分度器、音叉やストップウオッチも、抽斗《ひきだし》のすみでホコリをかぶり、お役ご免かもしれない。

だが、患者をさわれない医者は整形外科をやめるべきだ（実際、ニューヨークの寿司屋のように、診察時、手袋をはめる医者もいる)。診察室ではパソコンから目を放し、一寸でも患者さんの顔を正面からみることが大切だ。

歴史あるテストは、やはり鉄板の武器だ（詳細は割愛する）。

脊椎	Lasegue / SLR / FNST / Gaenslen / Kemp / Jackson / Spurring / FFD / Romberg / FES / Beevor……
手	Finkelstein / Phalen / Froment / Tinel / Cozen (Thlomsen) ……
肩	painful arc / Yergason / Speed / Impingement……
膝	ADS / Lachmann / Pivot-shift / sagging / Mcmurray / Patellar ballottment……
股関節	Patrick / Trendelenburg……
足	Thompson……

筋力、知覚、反射、関節可動域

脊椎の病気では、神経所見をとるのが基本である。

まひを見落すことは整形外科医としてゆるされない。しっかり診察すること（詳細は割愛する）。画像と所見の不一致はよくあることだ。

また**JOA**スコアは、脊椎外科医ならベッドサイドの所見で、**点数**が暗算《そら》でいえなければいけない。日本だけでなく、国際学会の発表でも通用するので重要だ（それにしても頸椎17点満点、腰椎29点満点となぜ素数なのだろう）。

Coffee Break

筋力はうそ？

筋力はいくらでもウソをつける。気に入らない**医者の命令に背《そむ》き**、力を抜けば筋力は下がる。また、ウソでなくても、高齢者は**難聴**で言葉が伝わらない。さらに、痛みのせいで動かそうにも動かせぬケースもある。筋力の真実は５だけなのだ。

Coffee Break

アナログも大切？

むかしある教授（肩がご専門）は、カーテンをめくり患者が部屋に入ってくるときから観察を怠らなかった。どっちの手でまず服を脱いだか？　腰痛患者が椅子にどっちの手をついたかを試問し、研修医をいじめていた。シャーロック・ホームズではないが、名医の目とはかくなるものだと感服しました。

※コナン・ドイルは医師

ブロックあれこれ

ブロックで病態を治癒させることはできないが、外科医のOptionとして武器にしよう。エコーを併用すると、より精度が増す。

1 注射

- トリガーポイント注射　トリガー＝ひき金《がね》のこと。筋肉の圧痛点をブロックする。
- 関節内注射　膝、肩、足
- 腱鞘内注射　ばね指、ドゥケルバン病、上腕二頭筋腱鞘炎……
- 神経の注射　星状神経節ブロック、手根管、肘部管……
- 脊椎の注射　神経根ブロック、硬膜外ブロック、椎間関節ブロック……

2 神経根ブロック

（圧迫された）神経根に直接針をさして、ブロックする（腹臥位、X線透視）。
痛みが楽になれば、その神経根がやられていることになる。そのまま造影することも。
L5神経根はしばしば下垂足になり転倒に注意。

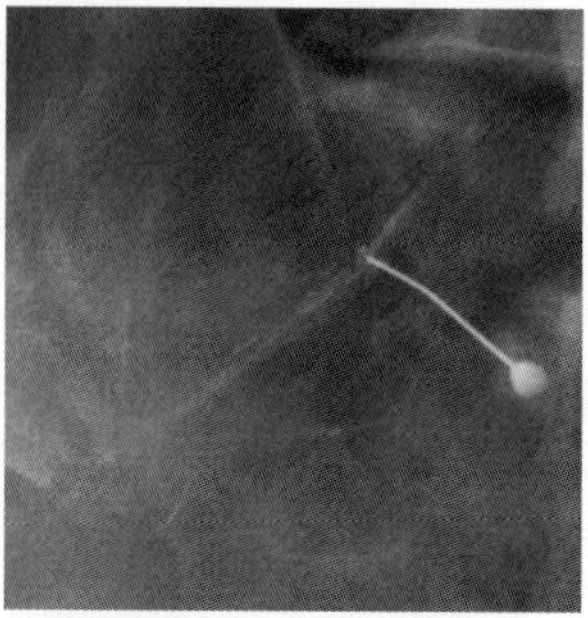

◆神経根ブロック

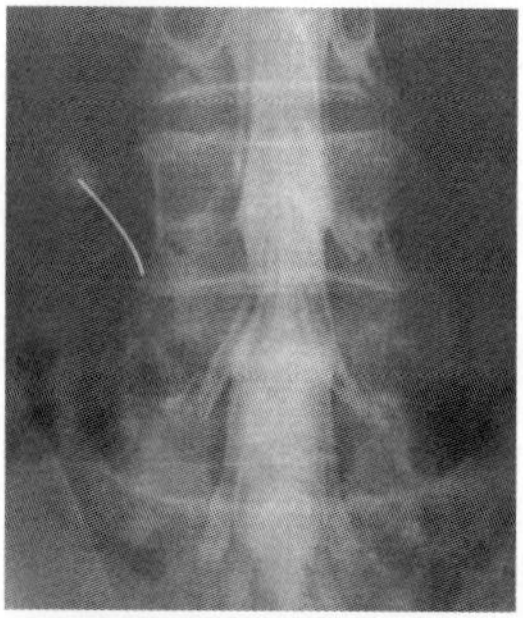

◆脊髄造影と併用

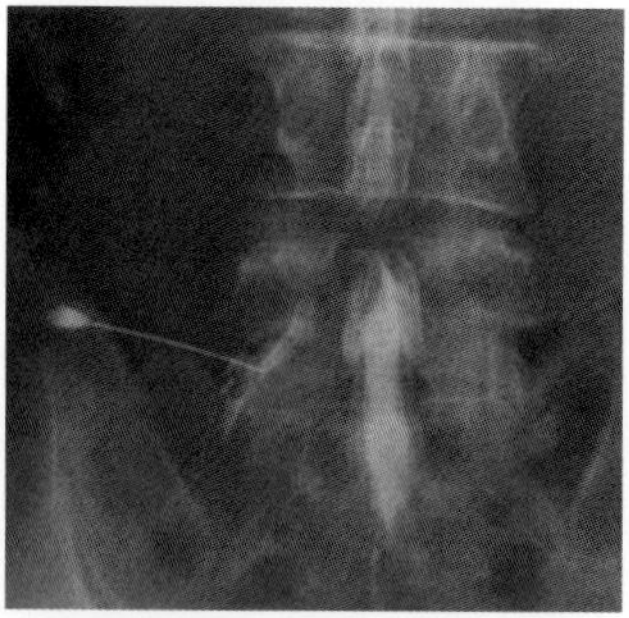

◆神経根造影を追加

こどもの虐待を見逃すな。

1 DVに気をつけろ！

被虐待児症候群が増加している。

すこしでも疑ったら児童相談所（児相）に連絡が基本だ。モンスター・ペイシャントにも毅然と対応する。

医学生は裕福なことが多いので実感できないかもしれないが、貧困の家庭（DVの巣窟）は多い。もしかしたら、外来の日がその子を救う**最後のチャンス**になるかもしれない。

緊急電話は**189**（いちはやく）だ。

Coffee Break

こども整形外科はない!?

こどもの内科は小児科、こどもの外科は小児外《こにげ》科という独立した分野がある。けれど、整形外科は分かれていない。つまり整形外科医は全員、こどもの疾患をみる機会があるわけだ。

2 小児虐待外傷の特徴

虐待が疑われる小児外傷には以下の特徴がみられる。

＊病歴とあわない
＊家族がちがう意見
＊多発　治癒段階がちがう
＊皮膚の傷とやけど
＊歩行前なのに下肢の骨折
＊単純ではなく、らせん、斜め骨折（ねじった）
＊体幹の骨折　肋骨うしろの骨折（蹴った）

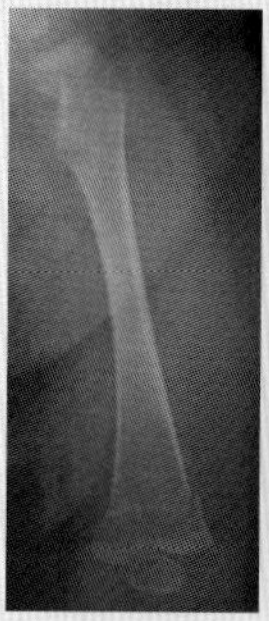
◆2カ所の骨折0歳。今後過成長による変形もしんぱいだ。

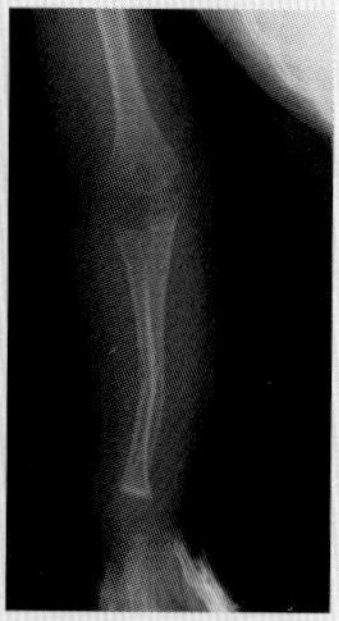
◆夜中。歩かない時間に下腿の骨折。1歳4ヵ月

Coffee Break

詐病にだまされるな

整形外科の外来にはサマザマな患者がやってくる。内臓が健康な患者が多い分（?）、**クレーマー患者**や**詐病**も多い。医者の前では深刻そうな顔をしているにもかかわらず、駐車場についた途端スキップして帰る患者も。筆者の私見では、たとえば、**片松葉杖をついてくる坐骨神経痛**患者は怪しい（かえって痛みを誘発する姿勢だからだ）。

こういう胡乱《うろん》で怪しげな患者のカルテこそ正確に記載することが大切だ（訴えが時につれコロコロ変わることにも注意）。

詐病の多い腰痛患者には一応、次のような診断法がある

Hoover	手にかかとをのせて挙上させる。	→	詐病だと……	手のひらに圧力を感じない。
Flip	座った患者の背中を背後に押す。	→	詐病だと……	倒れない（正常は手をつく）。
Burn's	イスに正座して床に手をつかせる。	→	詐病だと……	「とても出来ません！」という。

2 整形外科の検査室で……

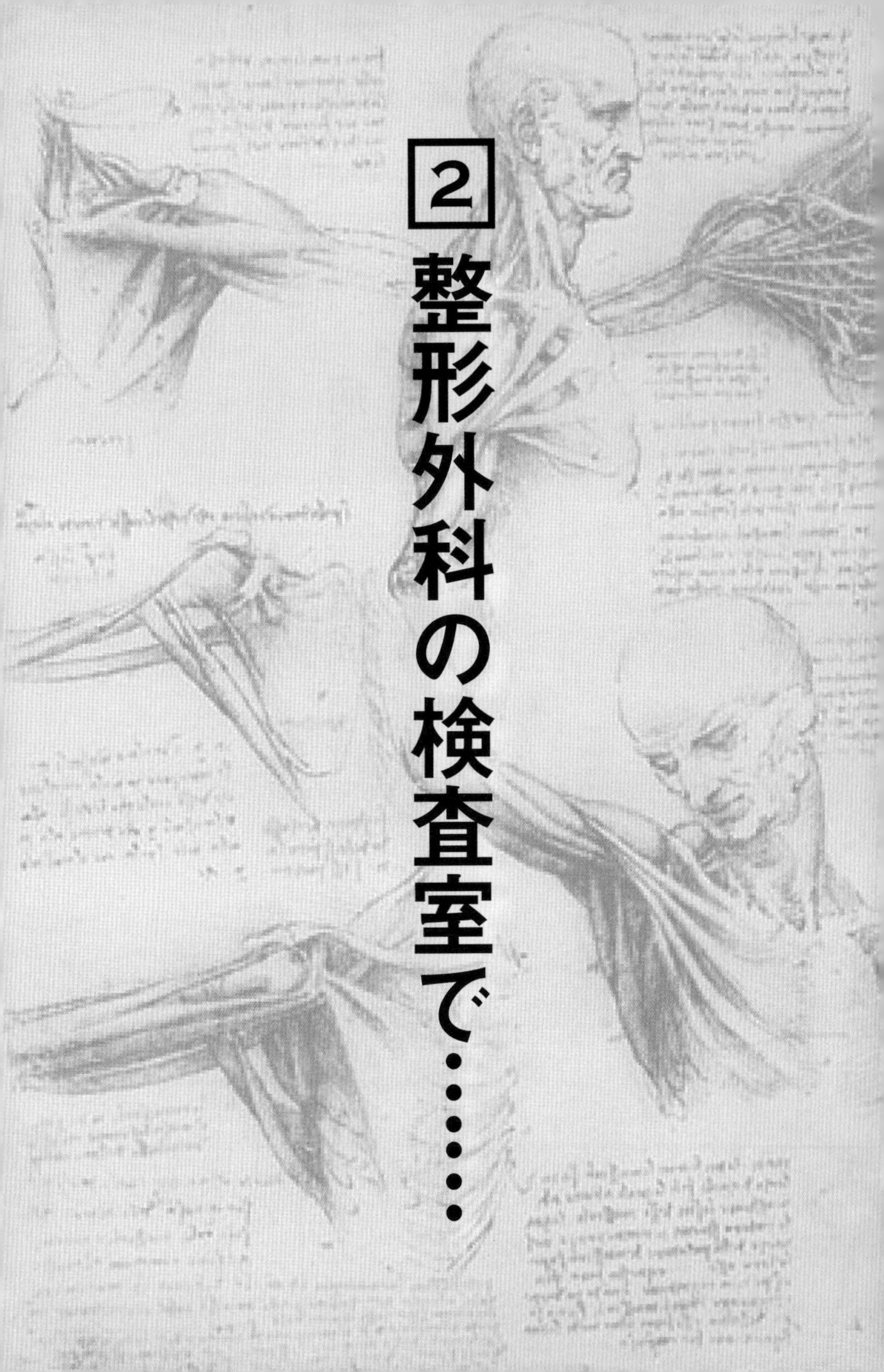

病院をおとずれた患者さんは問診のあと、まず検査へすすむ。基本は、レントゲンなどの画像検査だ。検査をオーダーした瞬間から、整形外科医の診断がはじまっている。見落とし、落とし穴に注意が必要だ。

まずレントゲンを!

1 何を撮影するか迷ったら正側から!

たいていは、まずレントゲン（X線）が撮影される。もしキミが整形外科医でない医者で、レントゲンのオーダーに迷ったら、とりあえず正面、側面の2方向（2R）を。米国では医療費が高く、MRIもCTも、日本のようにメジャーな検査ではない！ 一等最初にやるべき検査はやはりレントゲンだ。2方向で、どんな形の骨でもいちおう立体像がつかめる。

注意! 悪化させない!

たとえば、不安定性をみるためによくストレス撮影を行うが、足のねんざで外反ストレス撮影を行うと、かろうじてつながっていた靭帯が切れてしまうことがある。

注意！　被曝させない！

むやみにCTを撮らないこと。とくに子供には注意。側弯症の健診で、多数回の被曝から乳癌の発生が報告されている。

ポータブル撮影

病室に運べて一見便利だが技師さんにとっては一苦労。また術後の患者さんをさらに痛めつけることにもなる。むだなポータブル撮影は減らそう。

硬化と萎縮

レントゲンで白くうつることを硬化。
レントゲンで薄くうつることを萎縮。

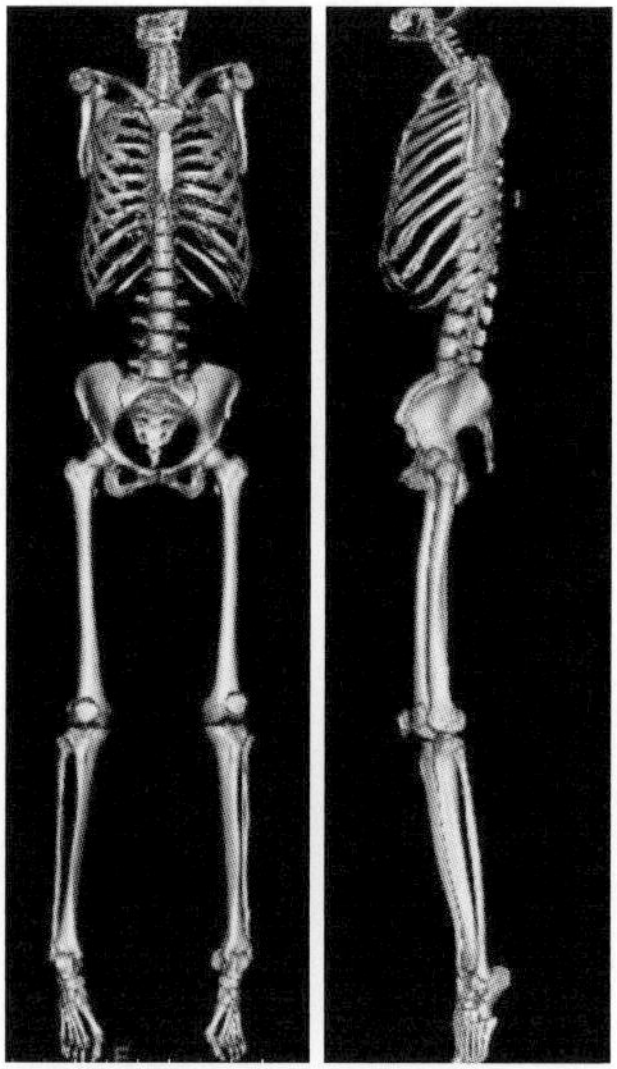

他科の研修医が、しりもちの打撲で、全身CTを撮ってしまった。

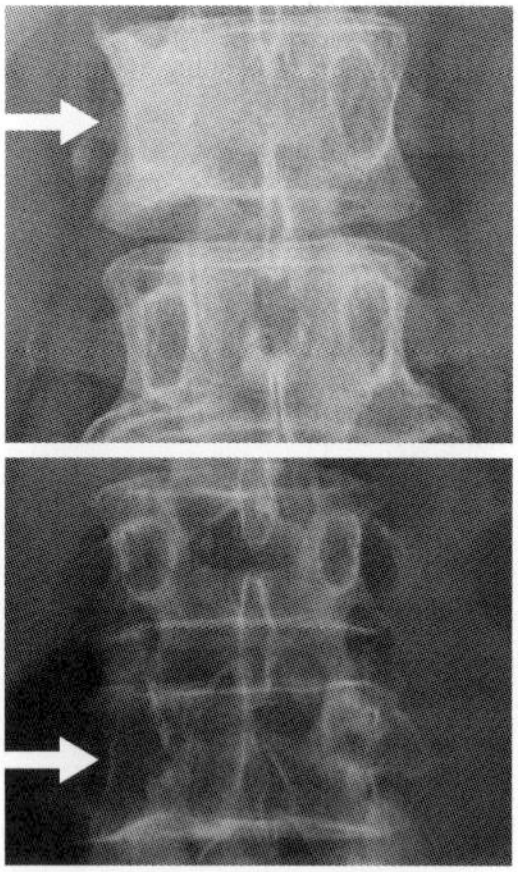

ふくろうサイン
上が硬化、下が萎縮
乳癌、胃癌の脊椎転移

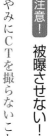

頚椎/正面
頚椎/側面

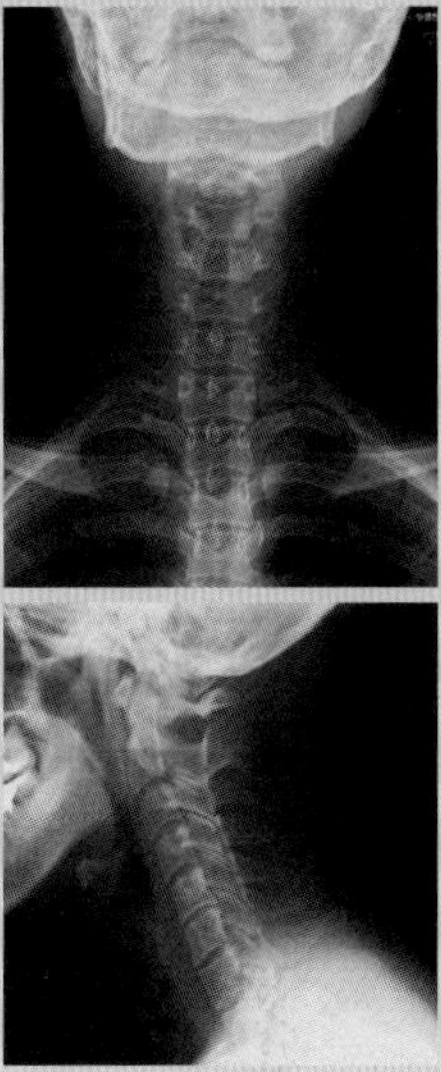

・頚椎/側面では、軟部の陰影がたいせつだ。外傷による出血、浮腫や感染があると、後咽頭腔（レトロ・ファリンジアール・スペース）が拡大する。

胸椎/正面
胸椎/側面

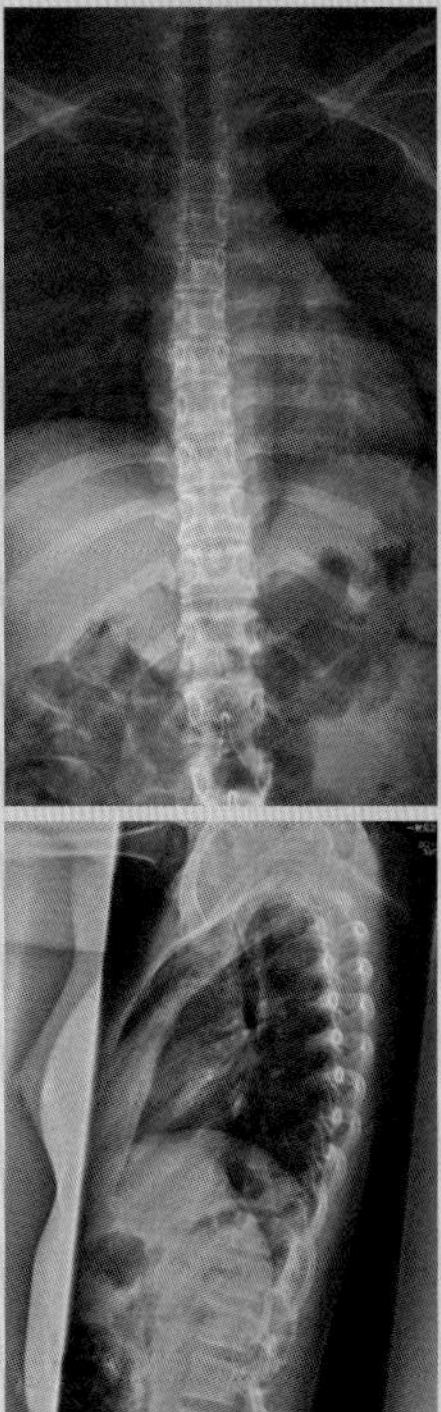

腰椎/正面
腰椎/側面

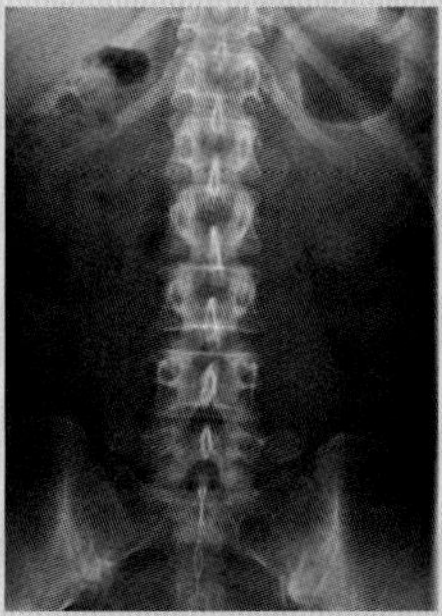

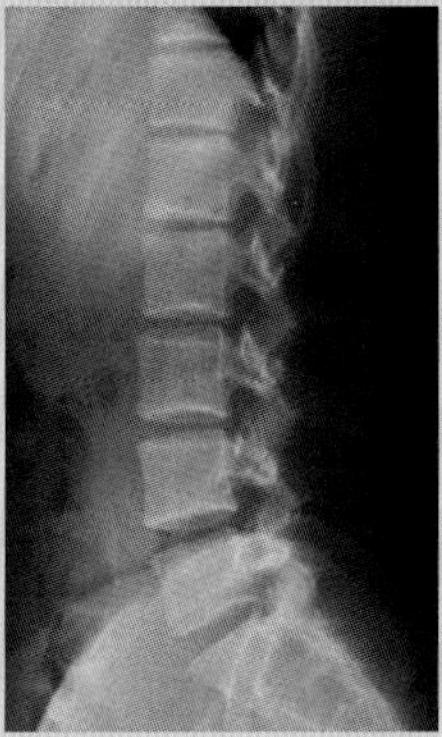

・腰椎／正面では、側弯や、椎体の異常（半椎……）をみる。
・腰椎／側面では、後弯、前弯や、椎体の異常（骨粗鬆症、圧迫骨折……）をみる。
椎間板ヘルニアではしばしば椎間板の気体（ヴァキューム現象）や、椎体の虫食い（シュモール結節）がある。

手／正面

手／側面斜面

斜位

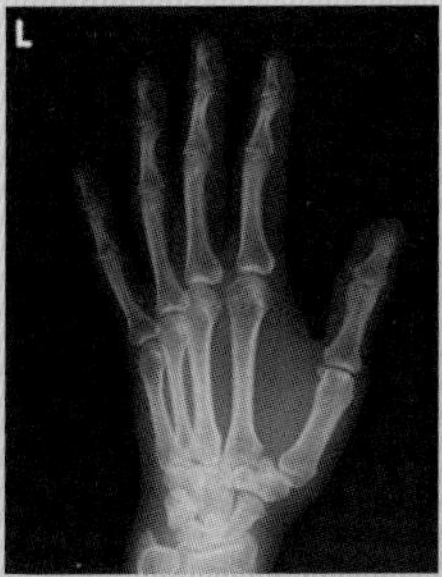

正面

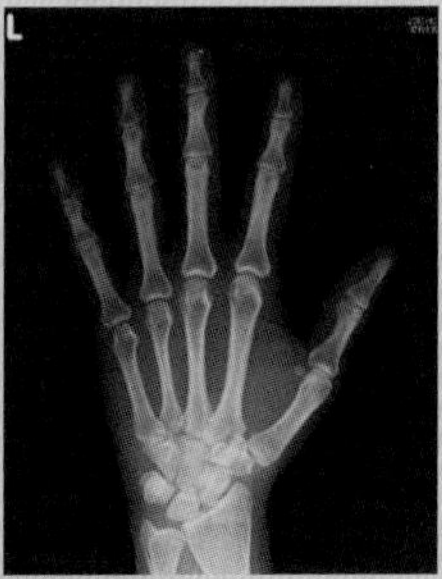

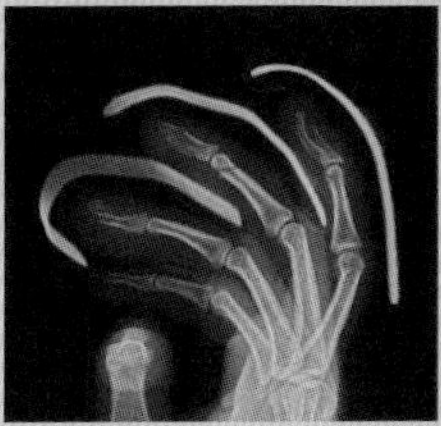

指は重なってしまうので工夫が必要

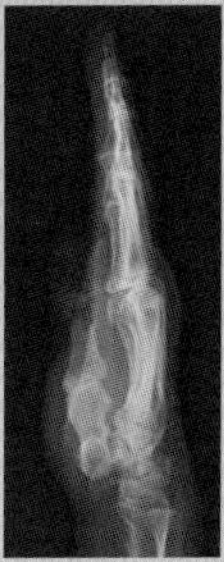

側面

手関節／正面

手関節／側面

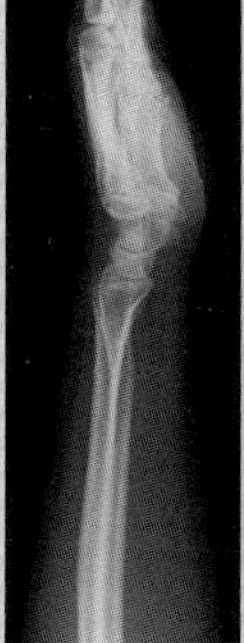

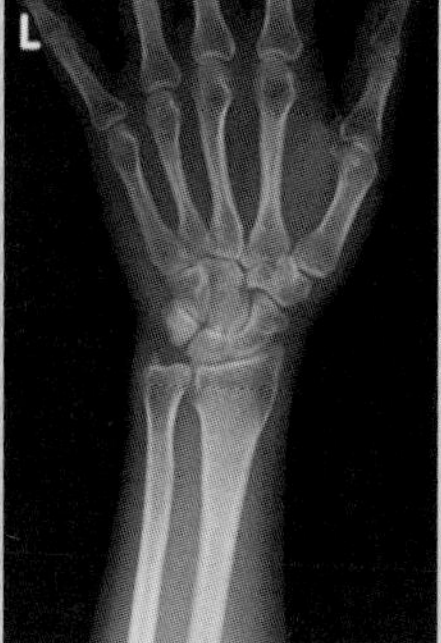

肩／正面
肩／側面

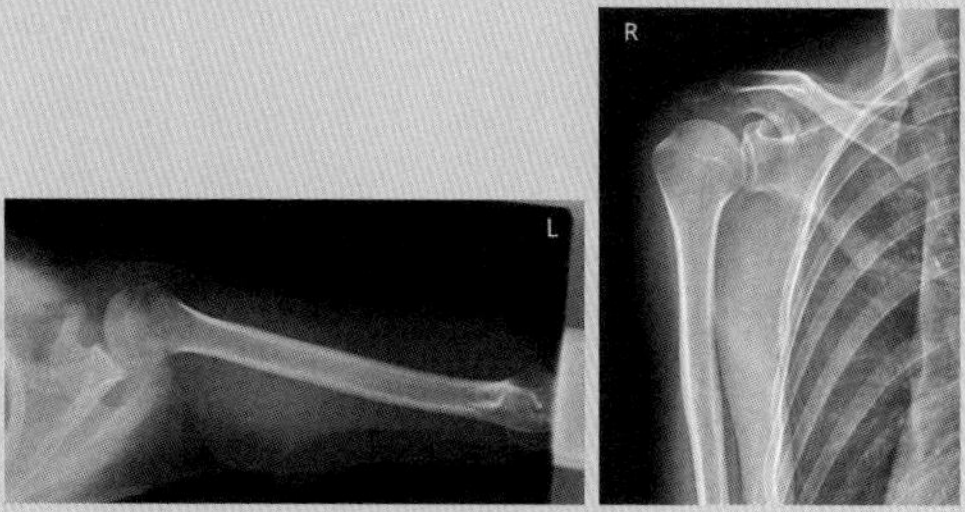

肘／正面
肘／側面

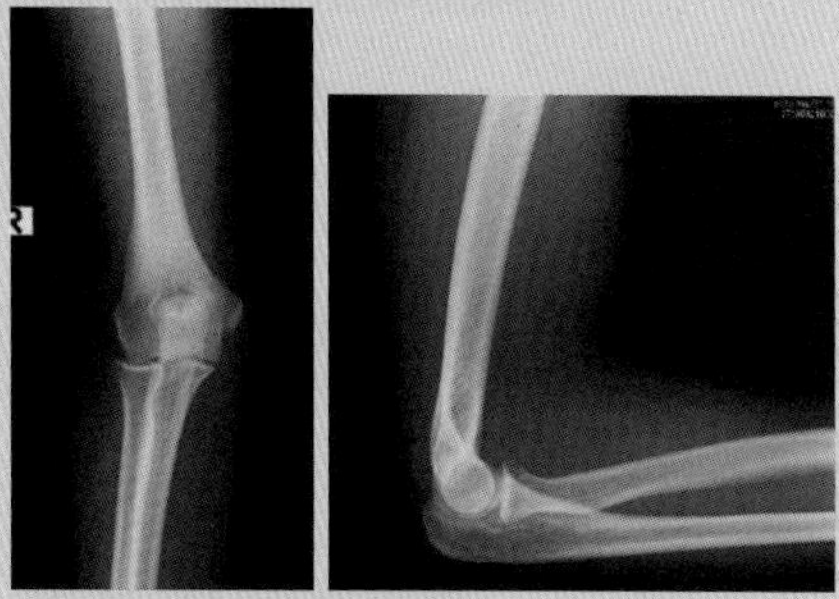

股／正面 ラウエンシュタイン

・股関節正面と、骨盤正面とはちがう。
・人工股関節や人工骨頭手術後に正面を撮るときは金属がとちゅうで切れないよう、放射線技師にコメントしよう。
・側面像では左右のふとももが重なってしまう（手術で寝たままだと困る）。あぐらにし、反対の尻を浮かせ（枕）、体を傾けながら撮る。

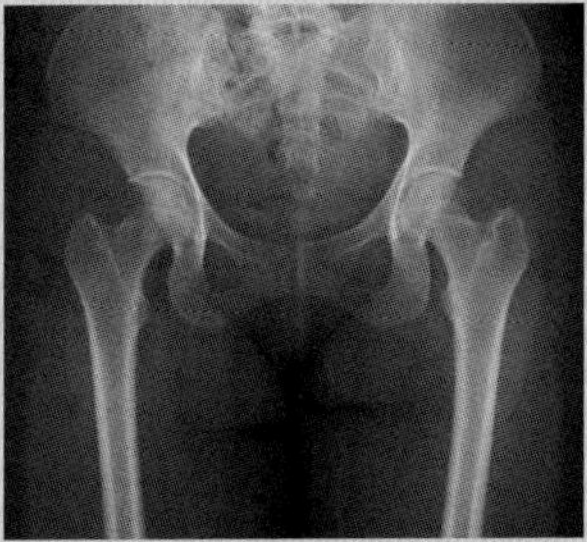

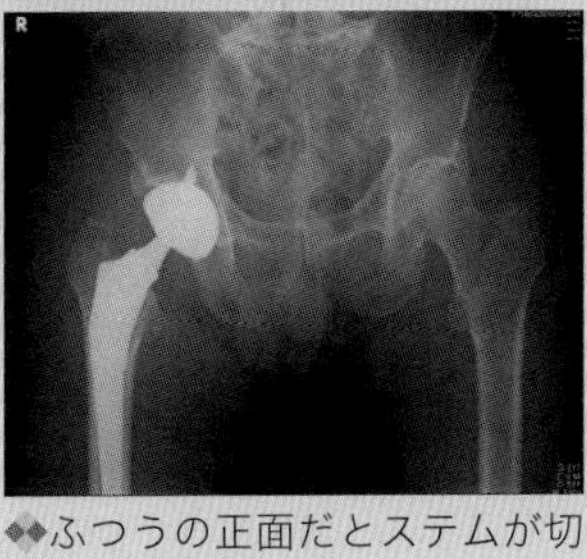

ふつうの正面だとステムが切れてしまう。

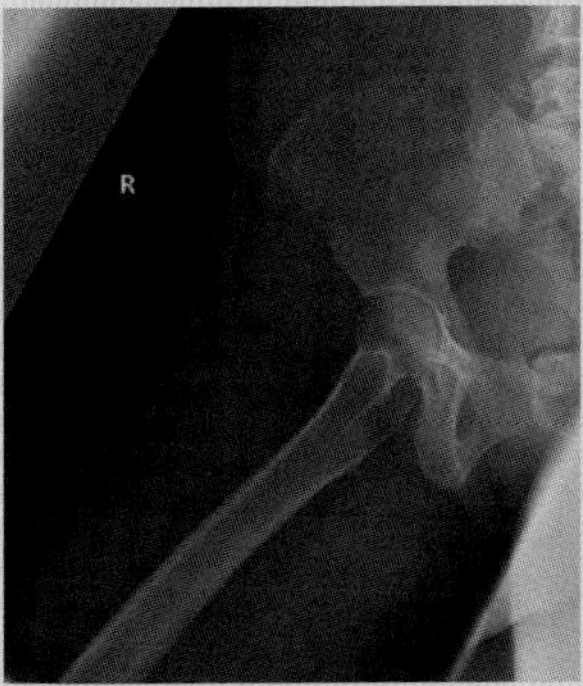

ラウエンシュタイン

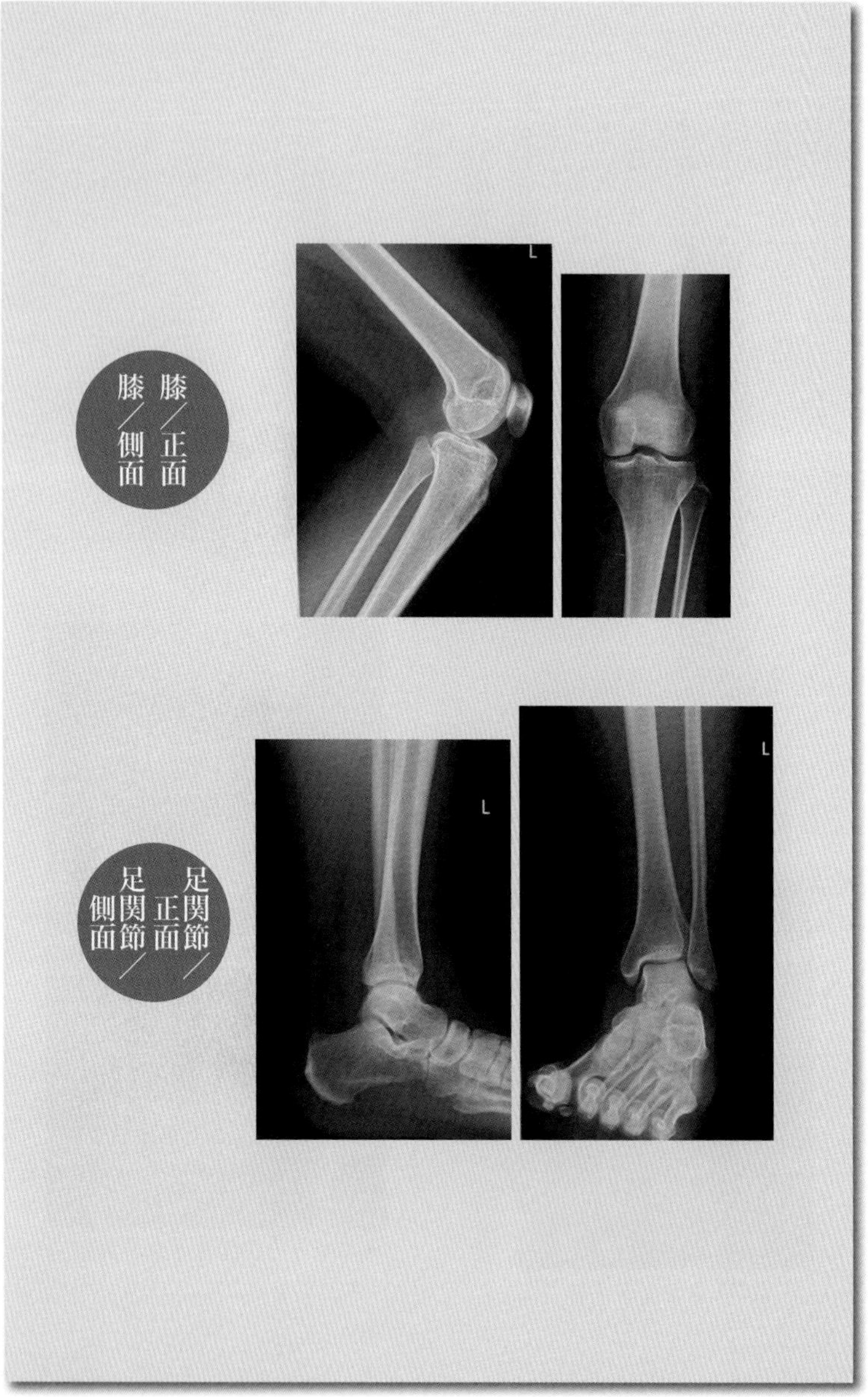
膝／正面
膝／側面
L
足関節／正面
足関節／側面
L

足／正面
足／側面
斜位

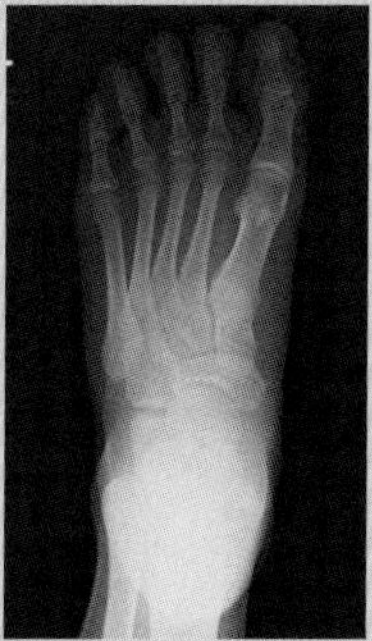

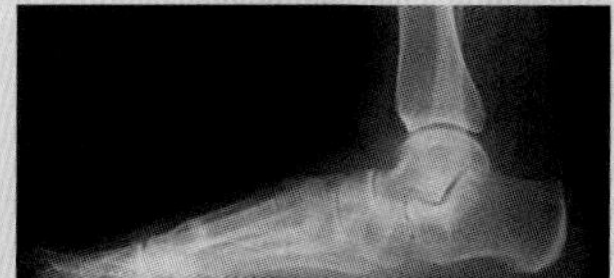

・外傷（骨折）では側面じゃなく斜位を（側面は、ゆびが全部重なる、扁平足でよく撮影される）。

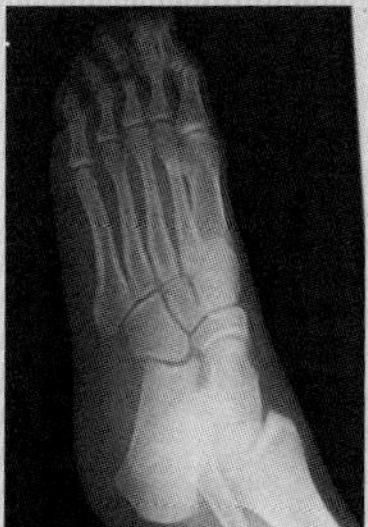

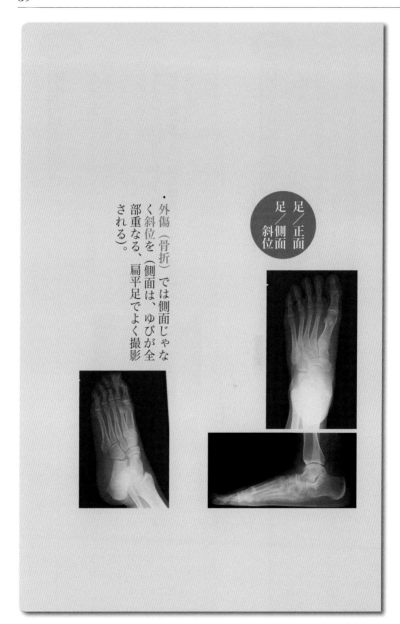

Coffee Break

画像のトリック

だまし絵というものがある。目の錯覚で、判断が狂い、真実を見誤ってしまう。たとえば、下の写真は少し変だ。左右どちらが悪いのだろうか。

答えは同じだ。傾けると正常だ。

新生児検診だと、疑心暗鬼になって偽陽性としてしまう。

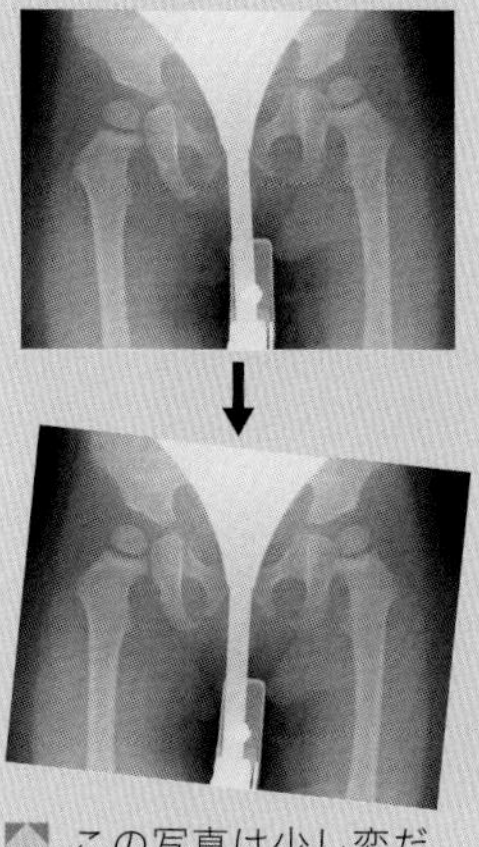

◆ この写真は少し変だ。傾けると正常なのだ。
＊赤ちゃんは言うことをきかないので、斜め撮影になることも多い。

Coffee Break

ＭＲＩは寝ている

毎日見ているが、鏡にうつる自分の**顔**はじつは**実物ではない！**　左右逆の虚像だ。画像検査も真実そのものじゃない（そもそも実物じゃない）。たとえばＭＲＩ検査は、**寝て**撮る画像だ。したがって、ヒトが立って日々生活している姿を反映していないのだ。盲目的に撮影する画像所見を鵜呑みにしてはいけないと肝に銘じよう。

特別な撮影 〜なぜ動かすの?

部位毎に、独特な撮りかたがある。その理由を列挙する。

不安定性をしらべる

頸椎／前後屈 → 関節リウマチの脱臼

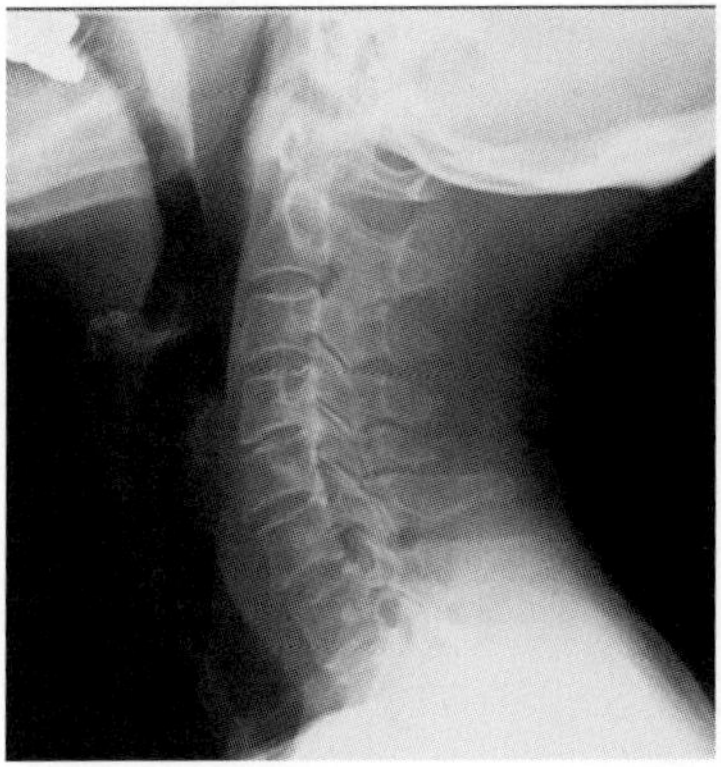

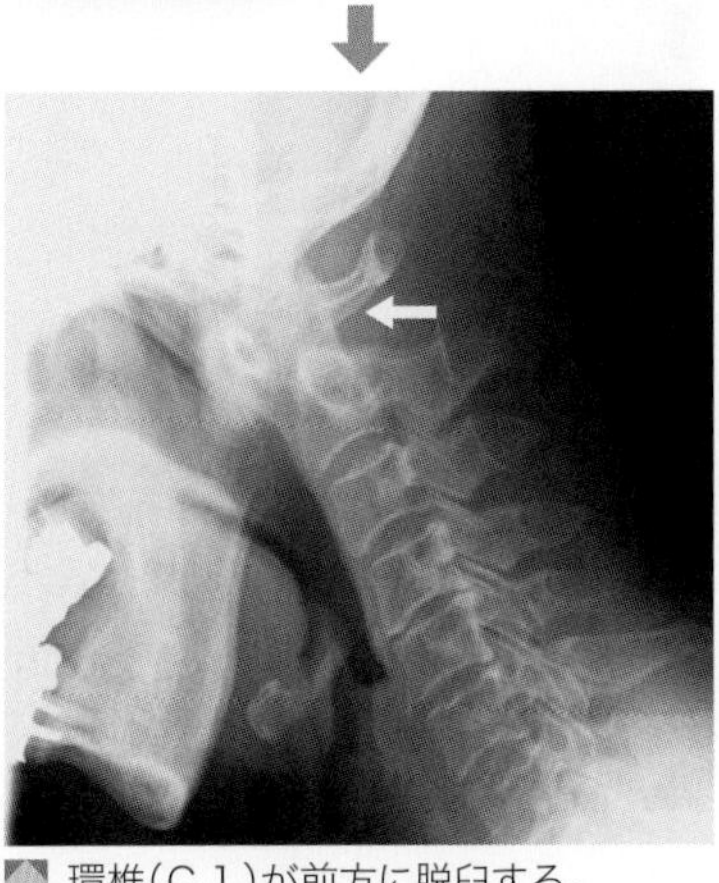

環椎(C１)が前方に脱臼する。

腰椎／前後屈 ↓ 腰椎すべり症

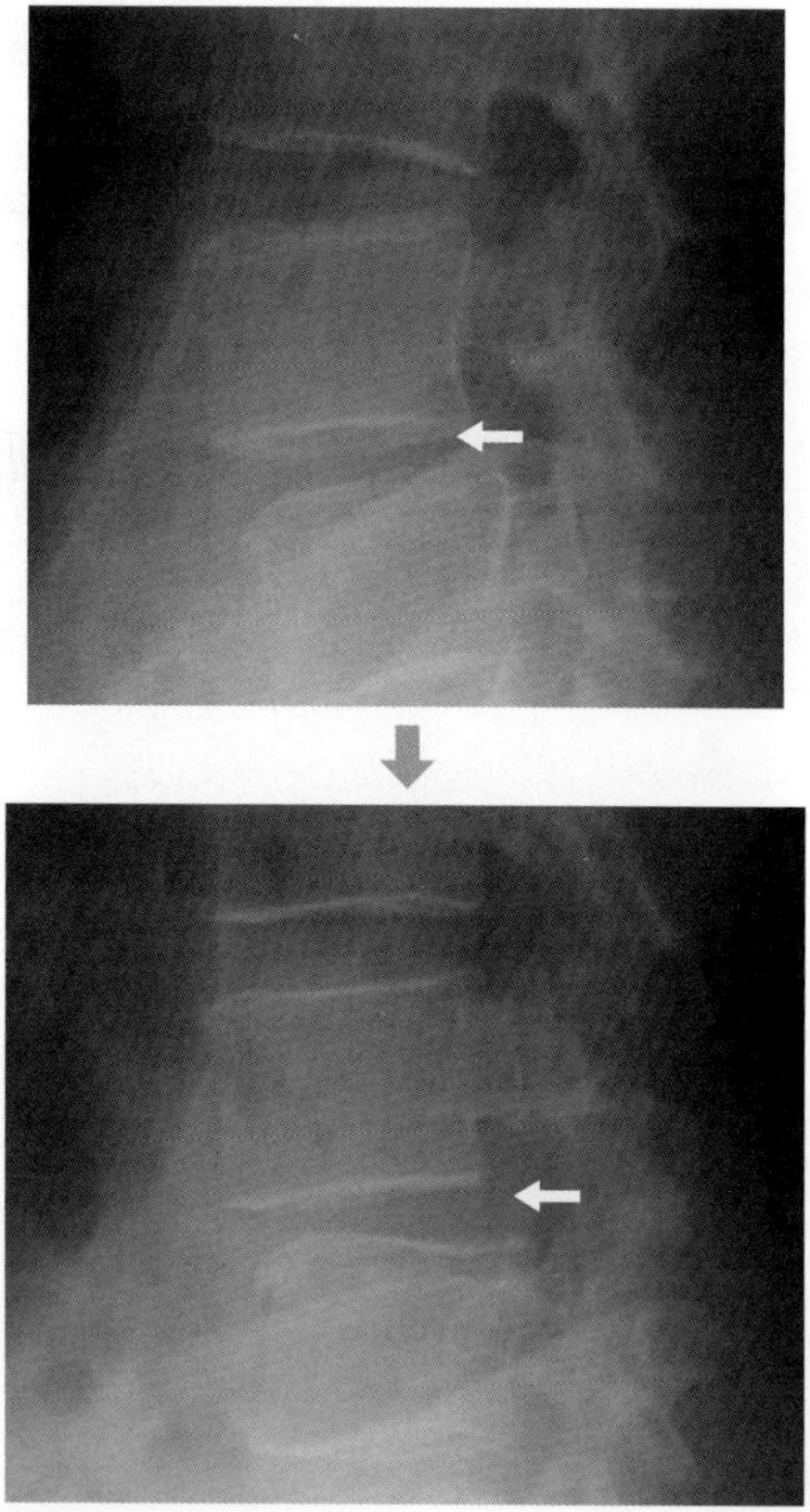

前屈ですべりが広がる。

腰椎／斜位（両斜）↓ 腰椎分離症

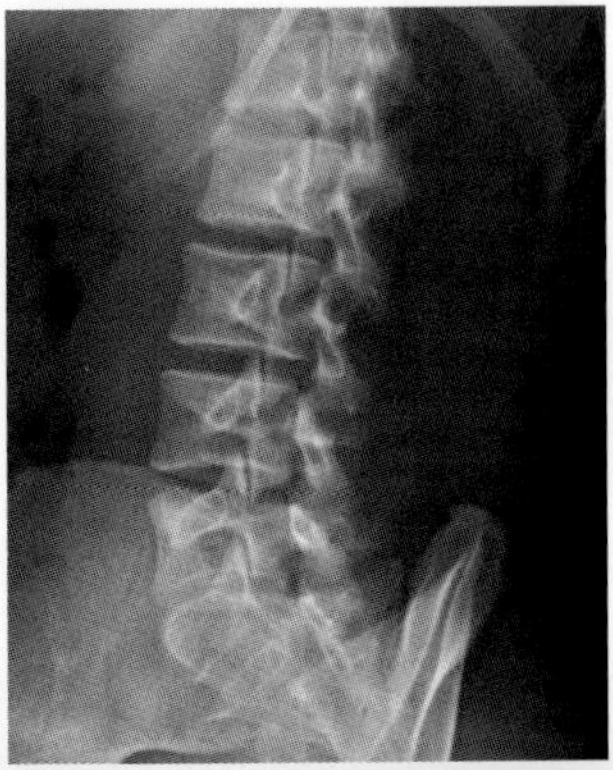

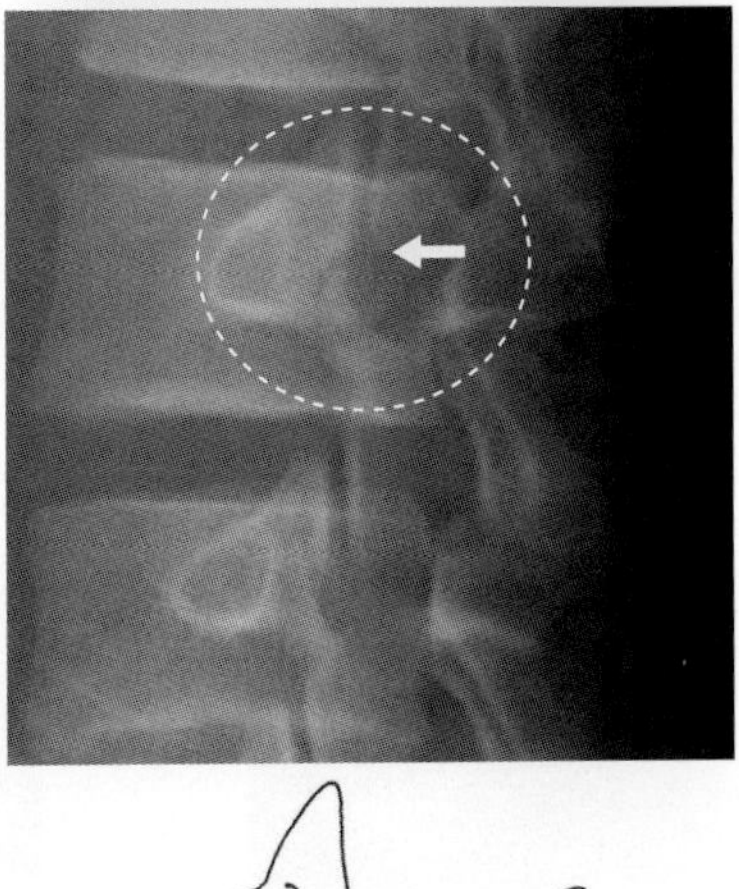

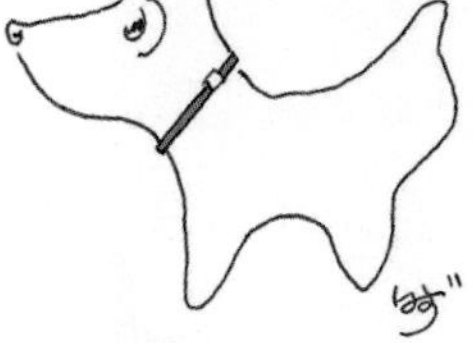

◆ 犬の首輪のようにみえる。

頸椎／斜位（両斜）↓ 頸椎神経根症

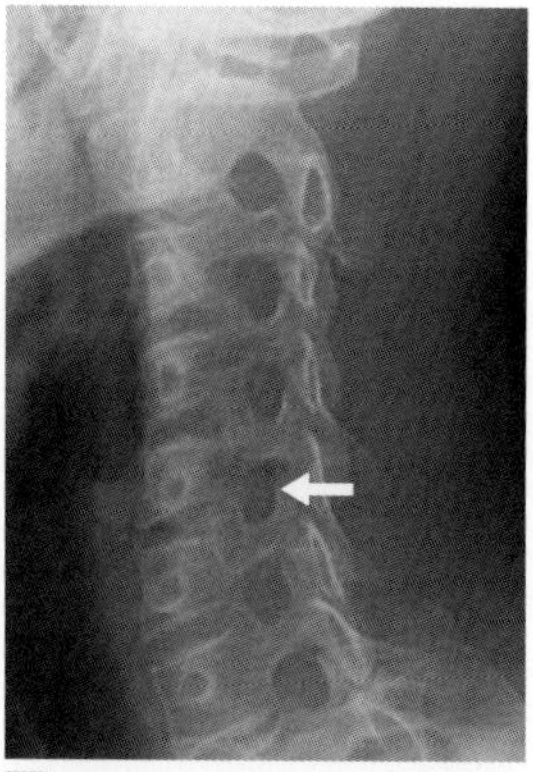

椎間孔（神経根の通り道）がみえる。

見やすく撮る

頸椎／開口位 ↓ 環軸椎脱臼、環軸椎回旋固定

第1頸椎、第2頸椎正面は口をあけないとみえない（あごや歯に隠れてしまう）。

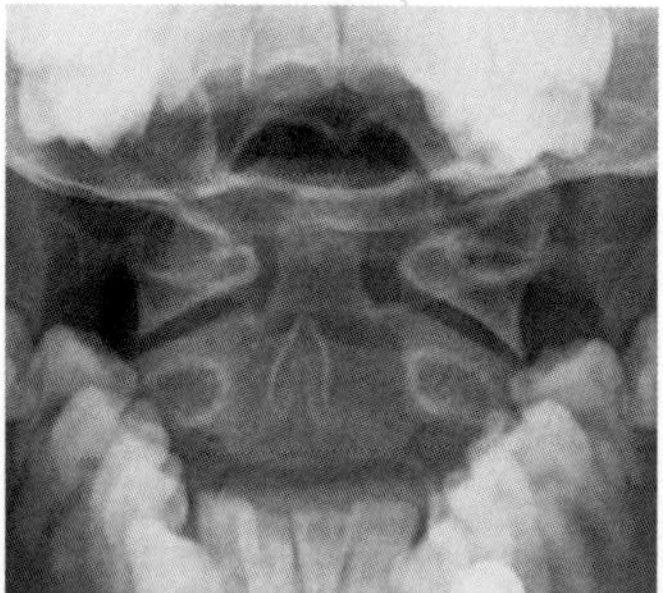

肩／スカプラY→

肩関節脱臼、

肩甲骨骨折

肩甲骨がYの形にみえる。

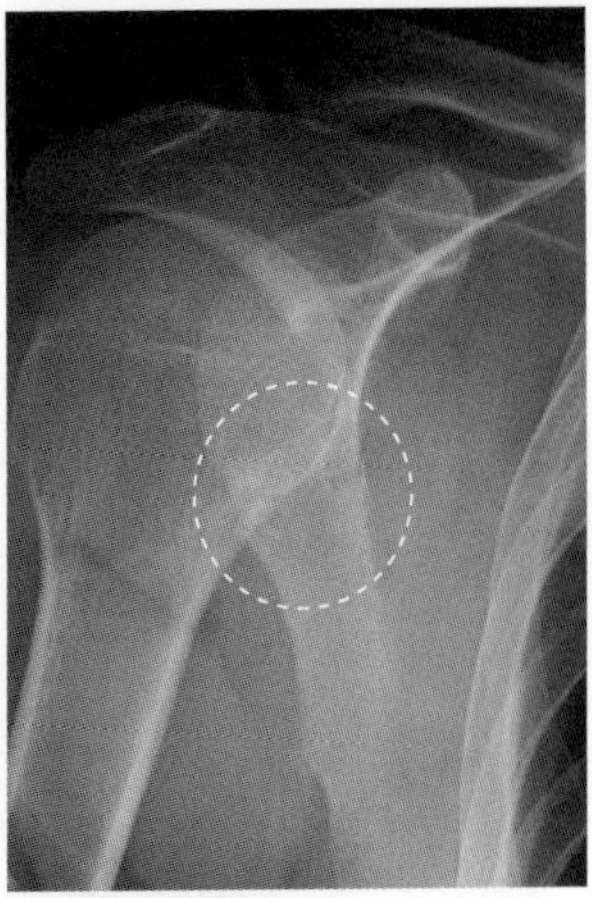

肩甲骨骨折

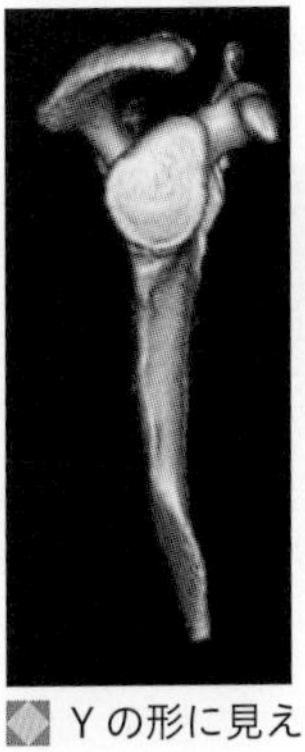

Yの形に見える

肩／回旋位

外旋位は大結節がみえる。

内旋位は小結節がみえる。

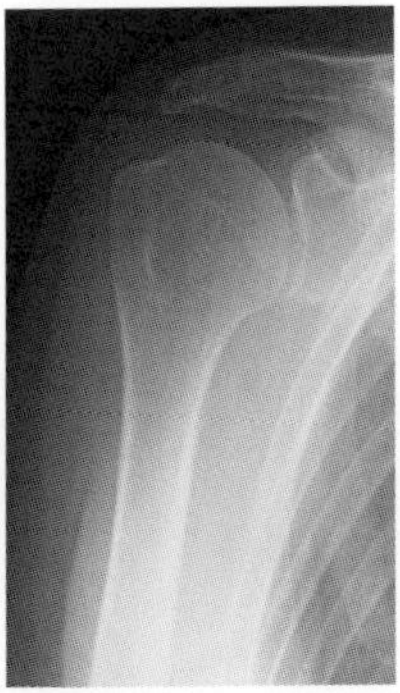

正面像

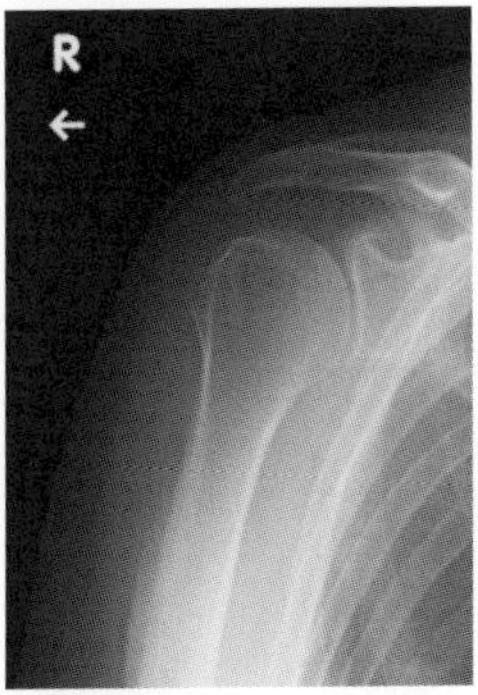

外旋像

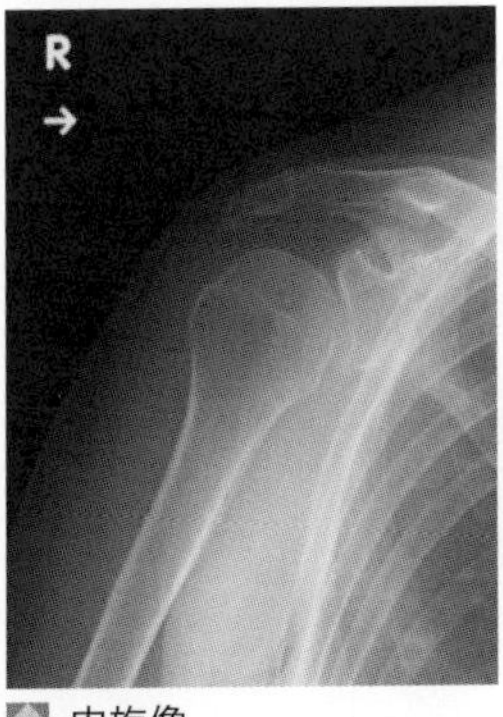

内旋像

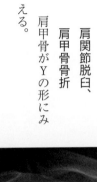

肩／荷重位　→　肩鎖関節脱臼

両手に重りを持って撮影。

コラム

肩関節が脱臼したら側面をとるな！（拷問）

研修医が、**肩の脱臼**の患者さんに痛みを無視して、意気揚々《いきようよう》と肩の正側をオーダーしたら、たいへんな騒ぎに（整復前は激痛で肩を動かせない。ましてや腕を挙げるのは絶叫もの）……。痛みをあたえると、それ以後の治療が困難になってしまう。おなじ2Rでも、**正側**ではなく**正Y**とすべきだった例。

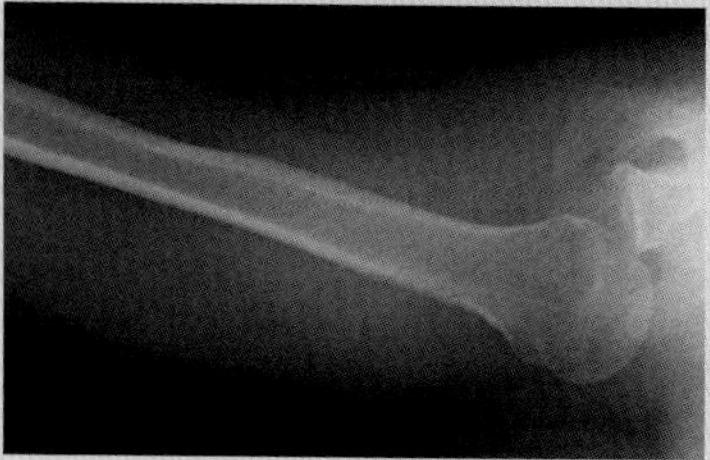

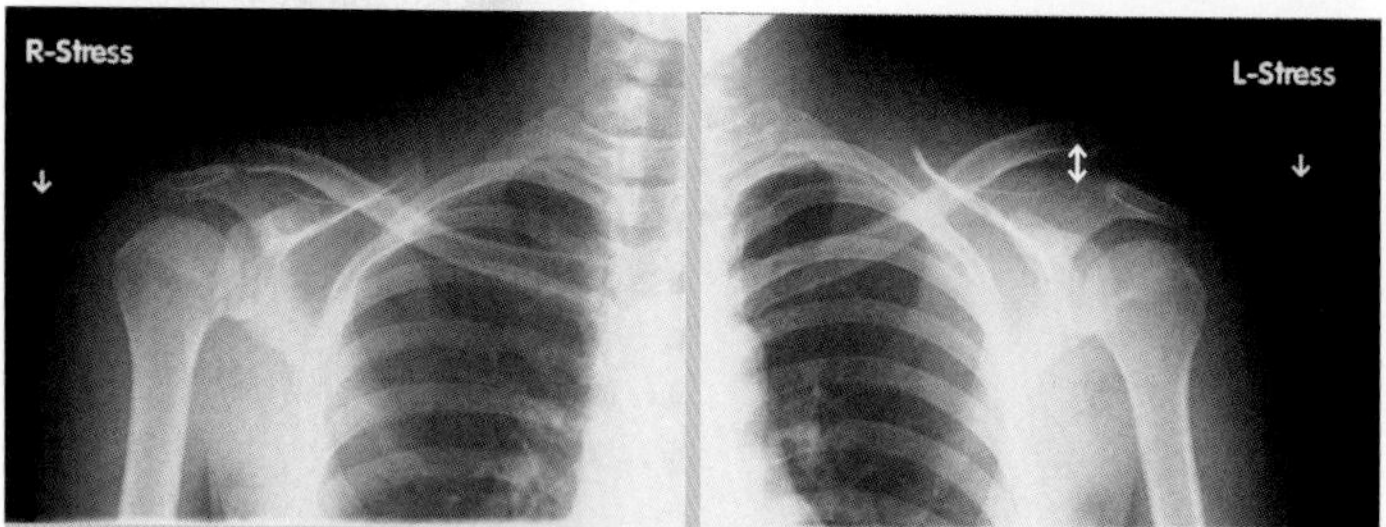

右の写真（患者の左側）が脱臼している。

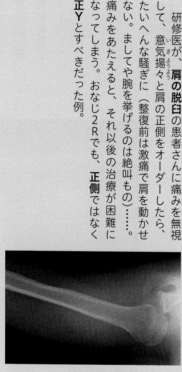

手根管撮影

手根管症候群や有鉤骨骨折がよくわかる。

手根骨撮影

月状骨周囲脱臼では、すきまが抜けるテリー・トーマスサイン[*]がみられる。

＊外国の喜劇俳優の歯並びからついた。

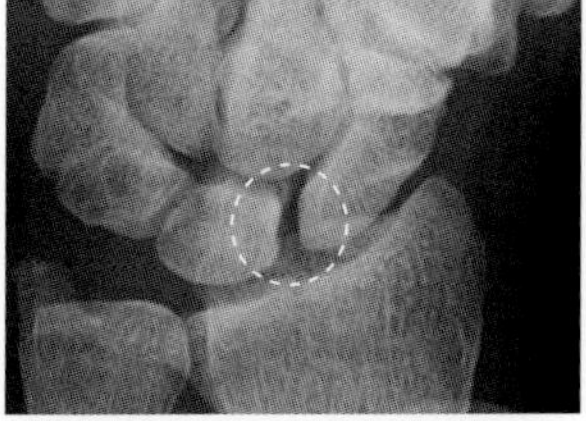

テリー・トーマスサイン

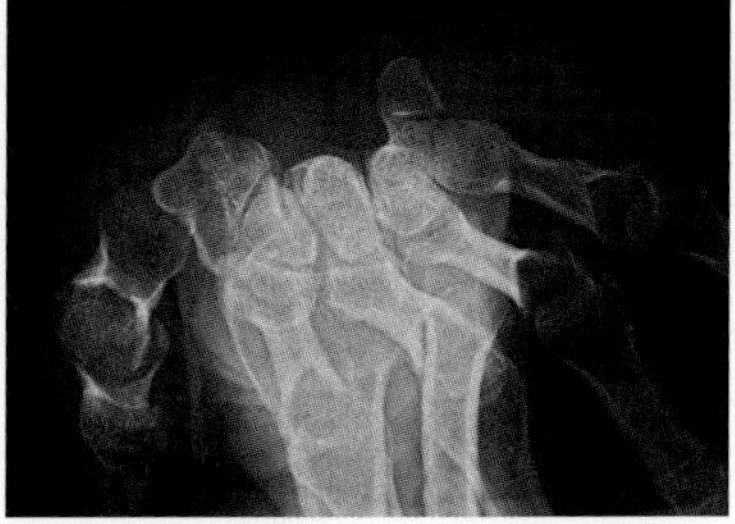

手根管撮影

骨盤／入口部　出口部
頭から　inlet view
足から　outlet view
＊骨盤の解剖は、ぜひ骨の立体模型で勉強するといい。

膝／ストレス
前方引き出しで前十字靭帯損傷。
後方引き出しで後十字靭帯損傷。
内反ストレスで内側側副靭帯損傷。
外反ストレスで外側側副靭帯損傷。

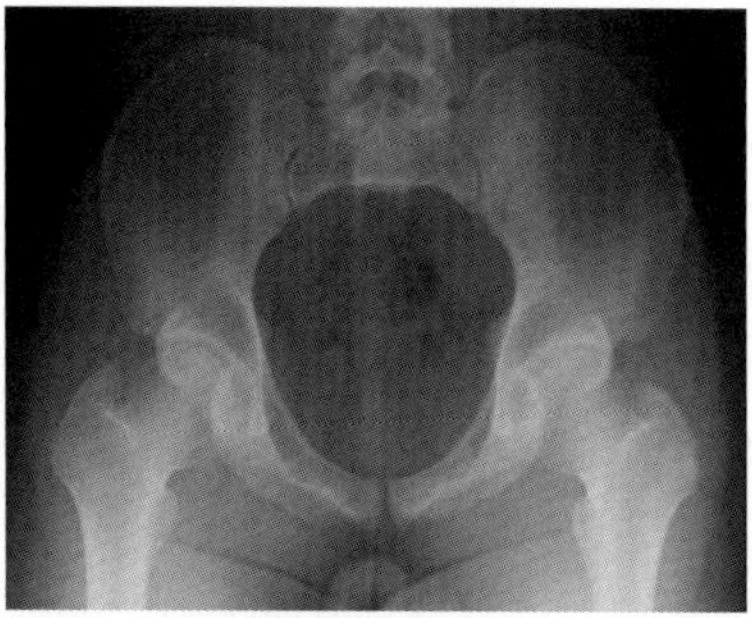
inlet view：前後方向のずれ（輪の破綻）がわかる。

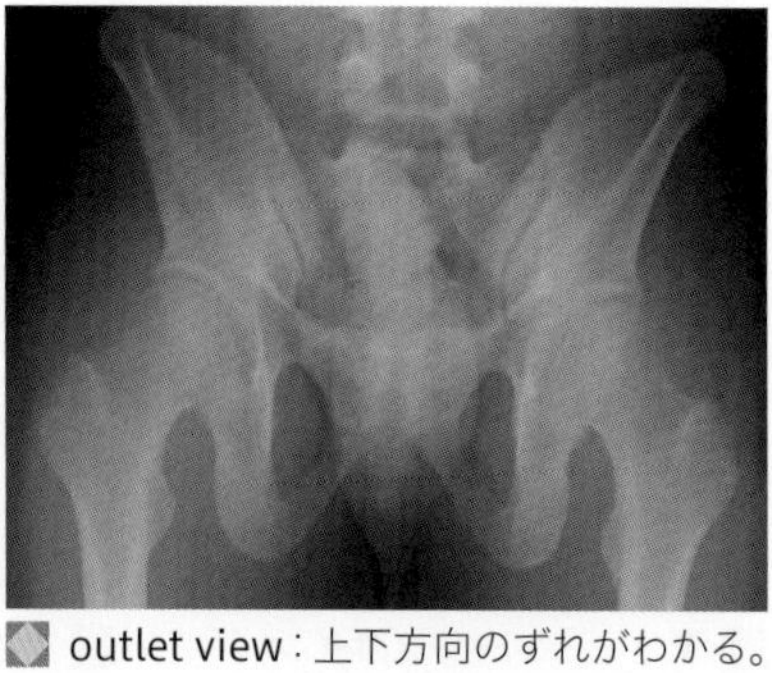
outlet view：上下方向のずれがわかる。

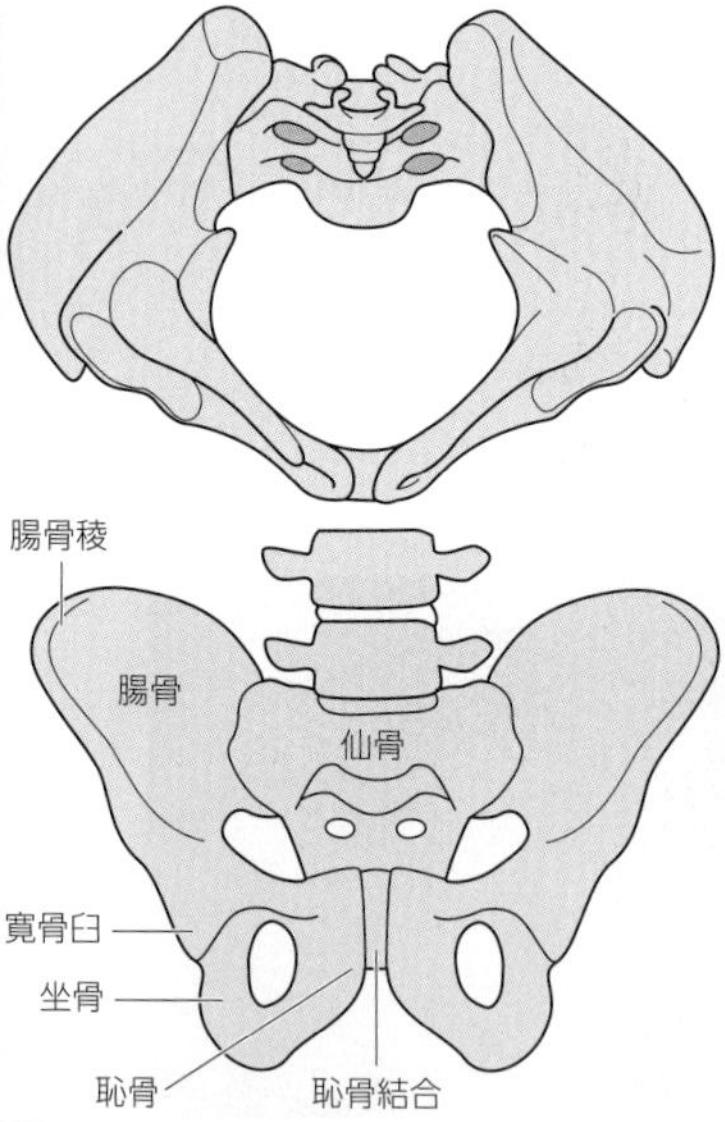

骨盤の解剖図（正面・下方）

膝／顆間窩撮影 → 離断性骨軟骨炎

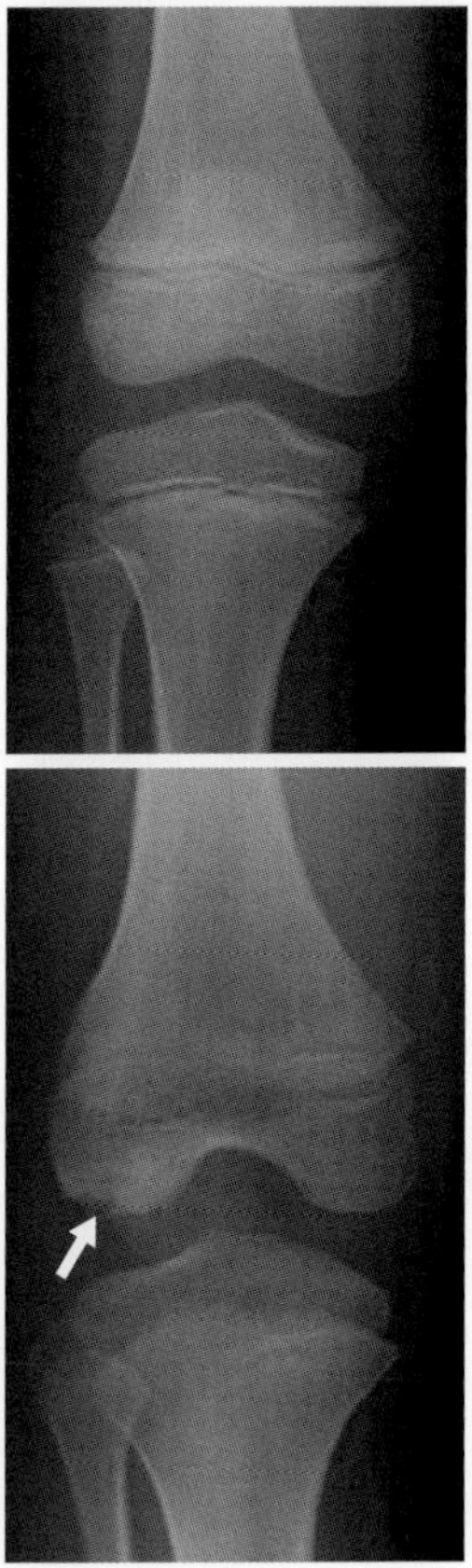

◆離断性骨軟骨炎

膝／ローゼンバーグ（Rosenberg）→ 変形性膝関節症

ひざを45度に曲げて、立位でとる。

変形性膝関節症の変形は、**後ろ**からすり減ってくる。

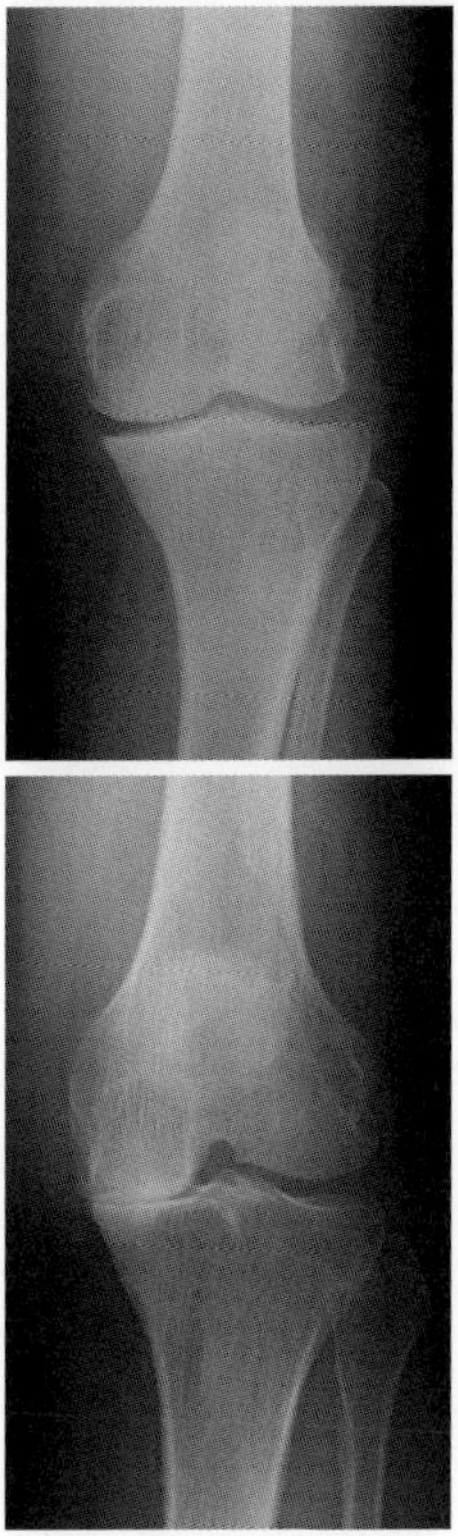

◆同じ患者さんの画像
上は正面、下はローゼンバーグ。

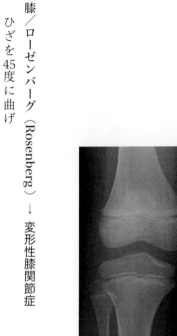

踵骨／アントンセン　→　踵骨骨折

技師さんがヘタだと、関節が抜けず、よく失敗した写真がとどく（技師さんを怒鳴りつけることになる）。

足関節／ストレス

内反ストレスで外側側副靱帯損傷

外反ストレスで内側側副靱帯損傷

ストレスを掛けて、靱帯損傷が悪化する恐れもあるので注意。

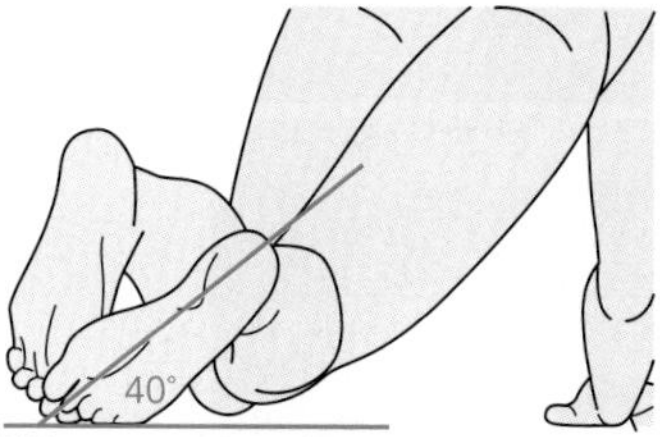

アントンセン位

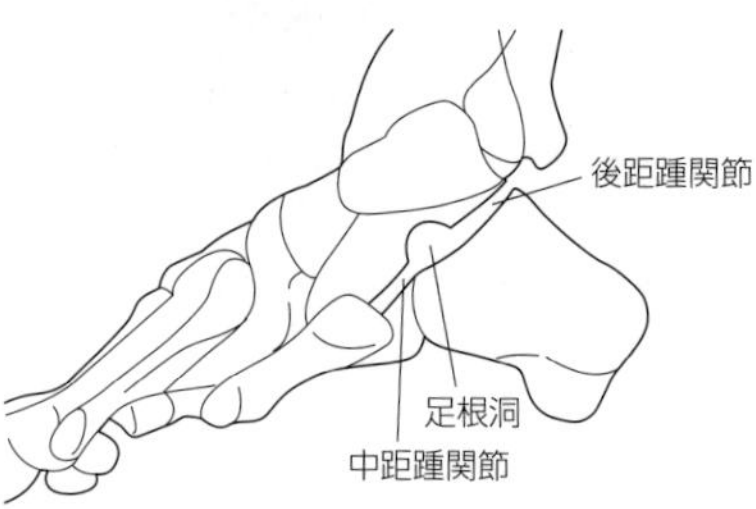

踵骨骨折

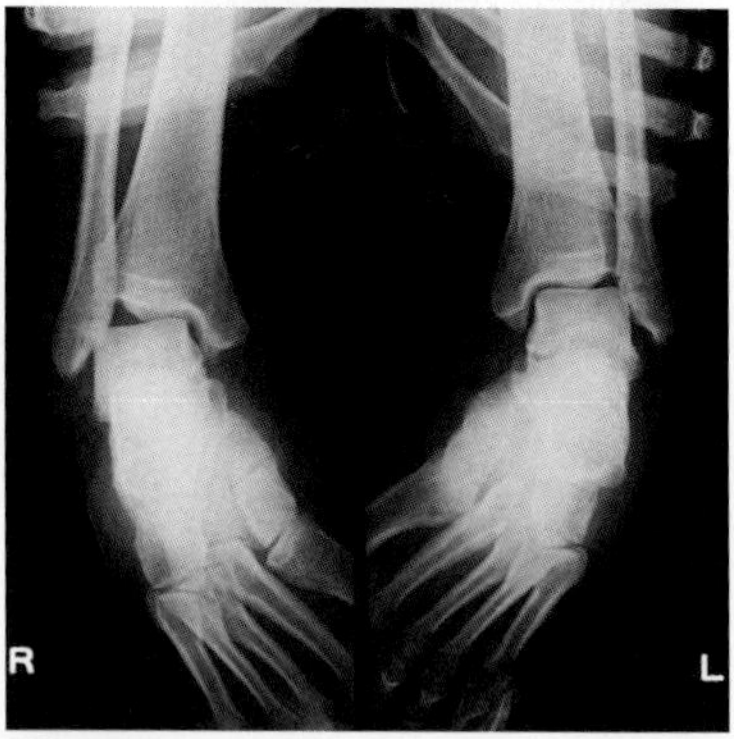

内反ストレス

足／荷重位 ／ 扁平足、踵骨棘

脊椎／全長 → 脊柱変形（側弯症、後弯症）

脊柱変形では全体のアライメントが重要視されている。

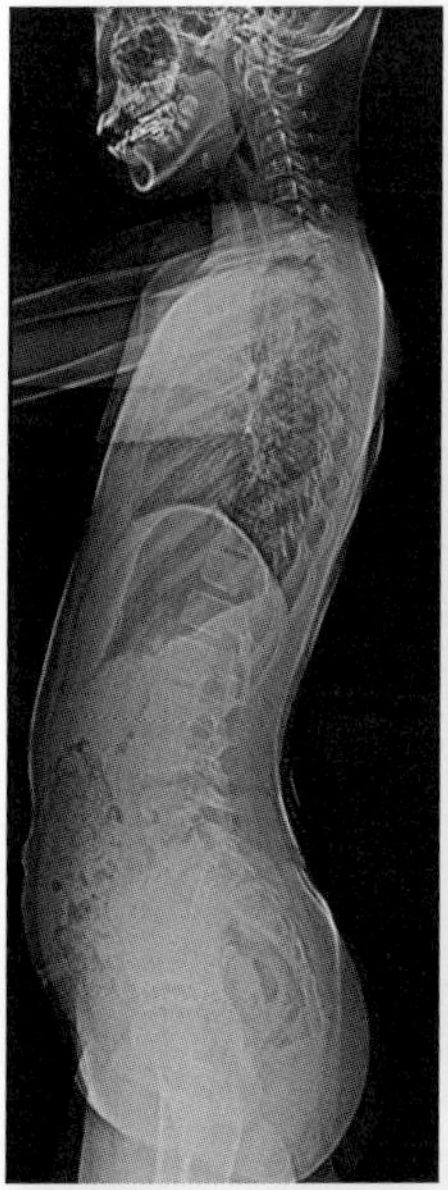

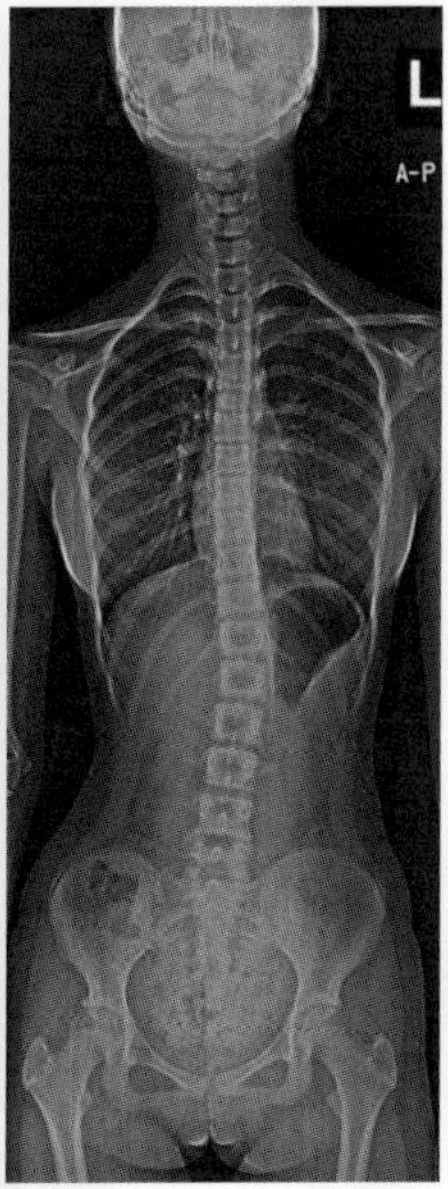

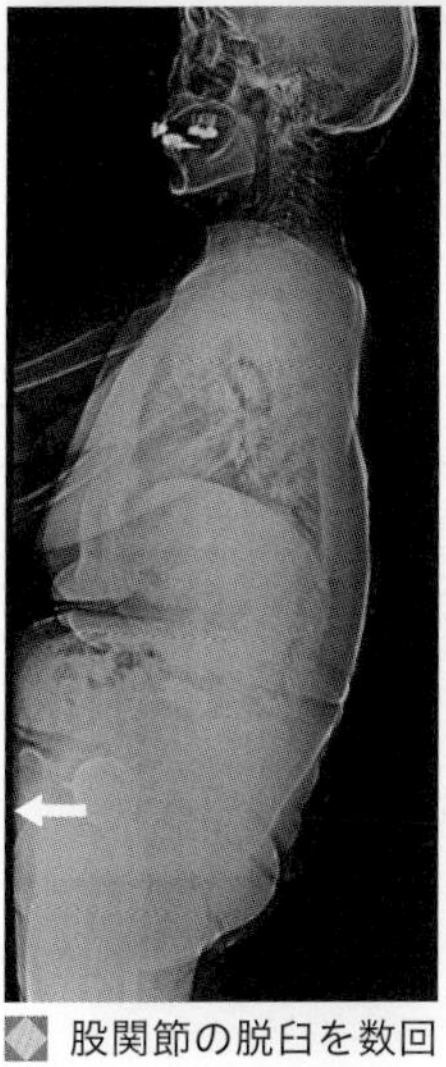

股関節の脱臼を数回くりかえしている。

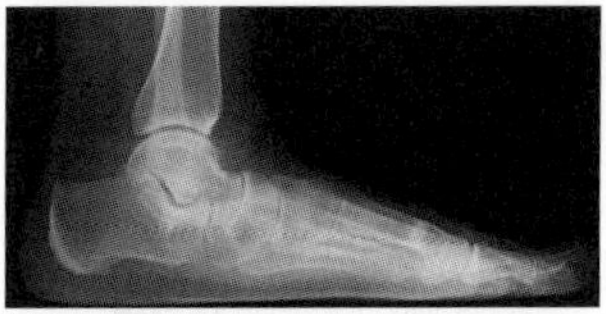

扁平足

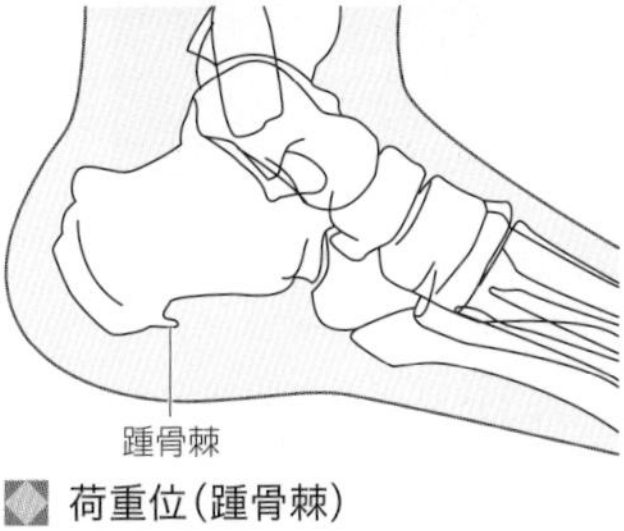

荷重位（踵骨棘）

下肢／全長 → 変形性膝関節症、関節リウマチ

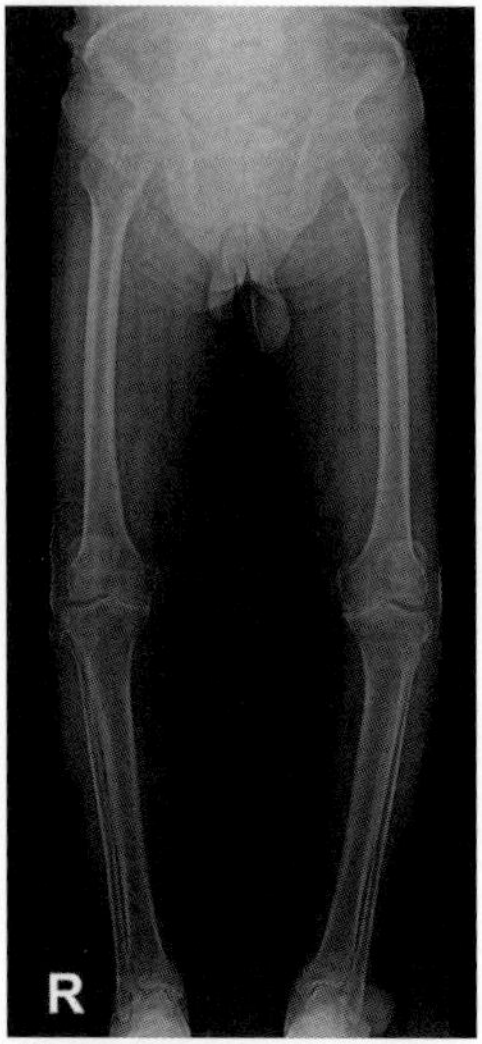

O 脚

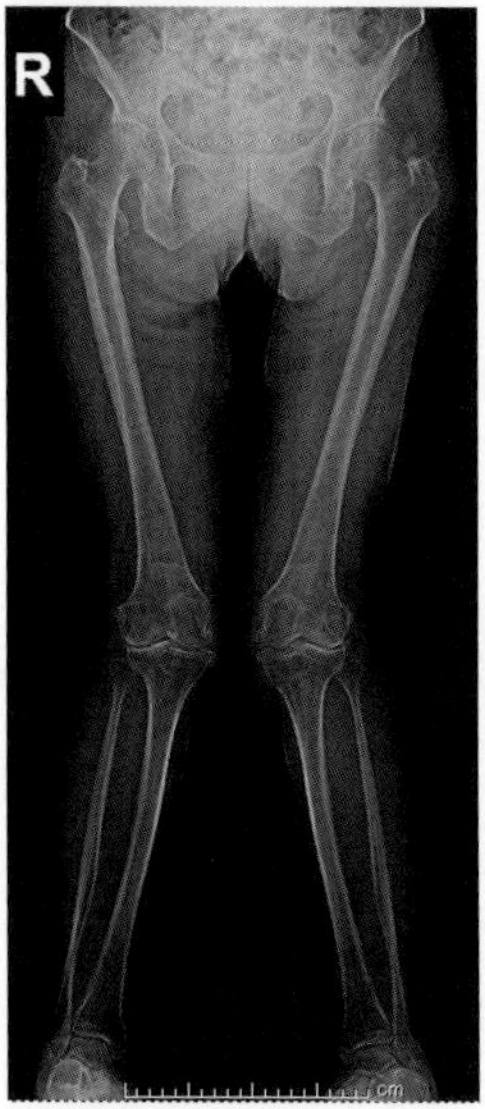

X 脚

Coffee Break

こんなX線ホントウに要るの？

日々撮影されるが、カンファレンスでは素通りされ黙殺されてしまう。そんな画像がある。**頸椎正面**だ。なぜなら**異常がみられない**から。ただ、がんの見落としなど、素通りがゆるされない時代になっているので注意。

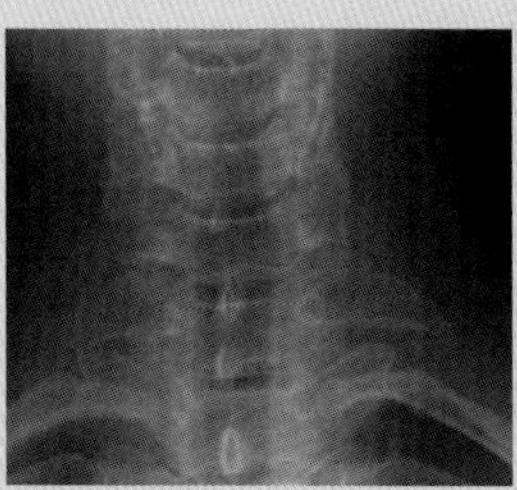

頸肋

第 7 頸椎から肋骨が。

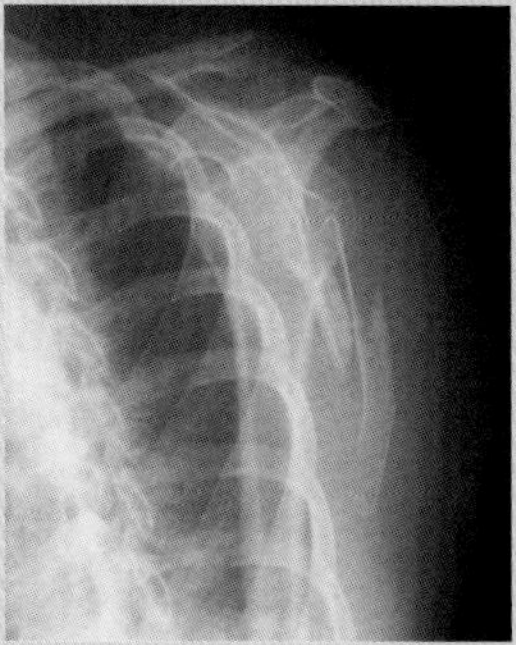

肩の Y

これも素通りが多いが、まれに肩甲骨骨折がみつかる。

造影剤の禁忌

血管造影でなくても、画像が描出可能だ。とくに頸椎上部の手術では、骨と一緒に撮像したCTアンギオが必須である。造影剤不要（流れを画像化）のMRアンギオも頻用される。

CTアンギオでは、主にヨード造影剤をつかう（オムニパーク®、イオパミロン®）。

糖尿病薬（ビグアナイド系）を検査前に中止すること → 乳酸アシドーシス！

MRIアンギオでは、主にガドリニウム造影剤をつかう。

腎機能障害では禁忌 → 全身線維症（NSF）！

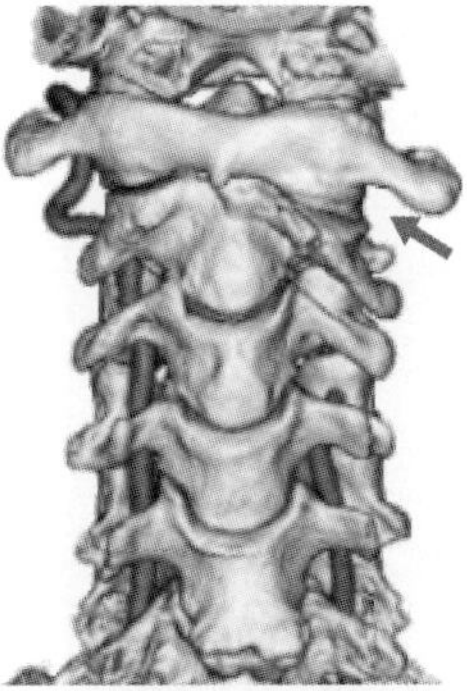

◆CTアンギオ　動脈の欠損。

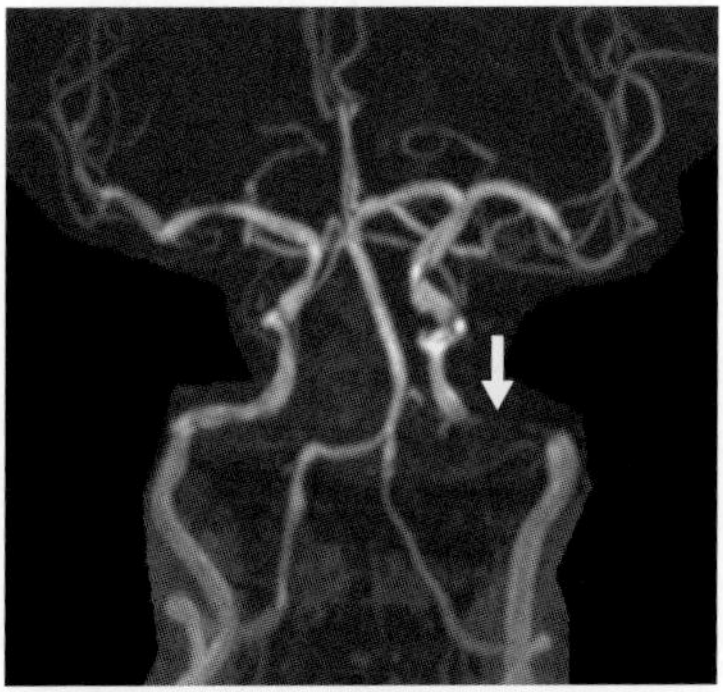

◆MR アンギオ　心臓の動きに弱い。骨がうつらない。内頸動脈が狭窄(矢印)。

Coffee Break　研修医の事故

脊髄造影のとき、誤って血管造影剤（ウログラフィン®）を注射してしまった不幸な死亡事故が起きている。造影剤はどの検査室にも置いてあるし、**透明**な液体は区別がつきにくい。読みあわせをする。なにより、**不明な液を注射**しないこと。とくに、イソジン®の茶色を落とすアルコール（ハイポアルコール）も死亡する。

脊髄造影（ミエログラフィー）

くも膜下腔（硬膜外腔じゃない！）に針を刺し、造影剤を注射する。

造影剤が消えないうちにCTも撮る。

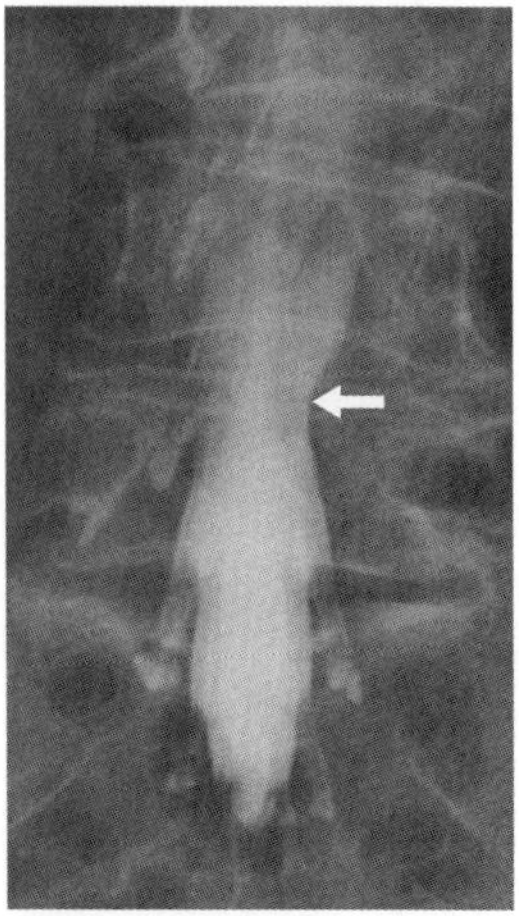

ミエロ正面像

神経根が描出されない（矢印）。

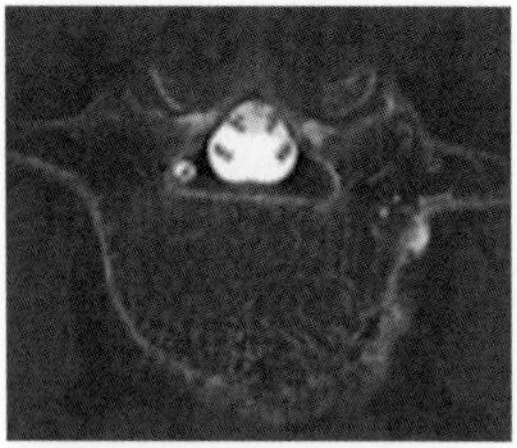

ミエロCT

Coffee Break

なぜミエロが必要なのか

理由1　ＭＲＩは、**閉所恐怖症**のひとが撮れない（核シェルターやお釜のようだ）。

理由2　ＭＲＩは、**金属**（旧式の**ペースメーカ**、**ステンレス**のインプラント）が体に入っていると撮れない。**チタンはＯＫ**（ＭＲＩに掃除のモップをつっこんでみるといい。スサマジい力で引っぱられるので驚く！）。

理由3　神経根ブロックと併用できる。

理由4　そもそもＭＲＩとミエロは画像が**ちがう**！。

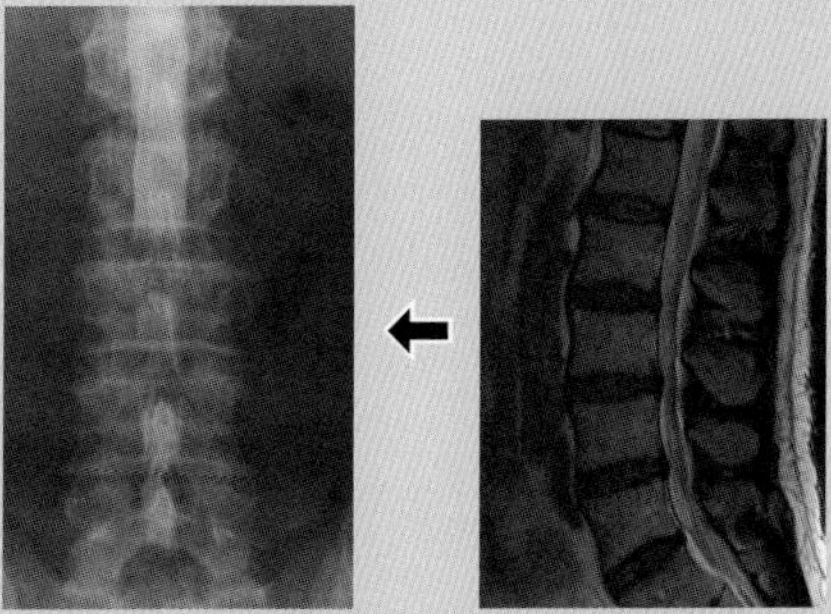

前医でＭＲＩ異常なし（右）といわれたが……

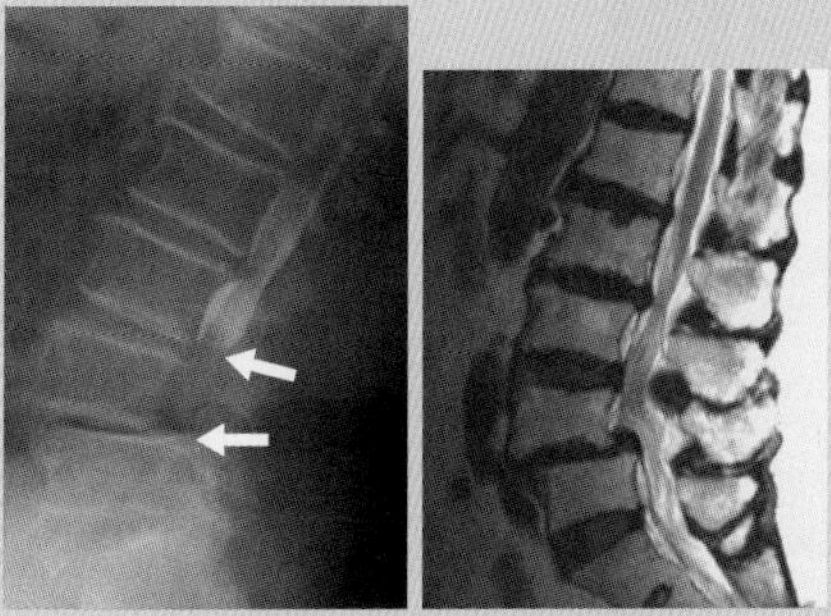

すべりじゃない場所が狭窄だった。

MRI とミエロの画像の違い

脊髄腫瘍のミエロ

脊髄腫瘍（馬尾腫瘍）には、硬膜内髄外、髄外、髄内の３つがある。髄外は転移性腫瘍、髄内は神経膠腫、上衣腫が多い。いずれも予後不良だ。臨床上よく問題となるのは、硬膜内髄外の２腫瘍（いずれも良性）の鑑別だ。

神経鞘腫

・硬膜からの立ち上がりが鋭い。可動性あり。後根に多い。
・嚢腫がしばしばある。ＭＲＩの不均一な造影像。

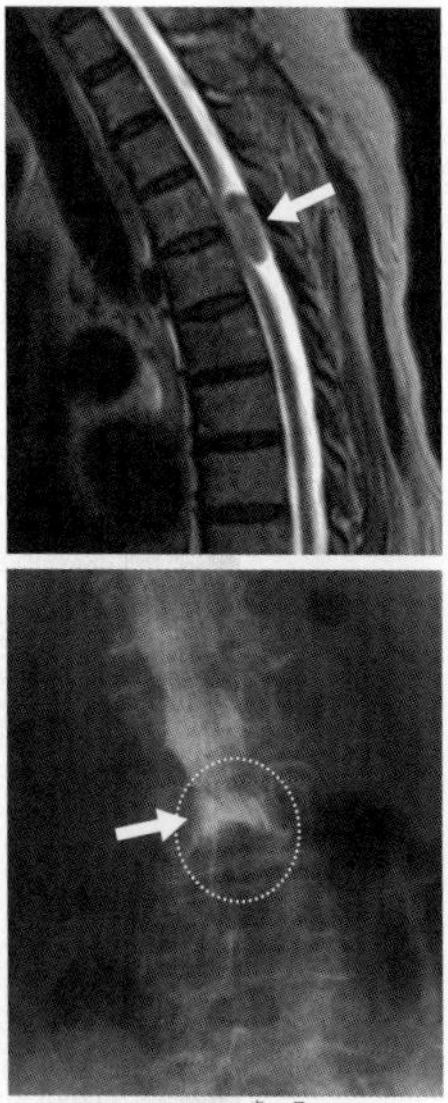

ミエロ　騎跨《きこ》状という独特な形を呈する。

髄膜腫

立ち上がりが鈍。（硬膜内くも膜外）硬膜が石灰化。

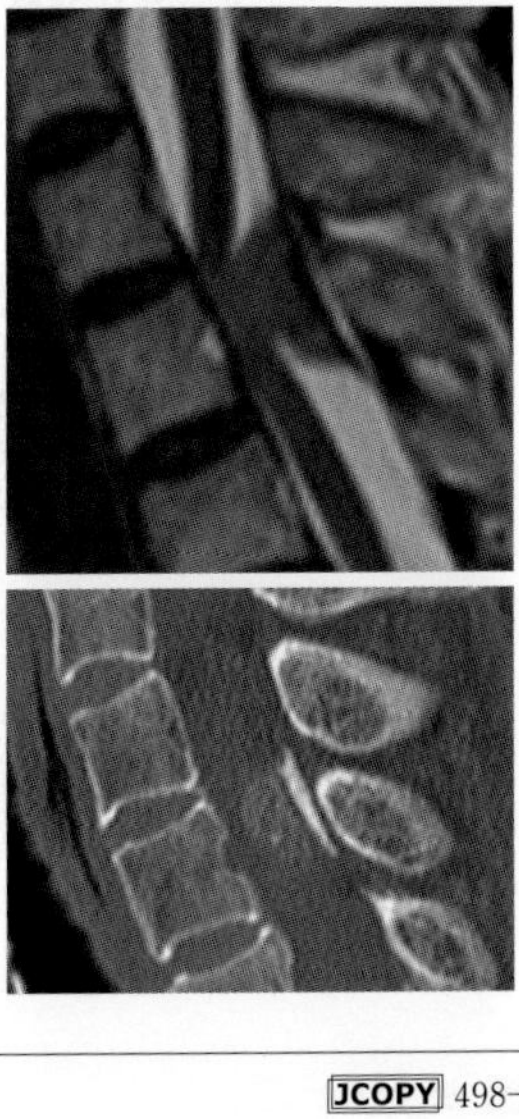

Coffee Break

疼痛側弯

坐骨神経痛のある側にからだをかたむけると、椎間孔がせまくなるので、痛みが増悪する（**Kemp sign** はこの特徴を利用）。だから、患者さんは防御姿勢で逆にせぼねを傾ける。しばしば側弯症と誤診されるので注意を。

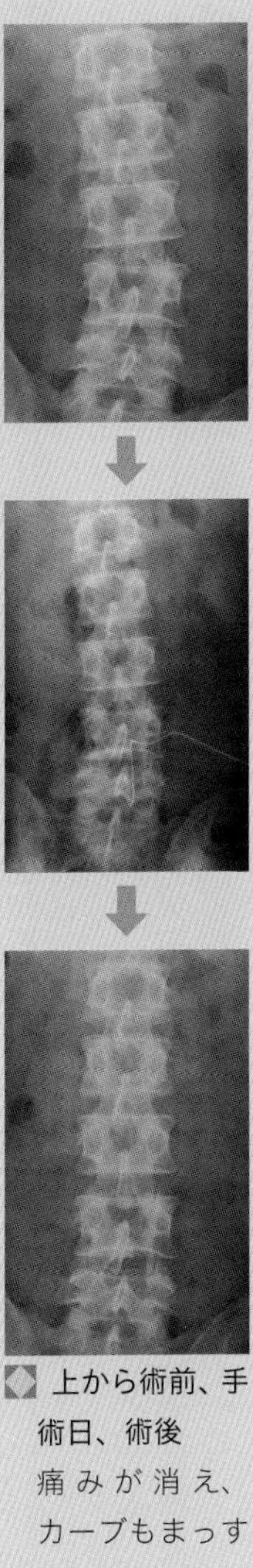

上から術前、手術日、術後
痛みが消え、カーブもまっすぐに

Coffee Break

エコーはユーコー（有効）

エコーは、筋肉、膿瘍などで、X線よりも診断価値が高い。柔道整復師も使用可能で、いまや整形外科医も必須になりつつある。被曝もなく、痛みもない。したがって子どもに有効だ。骨が未熟で軟骨だらけの乳児の股関節検診で活躍する（Graf法）。

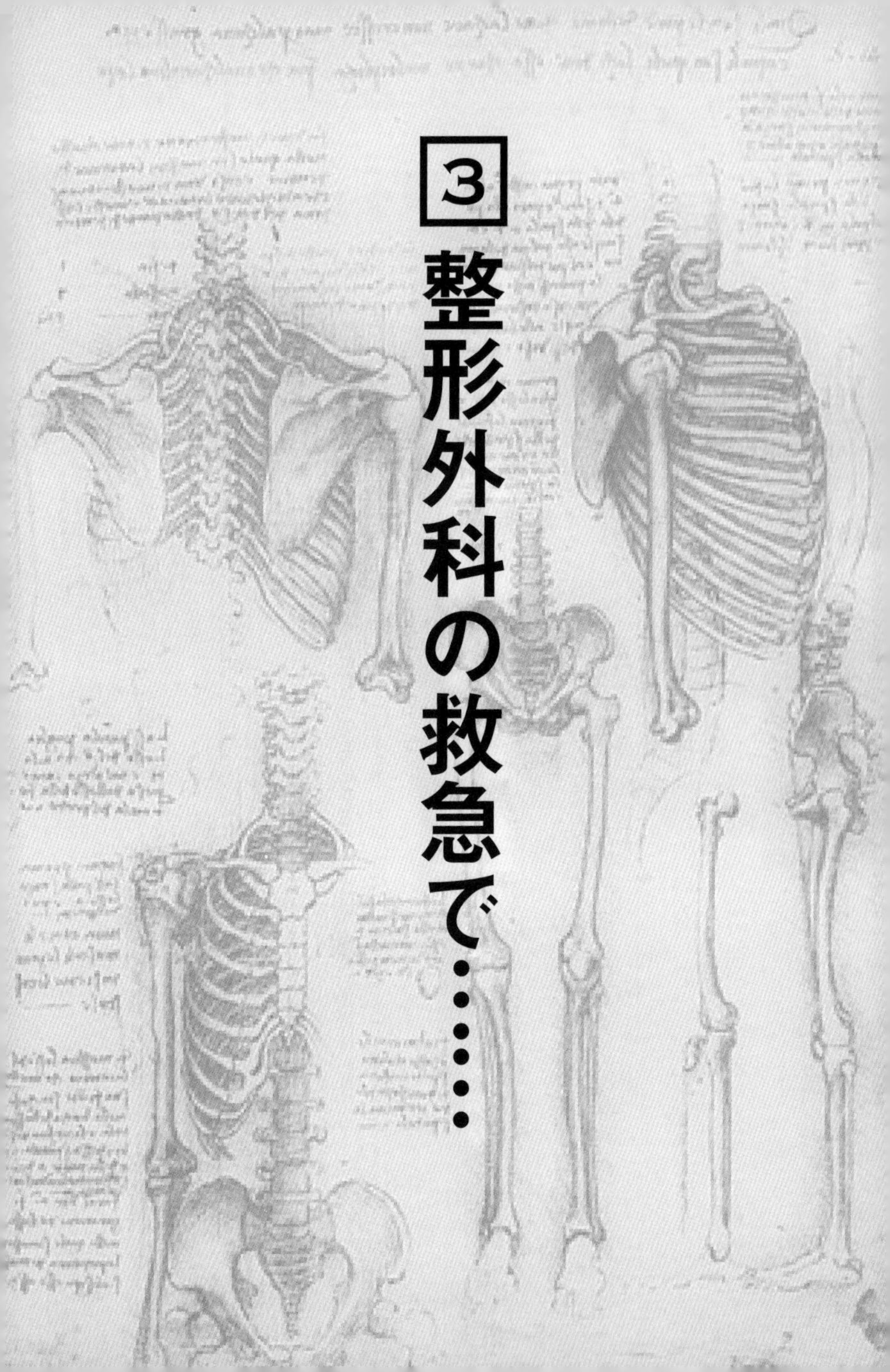

3 整形外科の救急で……

外傷は365日、24時間、どこでも起きる。ゆえに、救急外来は、整形外科医が毎日活躍する劇場といえる。研修医だけでない。どんな医者も、救急外傷に出会う機会があるのだ。

とりわけ、骨折、脱臼は外傷のメインだ。そこで、この本では、次節に救急で戦うべき骨折、脱臼を事典のようにまとめてみた。整形外科医だけでなく、整形外科以外の外科系ドクターにも役立つかもしれない。

まず、知っておくべきこと。

急性外傷の基本、RICEとは?

急性で赤く腫れあがったけがをみたら、４つの方針ですすめること。

すなわち、

Rは安静　運動禁止。

Iは冷却　アイスノン、水枕で冷やす。

Cは圧迫　コンパートメント症候群に注意。

Eは挙上　心臓より高くする。

RはRiseじゃない。急性では、リウマチ温泉のように温めてはいけない。いずれもやりすぎは禁物（Cは出血を予防するが、血流不良に注意)。

麻酔（局所）

救急では小さい部位をあつかうことが多い（たいてい手足！）。だから短時間の局所麻酔で処置を行う。出血が止まらないような場合は、エピネフリン（アドレナリン）を混入した麻酔薬を注射する（E入りと赤く箱に書いてある）。血管を収縮させるので、止血しやすいし、血中への吸収がおそくなるので麻酔の効き時間が長くなる。ただし、ゆびの処置では血行途絶の恐れがあるので禁止。

ボスミン®（アドレナリン）の量

よく局麻剤に追加注射する。

30万倍ボスミン®	ボスミン® 0.3 cc＋生食 100 cc
20万倍ボスミン®	ボスミン® 0.5 cc＋生食 100 cc
100万倍ボスミン®	ボスミン® 0.1 cc＋生食 100 cc

ボスミン®の量

犬猫に咬まれたらヌうな！

犬咬傷や猫咬傷はかみくちをぬうと、菌をなかに閉じこめてしまうため、開放にしておくのが基本だ。破傷風の注射を忘れずに。

また、海に入ってはダメ！　絶対ダメ！　海には未知のバクテリアとかがウジャウジャ泳いでいる。手の傷の抜糸前に海水浴をした患者さんの腕がパンパンになり、結局、上肢切断を余儀なくされた症例を筆者は経験している。

Coffee Break

指輪のとりかた

指輪が、**関節**（とくにPIP関節）の**ふくらみ**にひっかかるからはずれない。いったん細いところに移動させ、**ビニールを短冊状**に幾つも指輪にとおし、**石けん水**でゆるませると抜ける。ちなみに**爪**《ネイル》のアートは大抵アセトンでとれるよ！

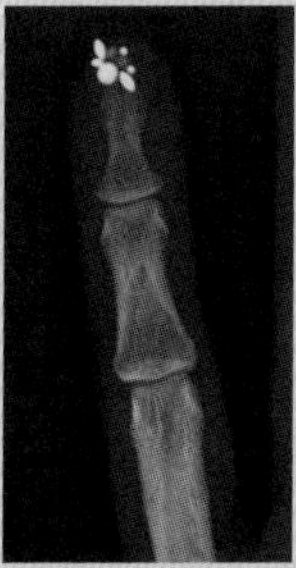

ネイル

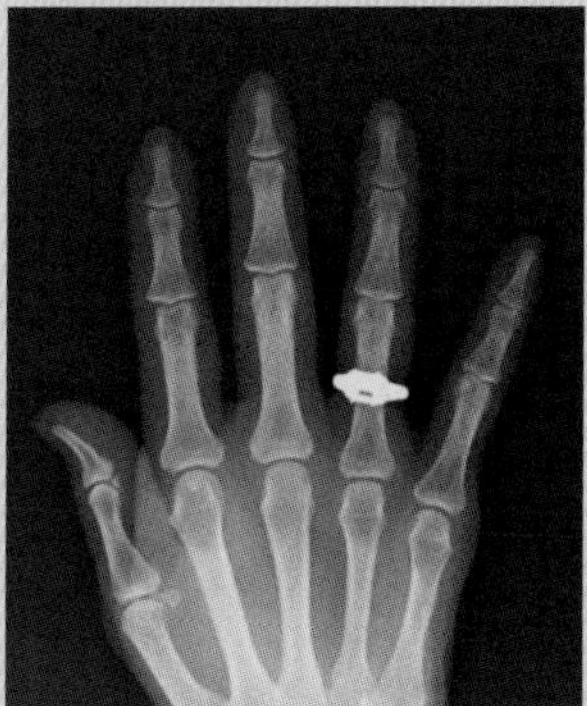

指輪

ギプス

骨折や脱臼を処置したあとは固定する（いわゆる当て木）。
ギプスは石膏のことだが、ガラス繊維が主流になっている。

最初はお皿に

ぐるぐる巻きにしない。折り重ねて当てたものを**シーネ**（受傷直後）、ぐるぐる巻きのあと半分に切ったものを**シャーレ**（受傷から時間がたっている）という。

冷水か温水か

ガラス繊維につけるのは冷水。

ちなみに、石膏のギプスは温水だ（お湯でこねるネンドのイメージ）。ゆっくり型をとる内反足、側弯にもちいることがある。

両隣りの関節を

たとえば前腕骨折だったら、となりの関節（手と肘）までふくめて固定する。こうすると骨は動けない。

一カ所を持たない

ささえる助手は指の位置を適宜変えよう。指のあとが凸凹《でこぼこ》にかたまってしまう。助手はむずかしい。だから足持ち3年といわれる。

皮膚を保護

シーネはガラス組織なので、下巻き（わた包帯、ストッキネット）を十分に。カットのさいの皮膚の保護にもなる。

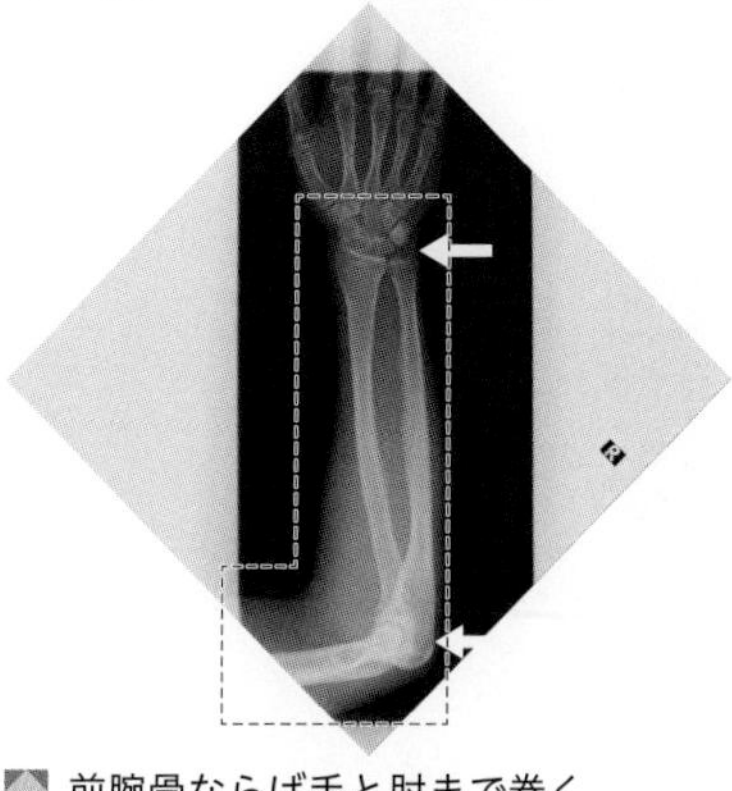

前腕骨ならば手と肘まで巻く
点線が巻く部分。

ギプスで歩くときは……

ギプスをむやみに外《はず》すと骨折がズレてしまう。そういうときは、ヒール（かかと）をつけて（巻たし）歩行させる。

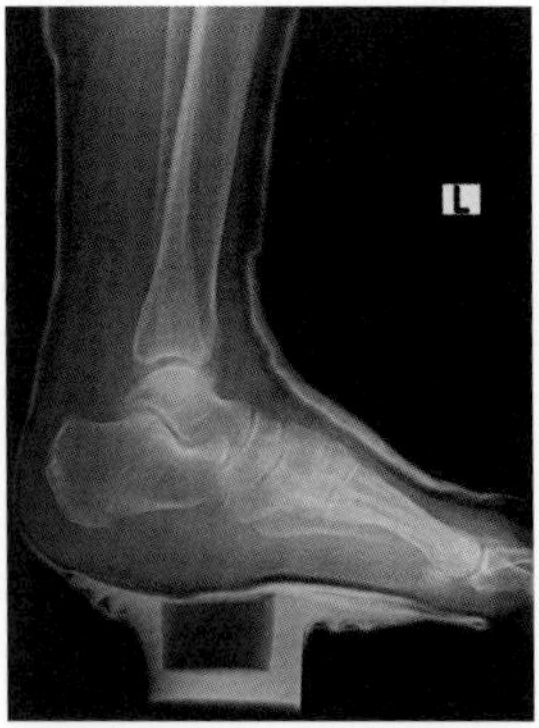

ヒールをつけて歩行させる

ギプス、シーネの失敗

実際のギプス、シーネの失敗例をX線画像に示した。こうならないよう失敗に注意したい。

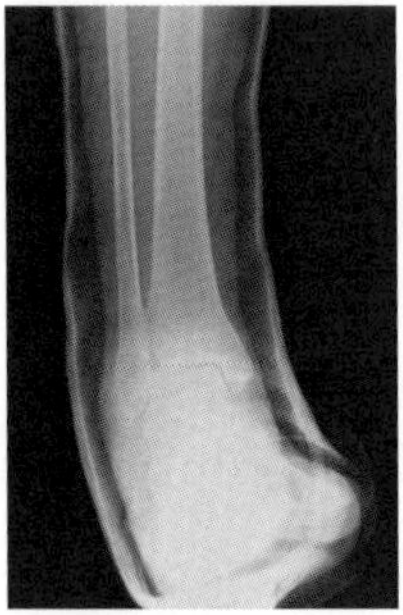

足ギプスは内反になりやすい。足持ちはむずかしいのだ。

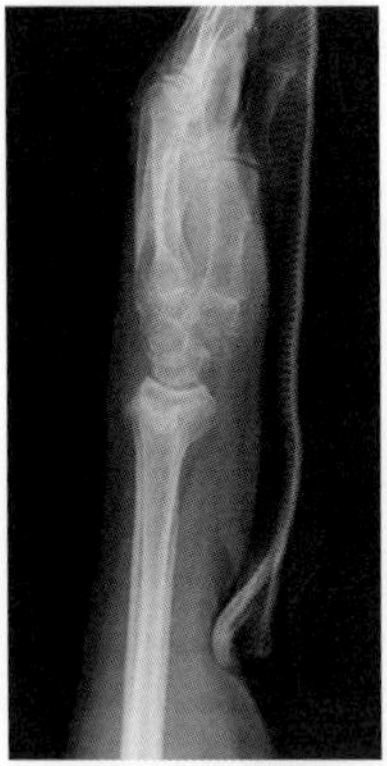

シーネを上下で逆さまに。
手首にシーネが食い込んでいる。

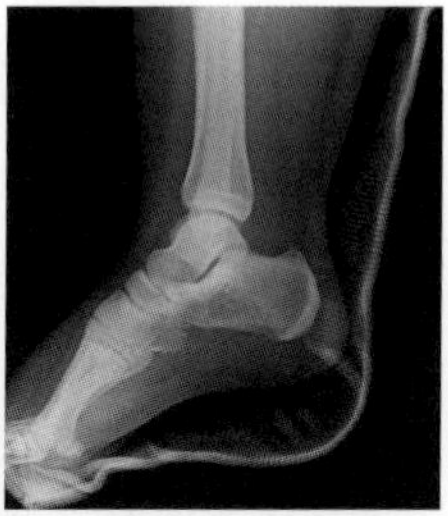

ずれている。当たって痛い。

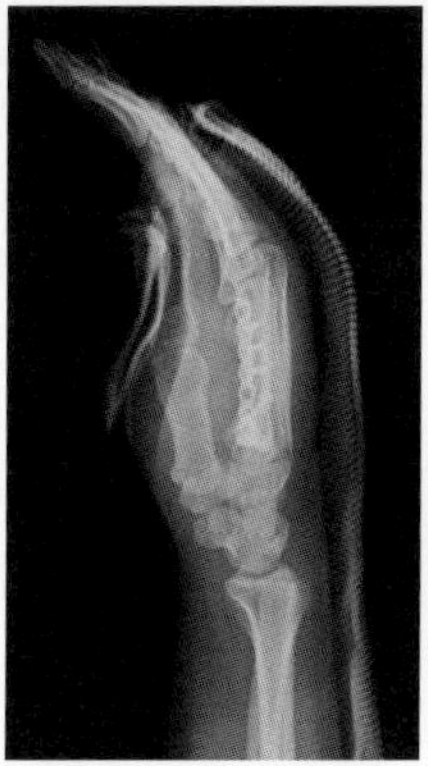

手では**MP関節にかけない！**　指が曲がらなくなっちゃう（伸展拘縮）。

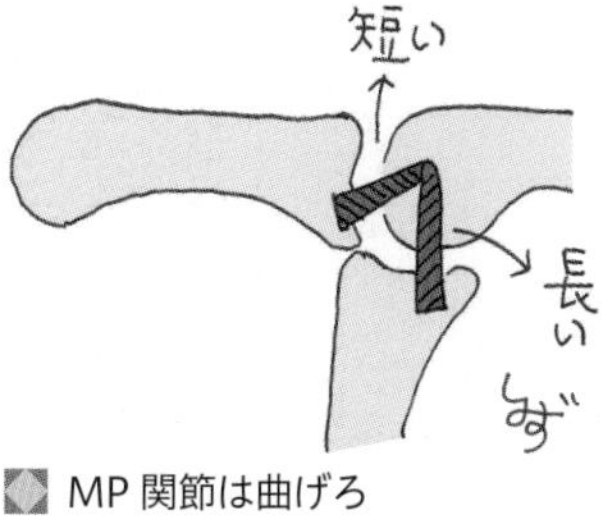

MP関節は曲げろ

指を曲げると靭帯（cord）がのばされる（長い）。指をのばすと（短いまま）固まってしまう。

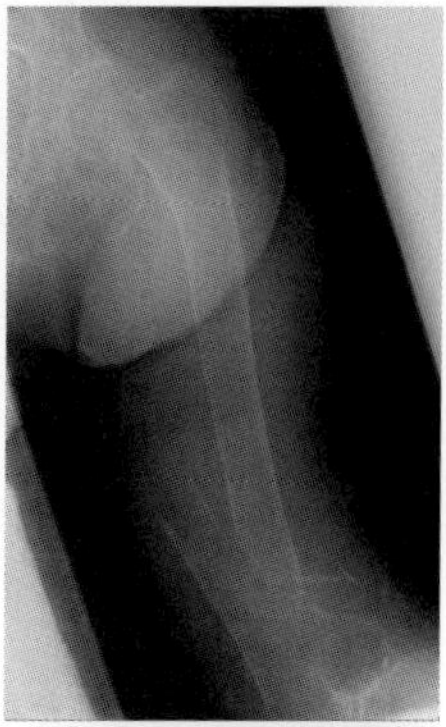

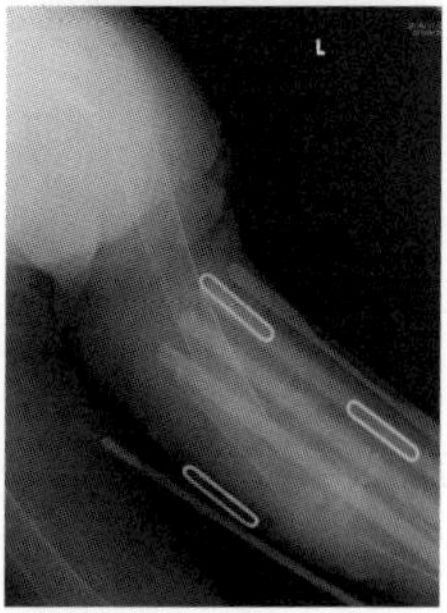

長さが足りない。安定しない。

包帯の巻き方

転がして巻く。方向にも注意を（足のねんざ）。

三角巾、ベルポーの着け方（省略）

牽引

直達牽引よりも、むしろ絆創膏牽引のほうが、あとあと観察がたいへんだ。

螺旋帯

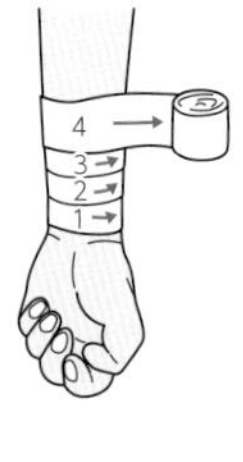

麦穂帯

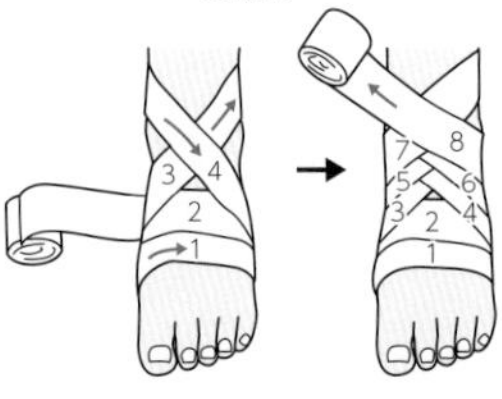

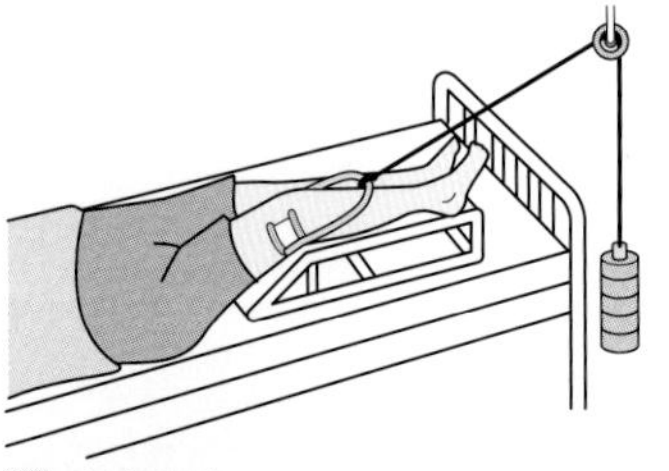

直達牽引

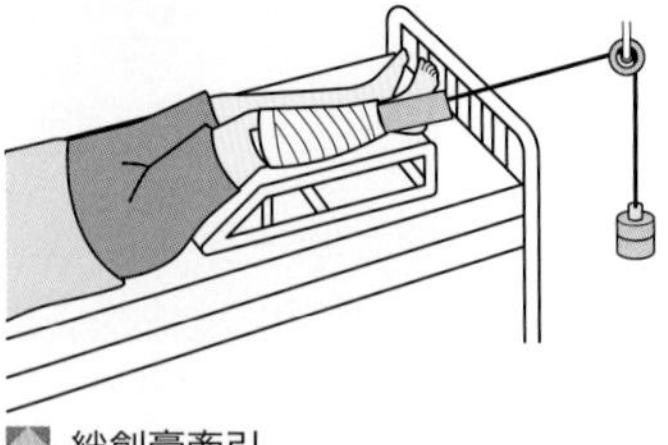

絆創膏牽引

緊急といえば！

整形外科の救急は、外科や内科と比較して死亡例が少ない。だが、まれに手遅れになるような緊急ケースが飛びこんでくる。

1 開放骨折

骨が皮膚を破っている骨折だ。針穴のような裂け目から血がだらだらと流れ、ナカナカ止まらないケースが多い。骨髄炎をふせぐため、早急に洗浄、デブリドマンが必要だ。抗生剤が骨に移行せず、難治性になる（ときに切断も）ことが多い。

まずひたすら洗浄とデブリドマンをおこなう。夜中で、適切な手術器具がないときは、創外固定でしのぐ。

2 脊髄損傷

手足が動かない。骨折や脱臼など圧迫がある場合と、骨傷のない脊髄損傷もある。

待機がいいか、緊急手術がいいかは結論がでていない。

浮腫軽減にステロイド大量投与（パルス療法）も行われる。

消化管出血、潰瘍といった、副作用をモンダイ視する声もある。必ず胃薬をいっしょに投与する。ステロイドは急に中止すると、副腎不全を起こす。漸減投与が基本だ。

北米のNASCI-S（National Acute Spinal Cord Study）に基づいたステロイド大量投与

ソル・メドロール®を、次のように投与。

最初の15分	30mg／kgを点滴静注
休薬の45分	（ここで1時間経過）
残りの23時間	5.4mg／kg・時を点滴静注

これは計算が面倒だし、アンプルも大量で、ナースも準備に発狂する。体重別に簡易表をのせた。

体重(kg)	最初15分投与量(mg)	45分休薬	23時間での投与量(mg)
40	1200		4968
45	1350		5589

50	1500	45分休薬	6210
55	1650		6831
60	1800		7452
65	1950		8073
70	2100		8694
75	2250		9315
80	2400		9936
85	2550		10557

（表）体重別ソル・メドロール® 投与例

頭蓋牽引

脊椎（とくに頚椎）の脱臼は、脊髄神経をたすけるために、緊急で戻さなければいけない。

側頭動脈をさけて頭蓋にピンを刺し、馬蹄に重錘をかけて徐々に強く引っ張る。

頭蓋牽引には、バートン牽引と、クラッチフィールド牽引がある。

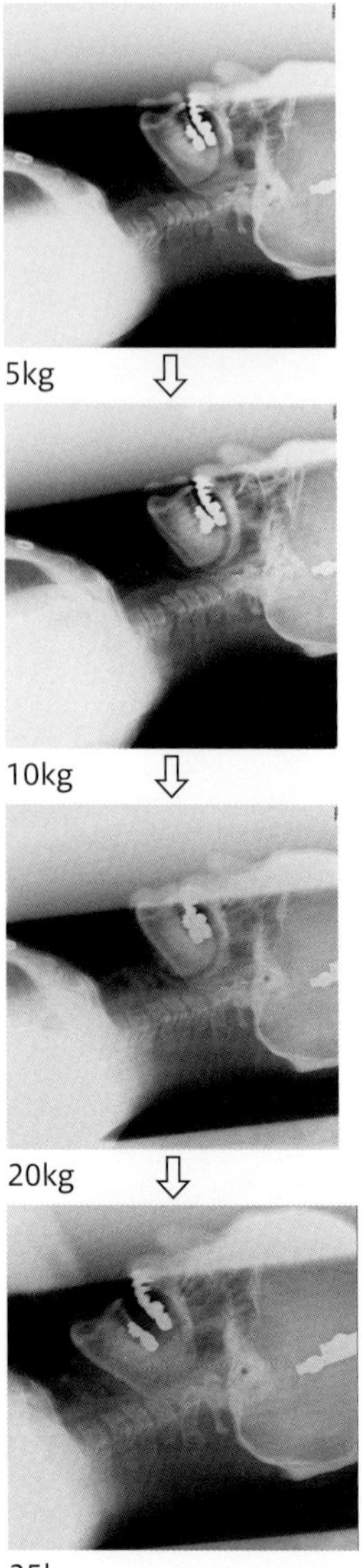

◆ 5kg→10kg→20kg→25kgで整復！

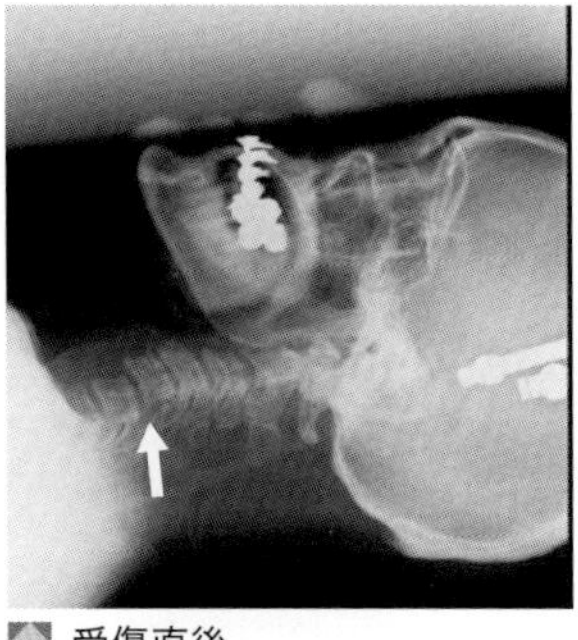

◆ 受傷直後

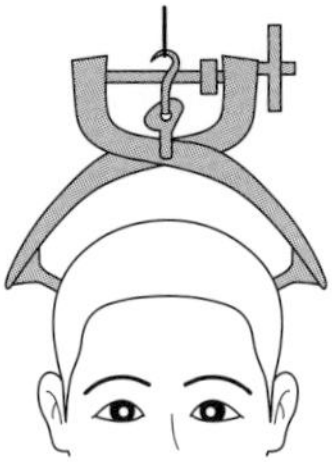

◆ クラッチフィールド牽引

3 コンパートメント症候群

外傷や術後のギプス（グルグル巻き）でしばしば起きる（小児のフォルクマン拘縮は激減した）。

激しい痛みを訴える（薬が効かない）。**筋膜を切開**したとたん劇的に治るが、治療が後手にまわり、壊死になると最悪だ。

Coffee Break

若者は外傷病院をまわろう

外国旅行は若いうちに行ったほうが楽しい。元気があって足が動くからだ。同様に、年を重ねてから外傷に取り組むのは正直しんどい。夜中までぶっ続けの手術には、気力だけでなく体力が必須だからだ。将来、開業医や研究を志しているキミも、いちどは若いうちに**外傷病院**をまわり、存分にメスをふるうことをオススメしたい。ただし、どうせならズブの新人ではなく、**一寸だけお兄さん**の学年（2〜3年生）でまわるのがいいかもしれない。新人は右も左もわからず、むずかしい外傷とカンタンな外傷を区別する余裕がないからだ。

他に注意すべき緊急のケース

緊急は、これだけではない。高度外傷、骨盤骨折、敗血症、壊死性筋膜炎（人食いバクテリア！）。**関節の感染**（小児の**化膿性股関節炎**）……とまだまだ数え切れない。

もし手に負えない時は、他の医師に応援をたのむ。高次救急センターに送る（場合によってはヘリに同乗する）ことも医者の実力だ。プライドを捨てた謙虚な姿勢が、Preventable Death（**防ぎえた死**）を減らすことになる。

Preventable Death（防ぎえた死）

重症外傷の初期治療では、診断、手順をあやまると、もし適切な処置をおこなえば救命できた、Preventable Death（防ぎえた死）を発生させてしまう恐れがある。また、仮に、救命できたとしても、整形外科の治療をあやまると、preventable trauma disability（防ぎえた障害）をつくる可能性がある。

ちなみに、外傷死の3徴は、低体温、代謝性アシドーシス、凝固異常だ。

Coffee Break

圧挫症候群(クラッシュ症候群)

巨大地震などの大災害で起きやすい。倒壊した**ビルの下敷き**になった人をせっかく助け出したら、とたんに死亡してしまうという病態だ。圧挫の患者をみたら、けっしてすぐ引き摺りだしてはいけない。壊死した組織から、カリウムやミオグロビンが流れ出し、腎不全になってしまうのだ。現場で**輸液**する、または壊死した四肢を**その場で切断**する。

Coffee Break

ダメージ・コントロール整形外科とは

ダメージ・コントロールとは、3次救急で、高度外傷を治療するさいの基本。もともとは軍隊用語で、ひどい攻撃を受けた艦艇を、なんとか帰港させるよう最低限に修復する、すなわち、致死的な外傷でダメージがひどい場合は、**まず救命を先決**にして、それ以外は二次的に手術するという考えかた。たとえば、バラバラの骨盤骨折では、まず創外固定などで骨折や出血を安定させ、根治の固定術は後回しに行うのがよい。

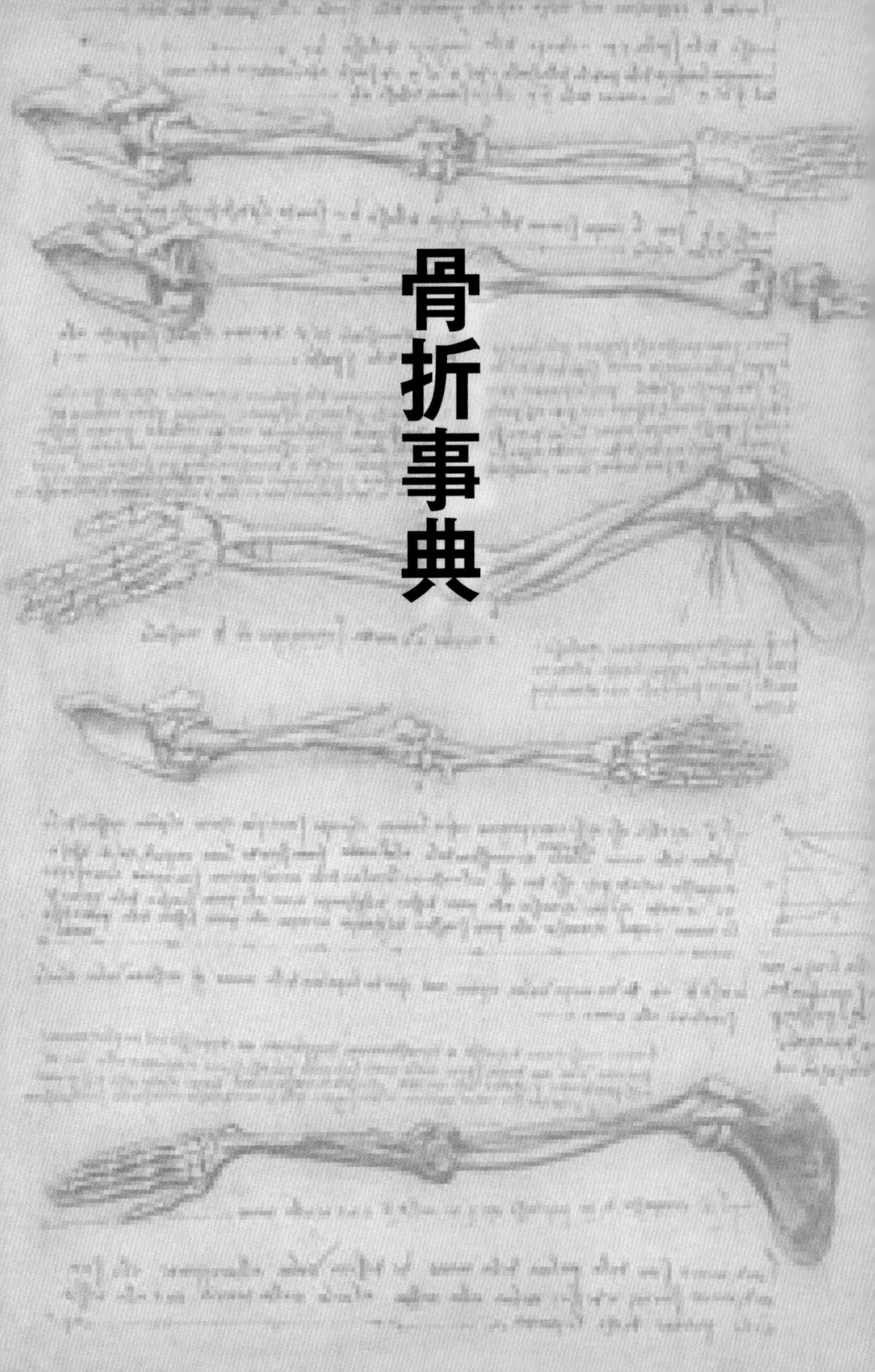

骨折事典

はじめに

整形外科の外来には、多彩な患者さんがやってくる。とくに地域救急の砦《とりで》というべき外傷病院には、救急車が殺到する。ここでは、外傷のなかでも一般的な骨折について、覚えておきたい基本をまとめ、キャッチ・コピー（本邦初！）も考えてみました。

もちろん外傷に同じものはない。若いドクターには、出会った症例を一例一例たいせつにこなし、自らの収穫《かて》にすることをお奨《すす》めしたい。

緊急性を星で評価した。目安は、

★★★　緊急手術！
★★　入院，待機手術．
★　あわてる必要はない．

□開放骨折の分類

- 開放骨折では、ガスティロ分類もおぼえておこう。
- 主観的だがよく使われる。要点だけ列挙する。学会では、3型の発表が多い。

1型　開放創が1 cm以下
2型　開放創が1 cm以上
3型A　骨折部が、軟部組織で覆える
3型B　骨折部が、軟部組織で覆うことができない
3型C　主要な血管もだめ

下肢

□ 大腿骨転子部骨折

緊急性 ★★

老人の手術は早いほどよい

- 高齢者に多い骨折だ。
- 転倒の場所は自宅が多い。
- 準緊急。入院し待機するならば、けん引を行い、手術にそなえる。
- 大骨折であり、出血が多いことを見逃しがちなので注意。

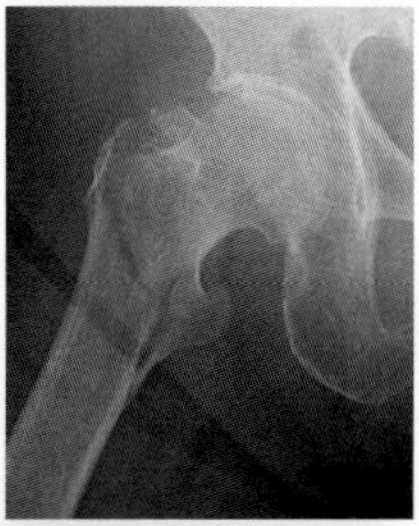

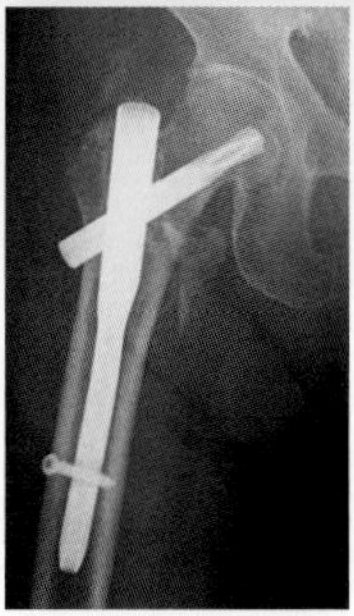

□ 大腿骨頸部骨折

緊急性 ★★

内側は案外痛くない

- 転子部骨折にくらべると痛みが軽いことがある。
- 人工骨頭置換術になることが多い。
- ズレていないときや、若年者だと骨接合術になることも。

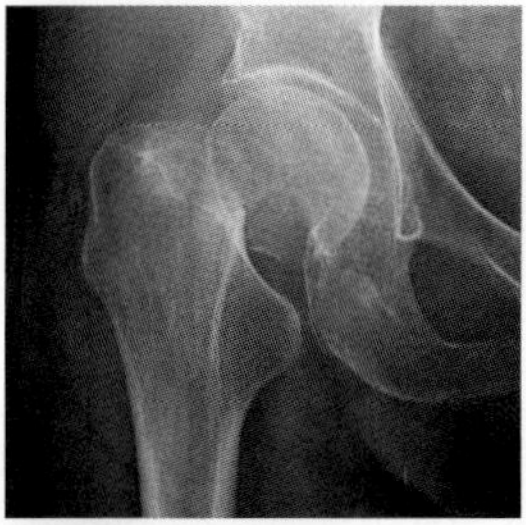

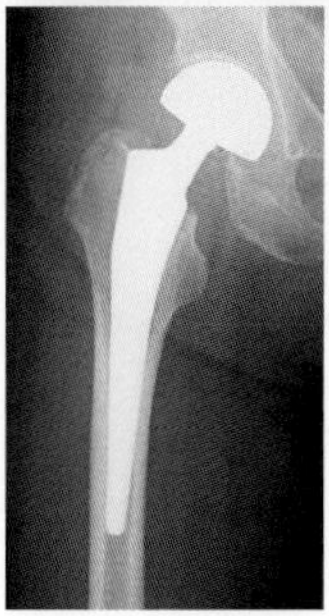

□大腿骨骨幹部骨折

緊急性 ★★　高エネルギーの骨折

- 大腿骨はいちばん長い骨だ。
- 強い力で骨折する（交通事故、転落）。
- 手術は、髄内釘がよく行われる。
- 手術は、とにかく出血が多い。
- こどもは年齢によってけん引がちがう。

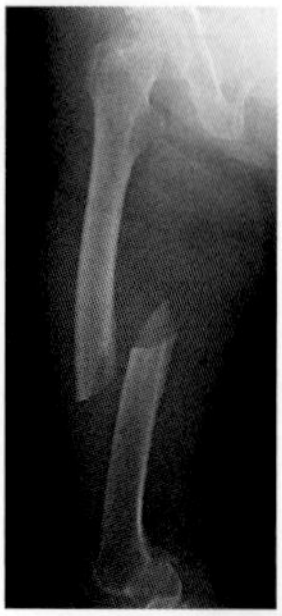

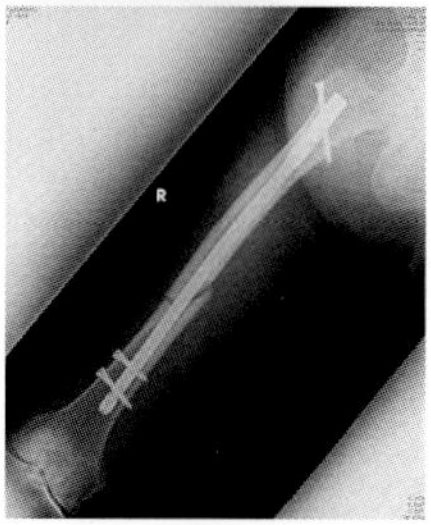

□大腿骨遠位部骨折（顆部、顆上）

緊急性 ★★　ひざの上が骨折

- 手術がむずかしい骨折だ。
- 膝窩動脈を損傷することも（緊急！）。
- 創外固定、プレートのほか、逆行性髄内釘（ひざから刺入する）が行われる。

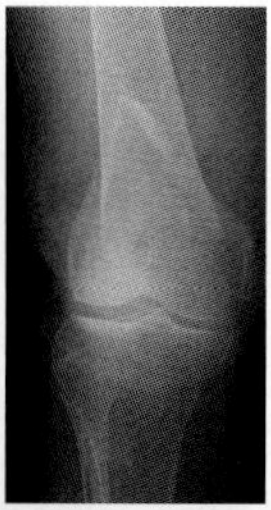

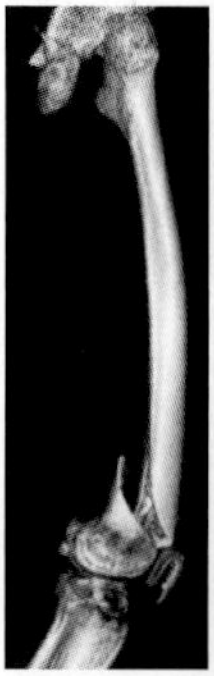

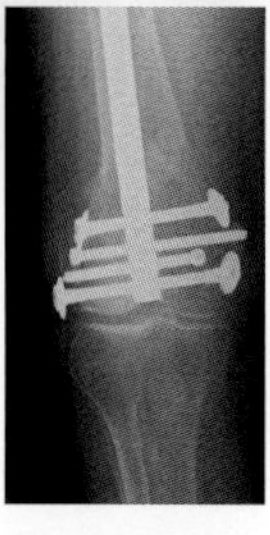

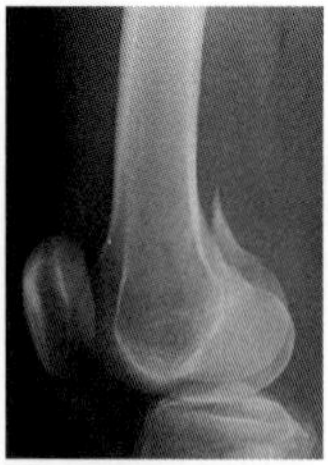

冠状(coronal)骨折
顆部の後方の骨折

□ 脛骨高原骨折

緊急性 ★★ 関節面がすべて

- いわゆるタナ落ち骨折だ。
- 高原もしくはプラトー骨折ともいう。
- 外側に多い（外反だから）。
- 関節を穿刺すると、出血と脂肪滴がひける。
- 外側の変形は許容される。
- 手術で陥没をもちあげる際、骨の欠損部ができるため、人工骨の移植も。

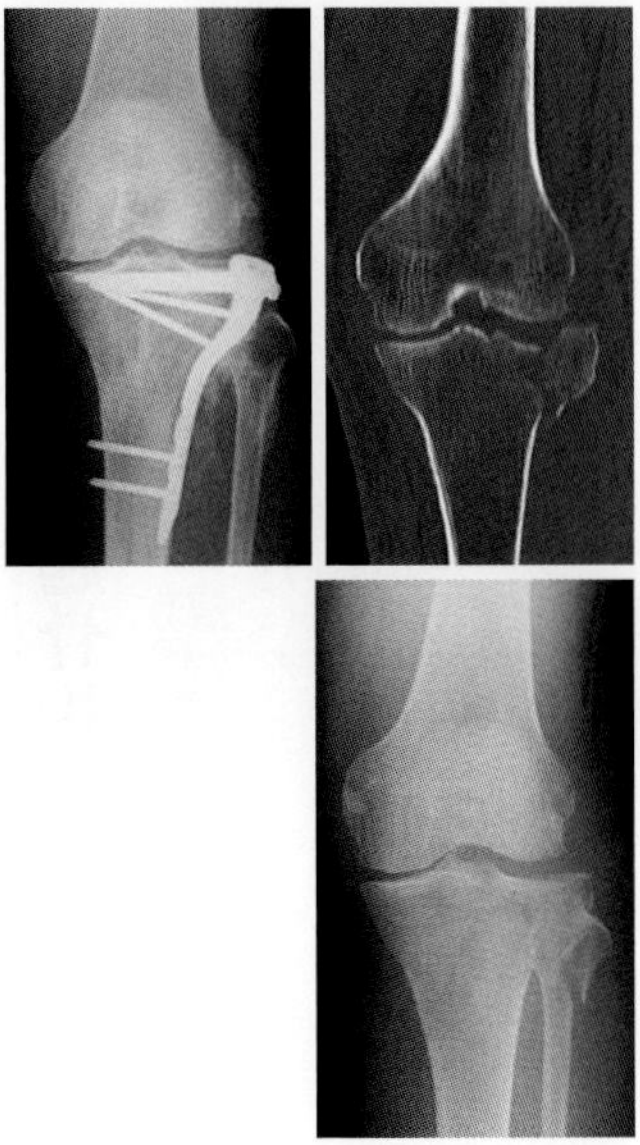

□ 脛骨粗面骨折

緊急性 ★★ 少年が跳躍で

- 跳躍で大腿四頭筋が急に収縮しておきる。
- 脛骨粗面が近位へ転位するので、手術がすすめられる。

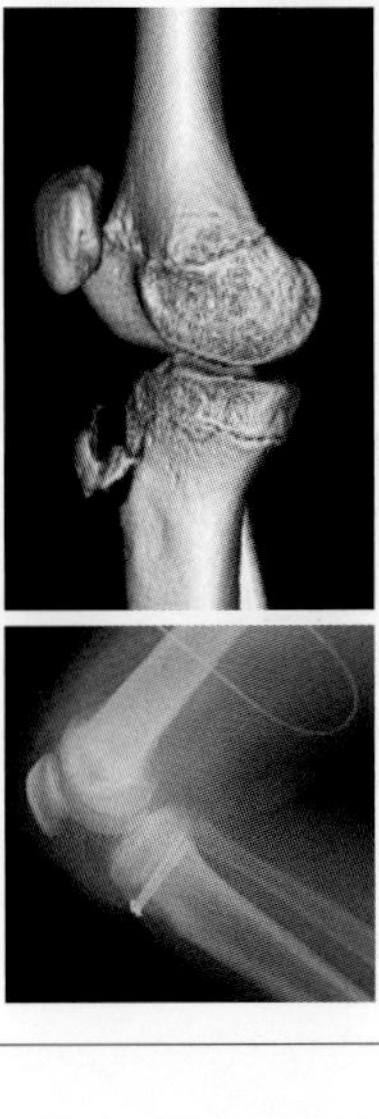

□ 脛骨顆間隆起骨折

緊急性 ★★　前十字靱帯がついている

- 高原の隆起（富士山みたいなところ）の骨折。
- 前十字靱帯に骨がひっぱられてはがれる。
- こどもに多い（おとなだと前十字靱帯が切れる）。
- X線よりも3次元CTのほうがわかりやすい。

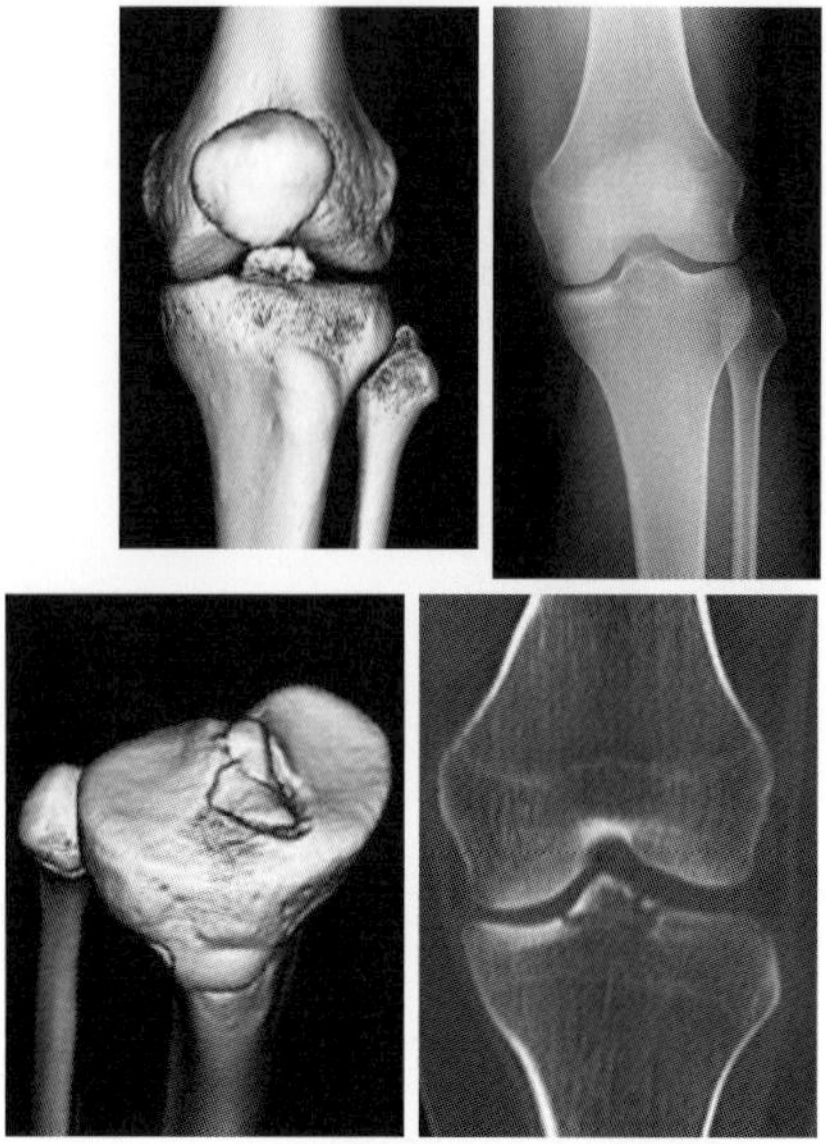

- 後十字靱帯もひっぱられて脛骨の後方が剥離骨折することも。

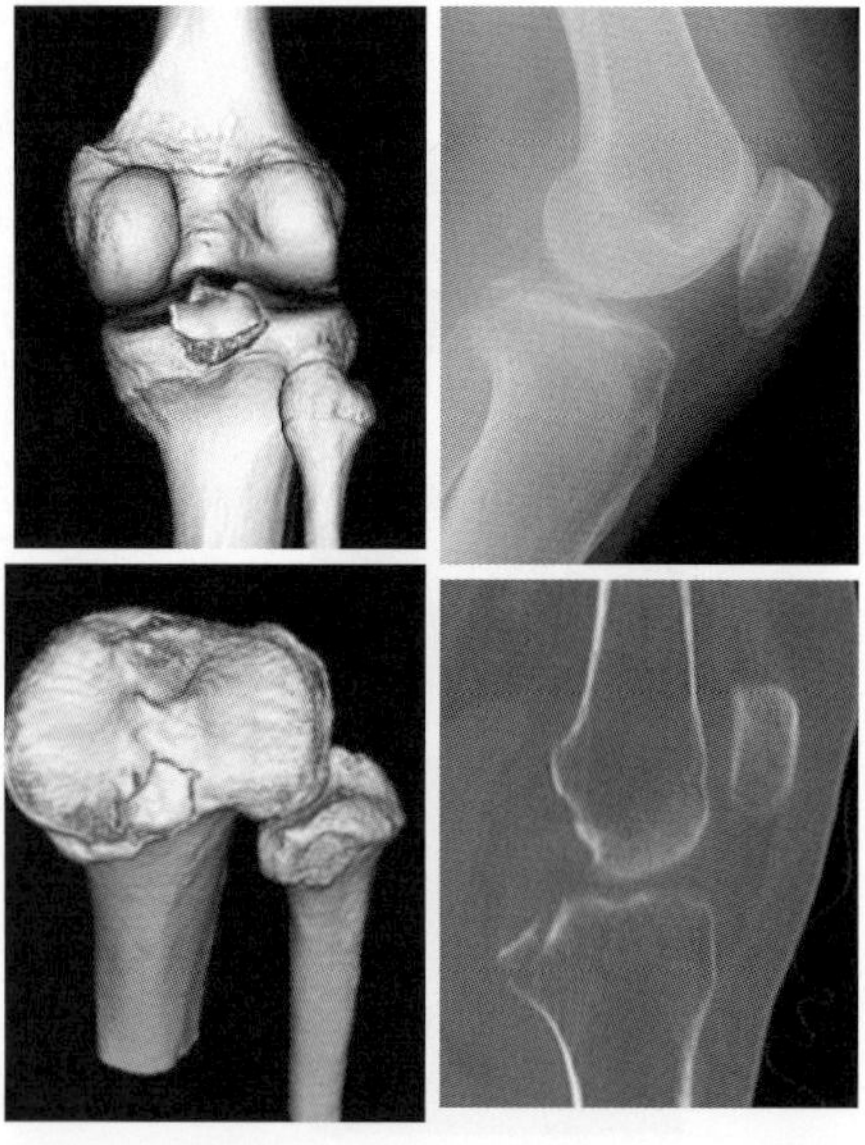

□膝蓋骨骨折

緊急性 ★★　足が蹴れない

- いわゆるお皿の骨折だ。
- ひざがのびなくなる。(下腿に力が伝わらない)
- 二分割骨折は、テンション・バンド・ワイヤリングの良い適応だ。

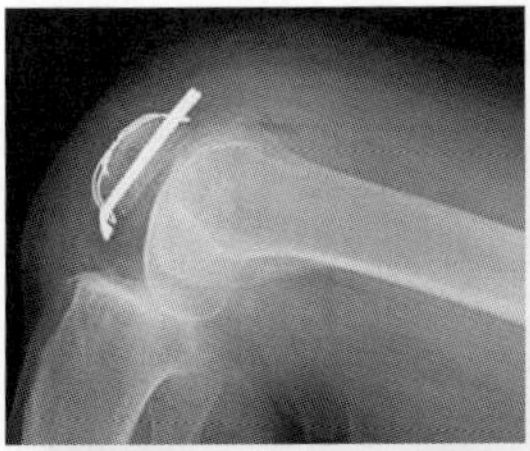

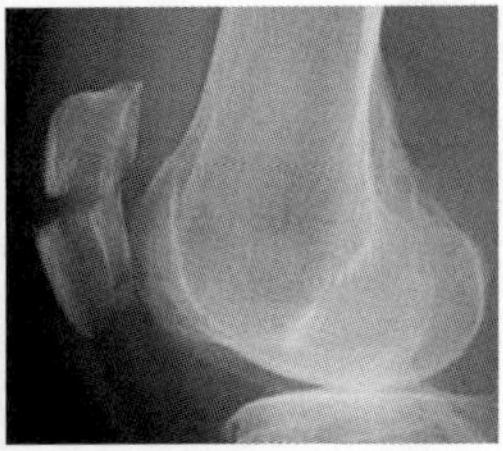

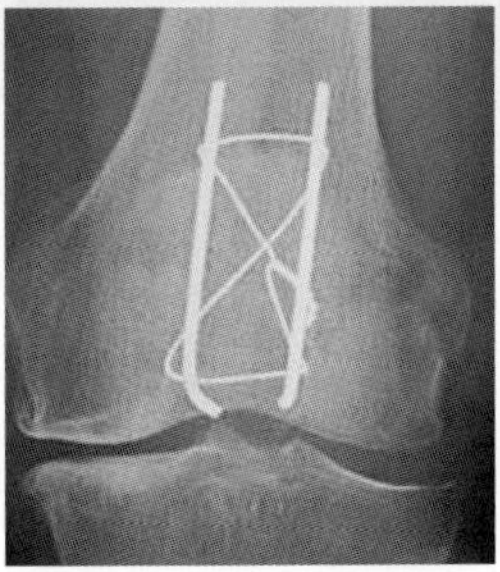

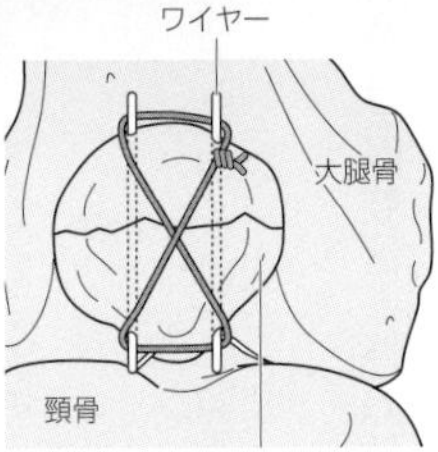

□下腿骨の骨幹部骨折

緊急性 ★★　横骨折は髄内釘がいい

- 筋肉がうすい場所なので、骨折しやすく開放骨折になりやすい。
- 遠位1／3は骨折がつきにくい。
- 横骨折は、髄内釘の良い適応だ。

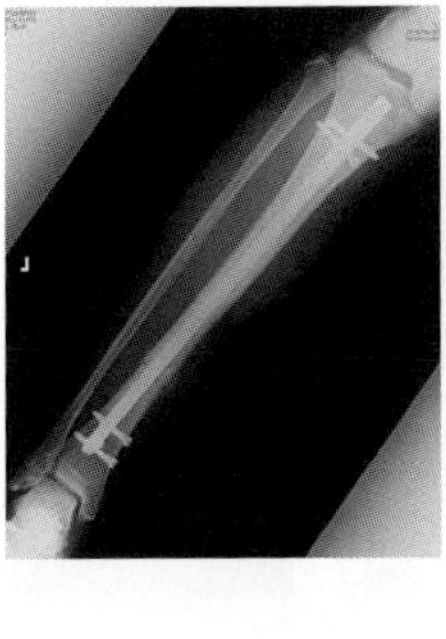

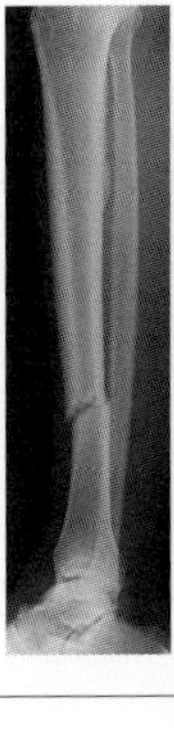

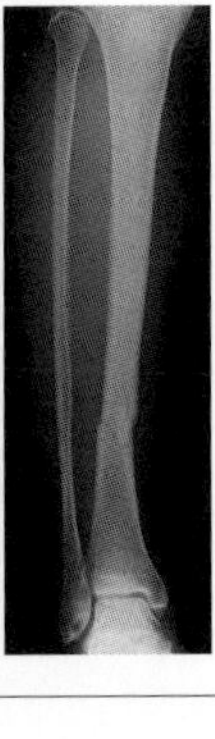

□ 足関節の骨折

緊急性 ★★　まず腓骨からあわせる

- けがの肢位で4パターンの骨折を起こす。
- 関節面の段差は正確にもどさないとイケナイ。
- シーネ固定で手術を待機するが、**水泡**ができることが多い。そうなると手術が延期に。

※ 皮膚にトラブルが起きやすい。

- 外果↓内果の順にもどす。
- 手術では腓骨のうえを神経が横切るので注意！

（浅腓骨神経）

- **ラウゲハンセン**の分類が有名（受傷肢位―外力）。

SER（回外―外旋） 最多
SA（回外―内旋）
PER（回内―内旋）
PA（回内―外転）

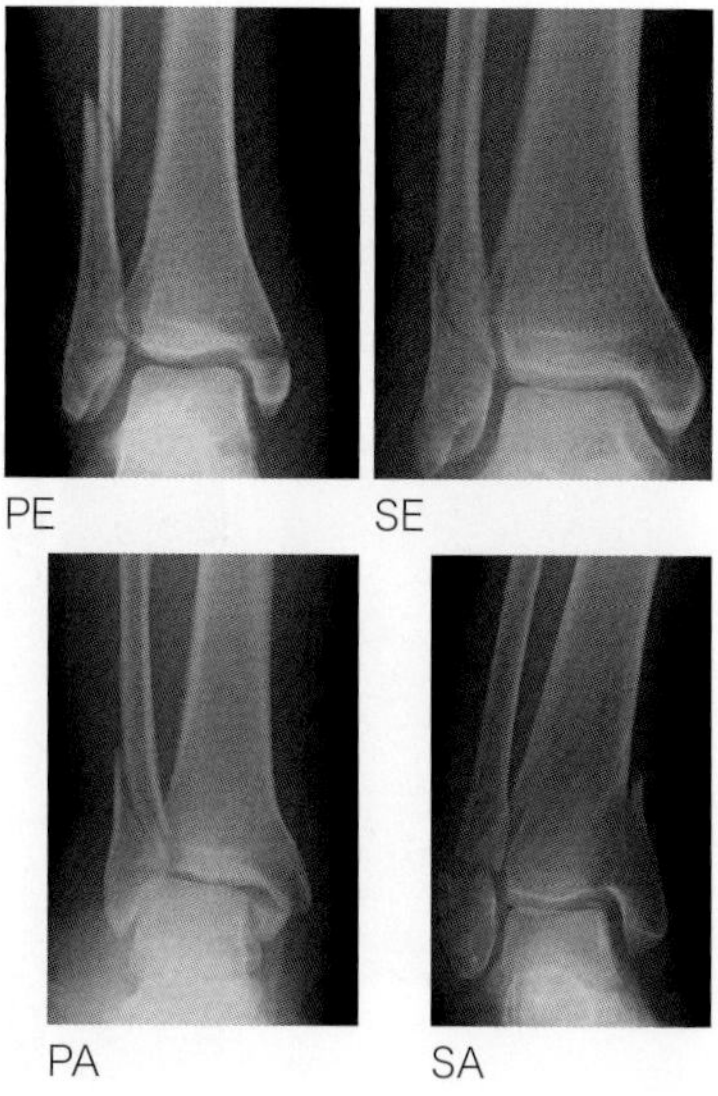

- 脛骨遠位の関節内骨折を**天蓋（ピロン）骨折**という。
- 脛腓靭帯が切れることも。

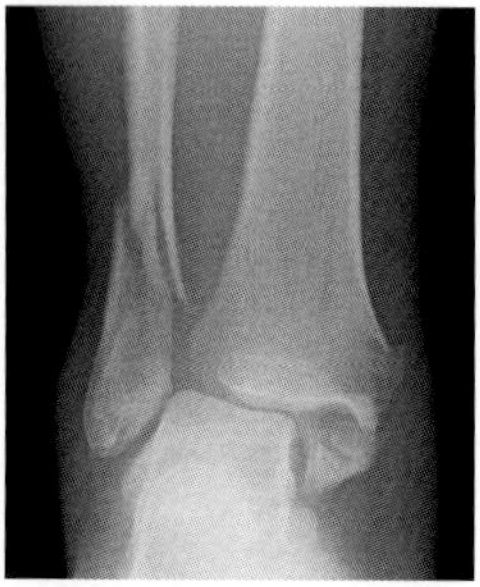

- うしろが骨折することも。後果骨折という。

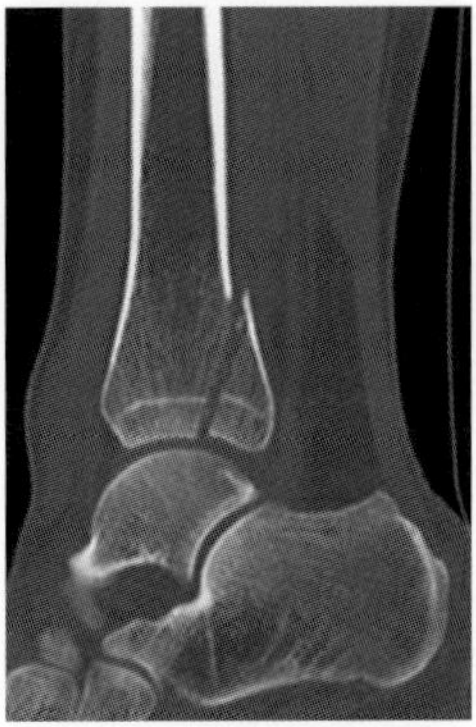

Triplane骨折

- 小児の一時期に生じる。
- 骨端線が閉鎖する順（中央から始まり、先に内側、次に外側の順）がちがい、弱いところが折れる。外旋で生じる。
- 正面像では、ソルターハリスの3型、側面像では、ソルターハリスの2型。

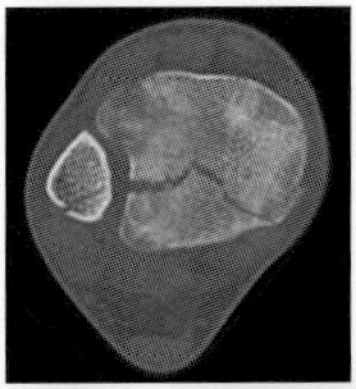

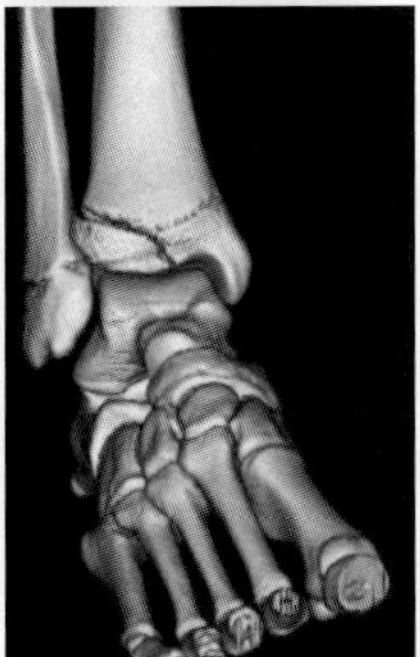

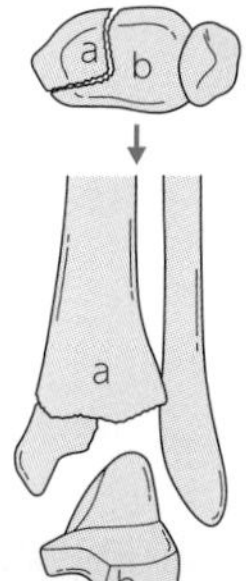

Triplane 骨折

□ 踵骨骨折

緊急性 ★★
舌か陥没か

- 高所からの転落事故が多い。
- X線は**アントンセン**撮影も。
- 両側だと脊椎骨折合併が多い（飛び降り）。
- 二次的な骨折線によって**舌状**（タン）と**陥没**（デプレッション）に分かれる。
- **ベーラー角**をはかる。↓骨折で小さくなる。
- CTが有効。
- 手術は、陥没した骨をもちあげて、Kワイヤーで固定したり、プレートで固定したり。陥没型は、エレバトリウムなどをつっこみ持ち上げる。

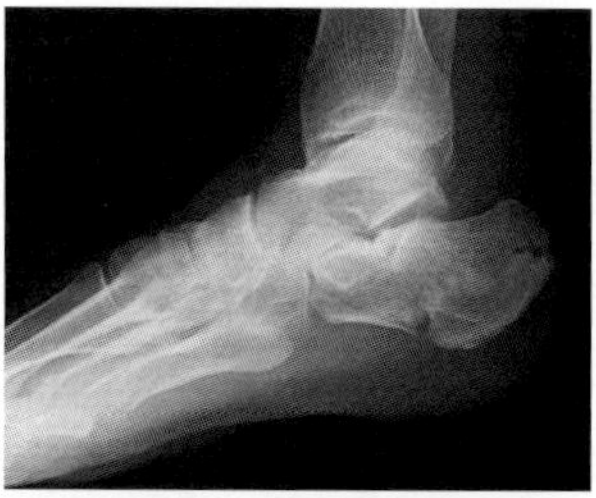

- アキレス腱付着部の剥離骨折も多い。

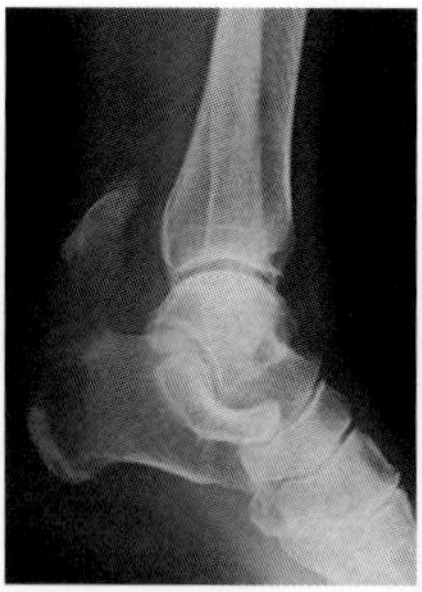

◆ アキレス腱付着部の剥離骨折

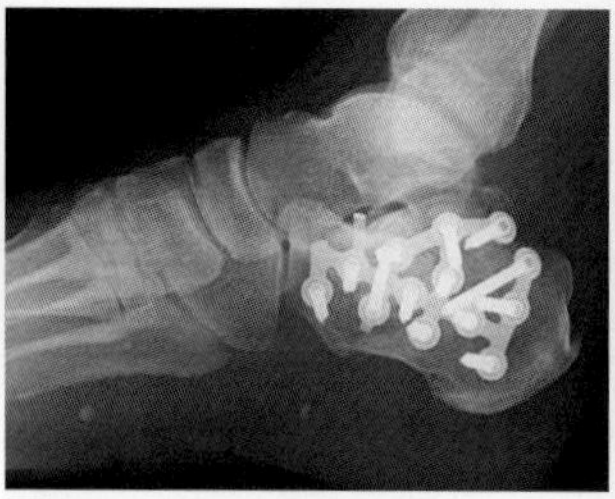

◆ プレート固定

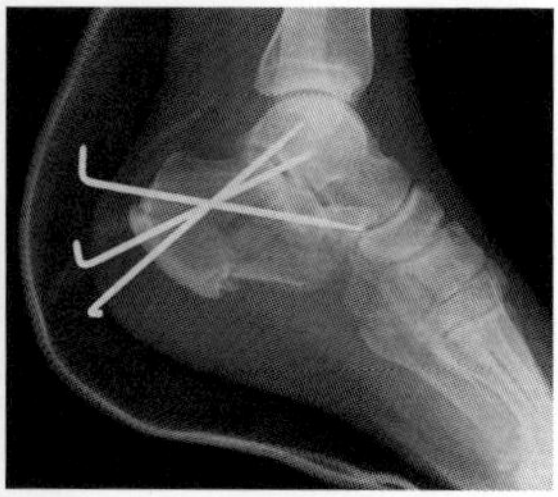

◆ Kワイヤー固定

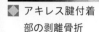

□ 距骨骨折

緊急性 ★★

壊死しやすい

- 距骨は血行が悪いので、壊死になりやすい。
- 受傷後6～8週にX線で骨萎縮がみられると、血行が保たれている（ホーキンス・サイン＝よい兆候）。逆に、壊死すると硬化してくる。

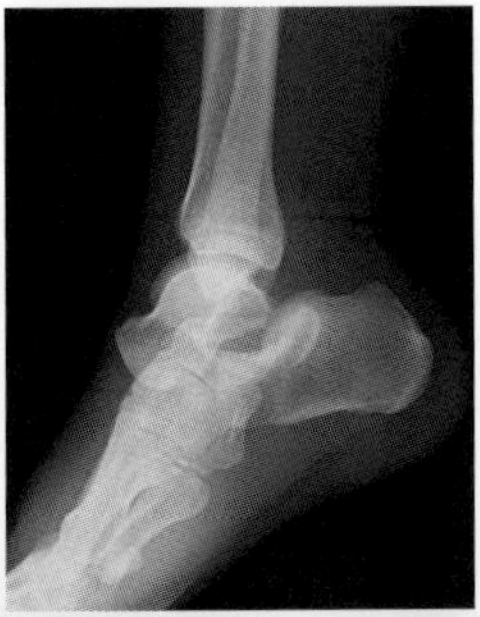

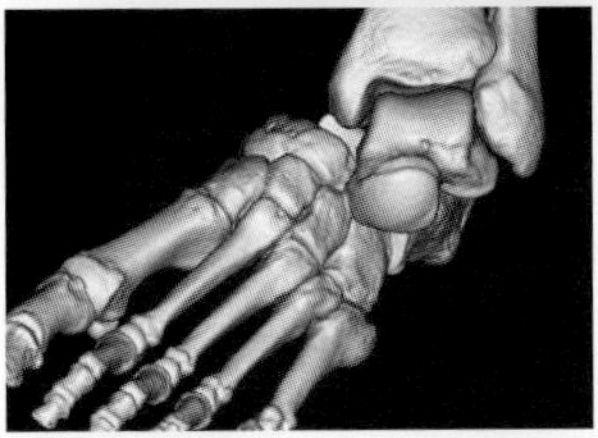

距骨が脱臼し、血行が途絶した。

足

□ 中足骨骨折

緊急性★
下駄かジョーンズか

- 第5中足骨の骨折には下駄骨折とジョーンズ骨折がある。
- 下駄骨折はつきやすい。　↓保存療法を。
- **ジョーンズ**骨折はつきにくい。　↓手術を。
- むかし軍隊の行進で兵士が疲労骨折したいわゆる行軍骨折は、第2、3中足骨に多かった。

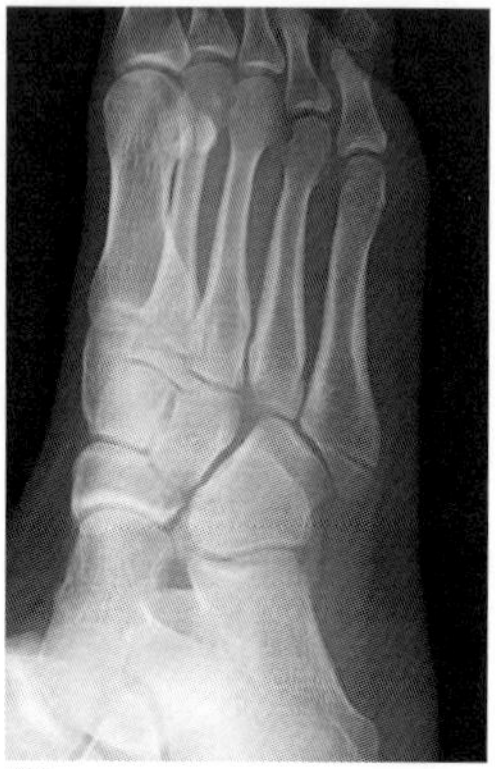

下駄骨折

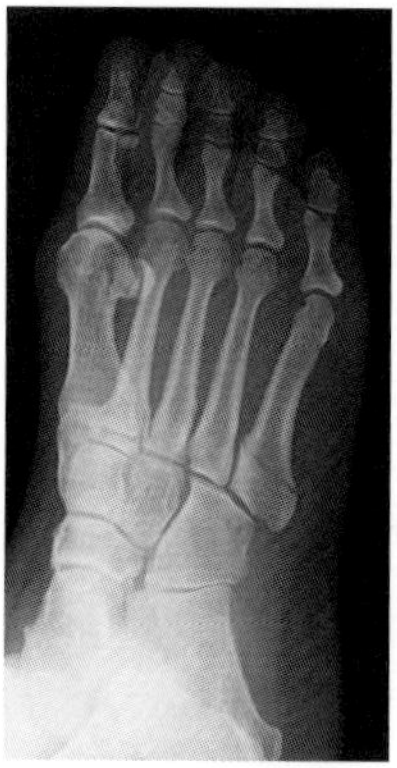

術前

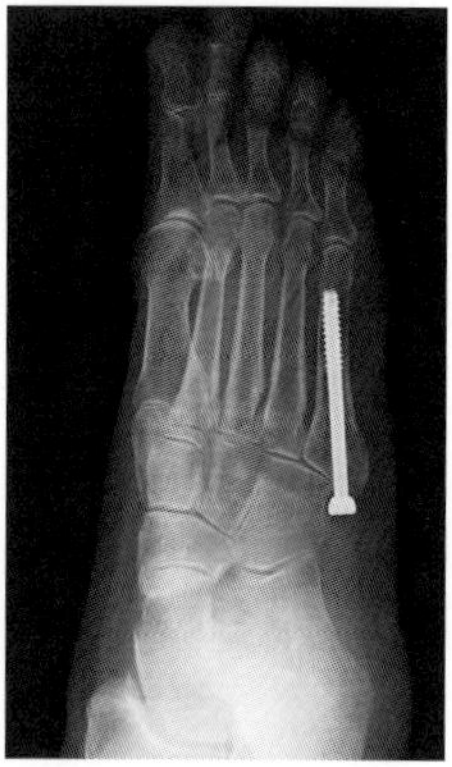

術後

ジョーンズ骨折

骨盤

□ 骨盤骨折

緊急性 ★★★
骨盤骨折は死ぬ骨折！

・骨盤骨折は**死ぬ骨折**だ。
　骨盤骨はおおきく安定しているが、不安定になると恐ろしい。
・**出血**のコントロールが最優先。
・救命のため**3次救急**にドクター・ヘリで送ることも多い。
・救命が先。手術は二次的に。
・出血（後腹膜腔）が大量のときは、放射線科に連絡し、経カテーテルによる**動脈塞栓**（TAE）を行う。
・動脈よりも静脈を損傷すると止血はより困難となる。
・止血のため**開腹すると悪化**することもある（タンポナーデの効果がなくなり、よけいに出血するからだ）。
・**ガーゼパッキング**が有効なことも。
・出血をコントロールするために、**創外固定**や**ベルト固定**もおこなう。
・**尿道損傷**があると、尿のかわりに出血する。
・尿道造影を。
　男性に多い（女性の尿道のほうが短いから）。

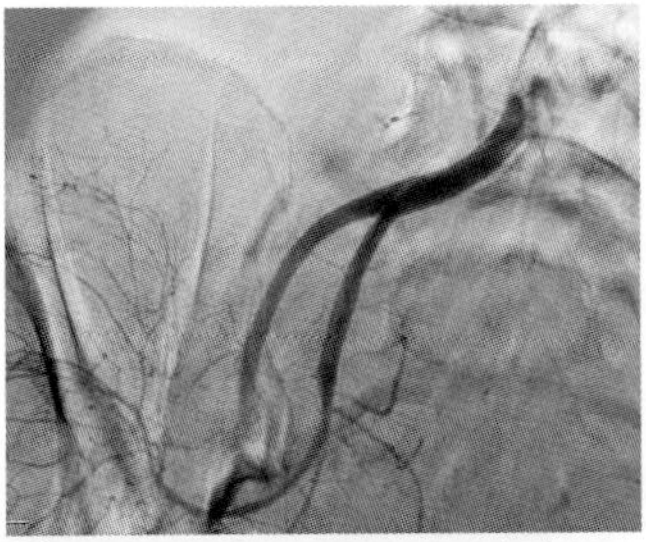
血行が途絶（出血している）

- 分類はいろいろある。
- 骨盤輪（リング）が破綻すると重症。
- **後方**（理由：仙腸関節は靭帯で強化されている）が重症。
- 仙腸関節は斜位X線がよい。

(表) 骨盤骨折の分類

前後から	はさまれた	open book(オープン・ブック)型。 → 股関節脱臼 （128頁）参照 Straddle(ストラドル) 骨折＝恥骨
横から	ぶつかった	Duverney(デュベルネ) 骨折＝腸骨翼
上下から	高所転落	Malgaigne(マルゲーヌ) 骨折

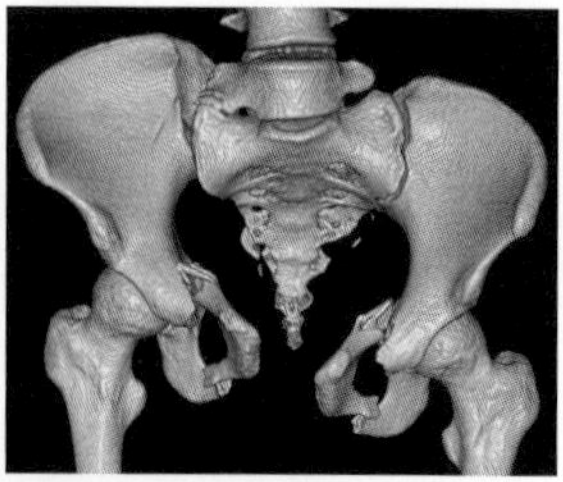

Open book 型

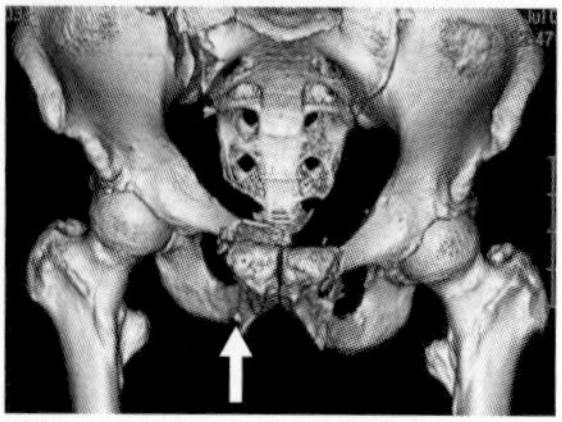

Straddle（ストラドル）骨折

- 高齢者の脆弱性骨折が増えている。

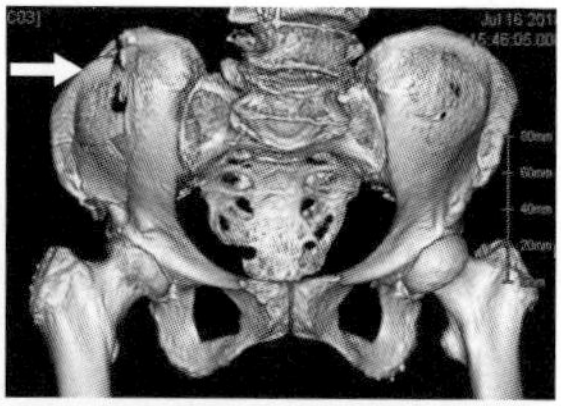

Duverney（デュベルネ）骨折

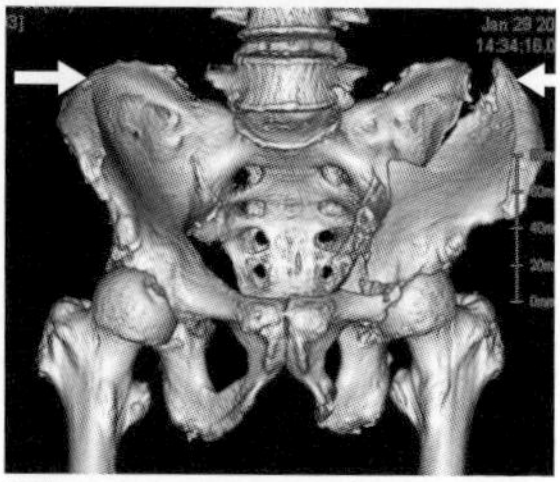

laterel compression

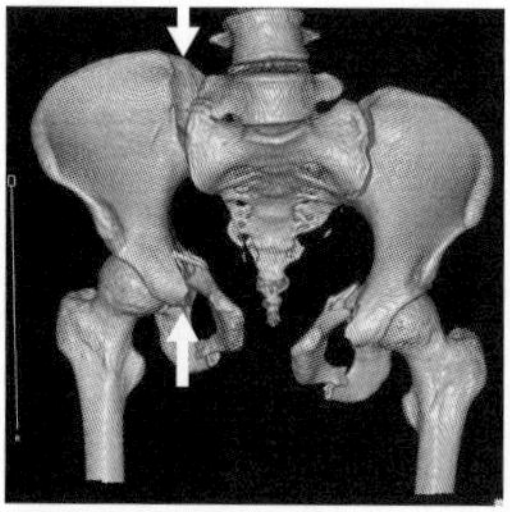

Malgaigne（マルゲーヌ）骨折

骨盤輪も破綻

□ 寛骨臼骨折

緊急性 ★★
股関節に変形が

- 大腿骨頭の**受け皿**（寛骨臼）が骨折する。
- 大腿骨の外側や、足側からの強い力でおきる。
- 寛骨臼をつきやぶるものを**中心性脱臼**という。
- Judet Letournel分類（ジュデ・ルトゥルネル……仏語読みにくい！）がある。

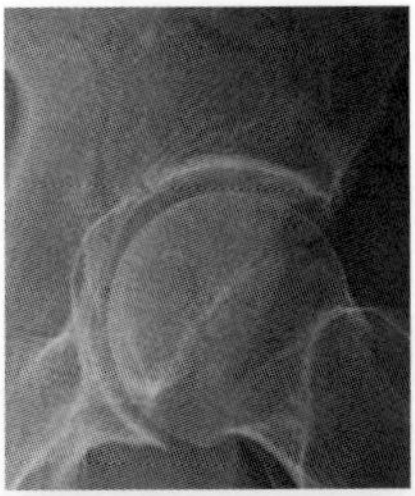
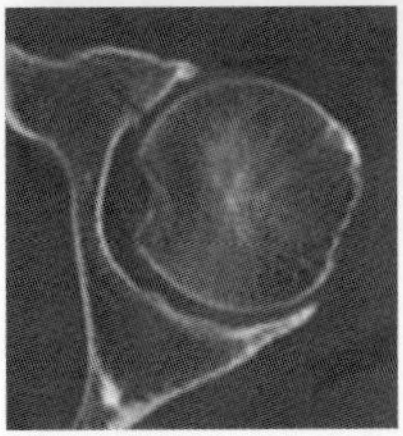

寛骨臼は、骨頭の受け皿だ。

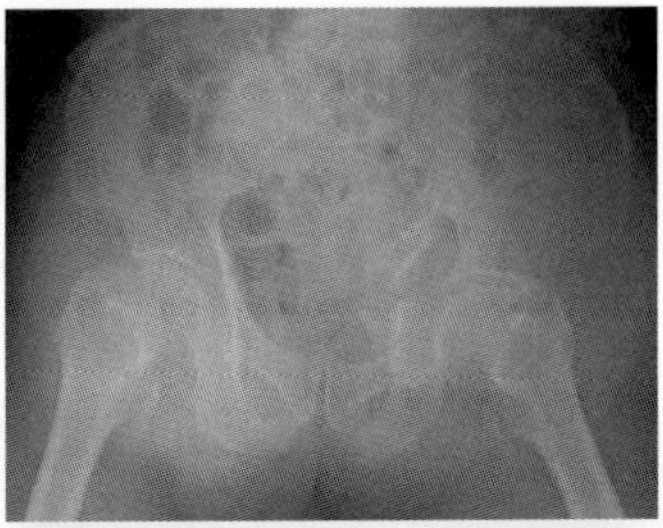
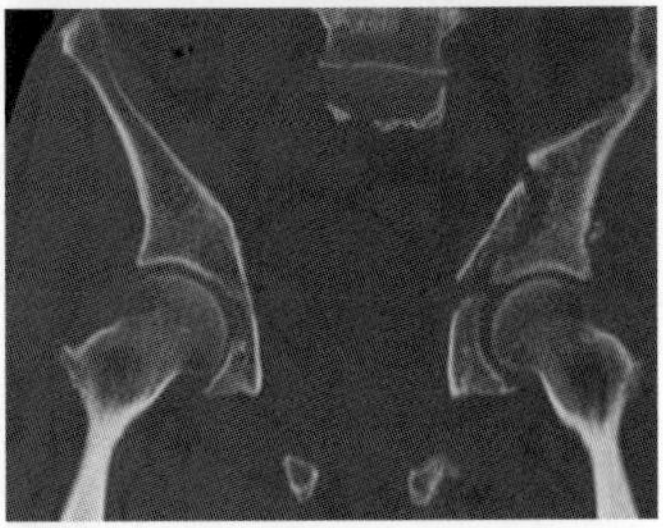

強い力で、寛骨臼がこわれている。

上肢

□ 肩甲骨骨折

緊急性★　肩甲骨はうすい

- うすく、筋肉につつまれているので、手術適応は少ない。

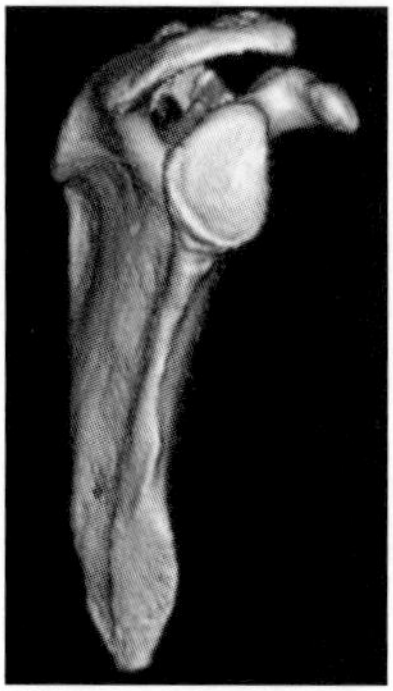

肩甲骨はうすい！

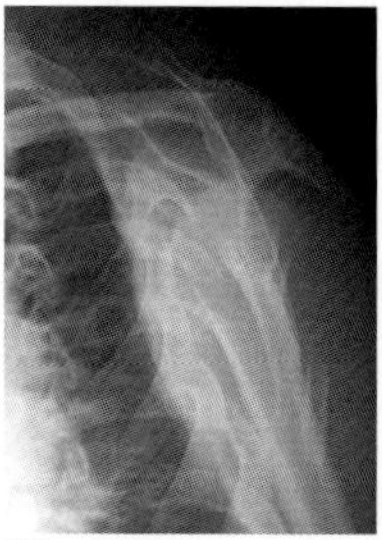

X線だとわかりにくい（肩痛）

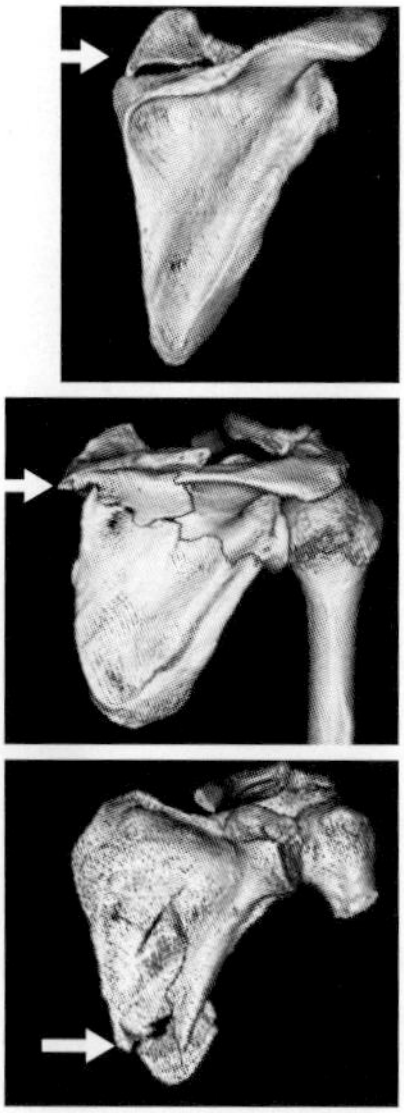

□烏口突起骨折

緊急性 ★ ネッシーの首が折れた

- 直接ぶつけて（直達）骨折する。
- 単独骨折は稀。
- 肋骨、鎖骨、肩鎖関節脱臼を合併する。
- X線で見落としやすい。

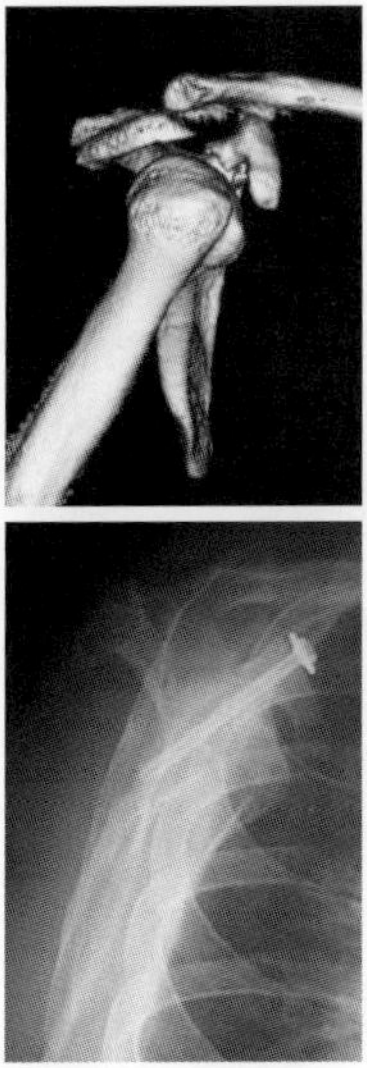

烏口突起骨折

□肩峰骨折

緊急性 ★ 肩をぶつけた

- 直接ぶつけて（直達）骨折する。
- CTで発見されることも。

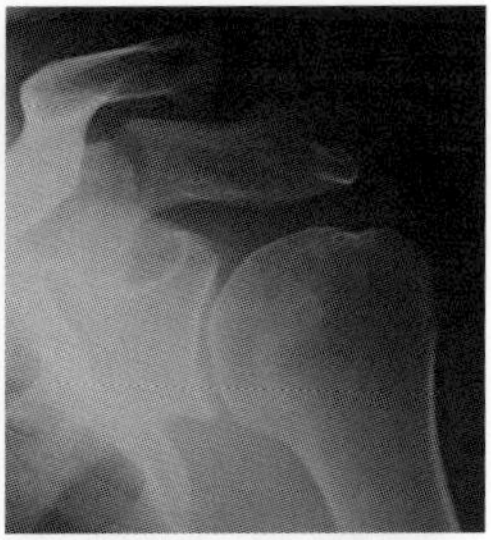

肩峰骨折

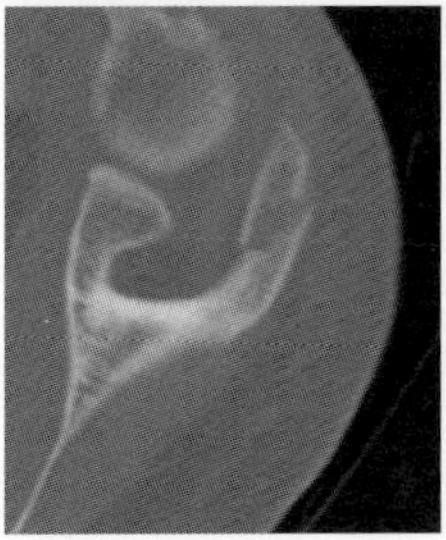

暴力による直達骨折

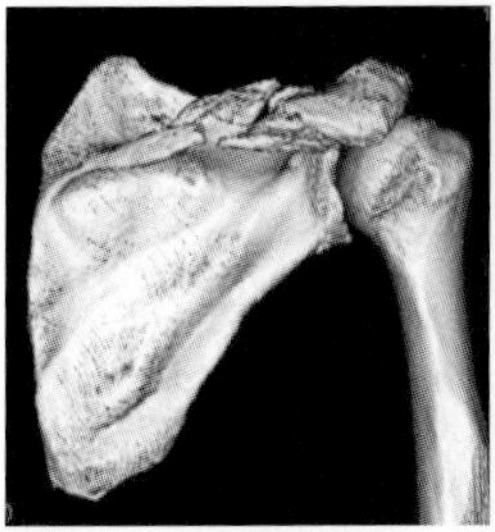

肩峰棘の骨折

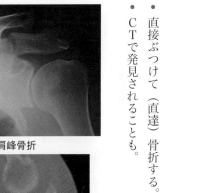

□ 鎖骨骨折

緊急性 ★
遠位端は手術を

- たいへん多い骨折。
- 骨幹部の骨折はそのままでよいことがある。
- 外側の骨折は手術になる。靭帯が切れて、骨が跳ね上がる。

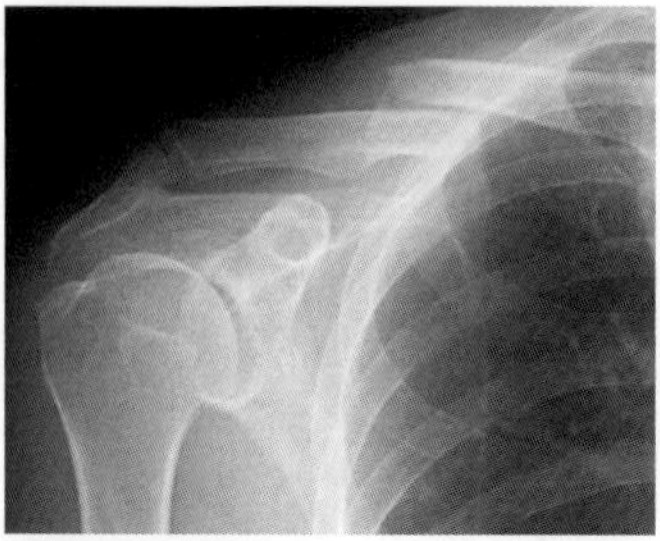
骨幹部骨折

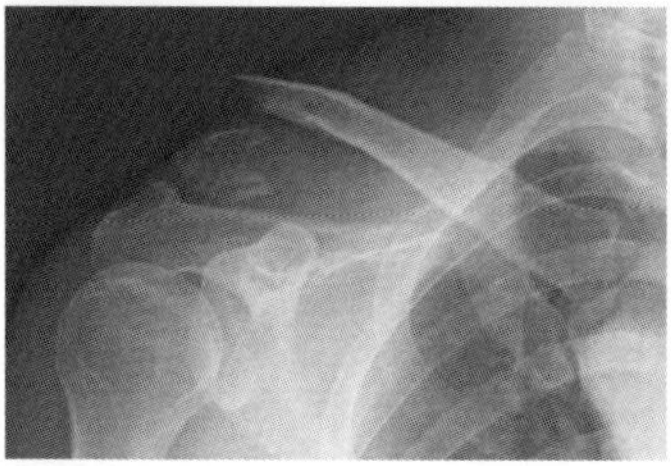
外側端骨折

□ 上腕骨近位端骨折

緊急性 ★★
肩が挙がらない

- つきやすい骨折。
- 肩は拘縮しやすい。
- 外科頚骨折が多い。外科手術が多いからこう呼ぶ。
- 解剖頚骨折は少ない（ほとんど見たことない）。

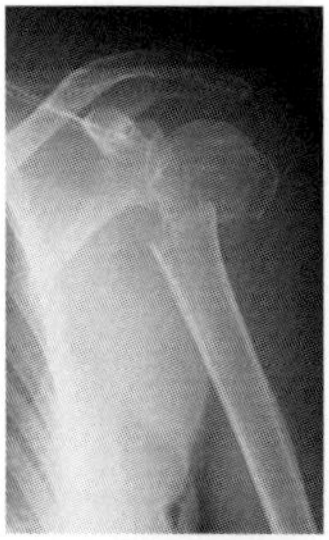
外科頚骨折

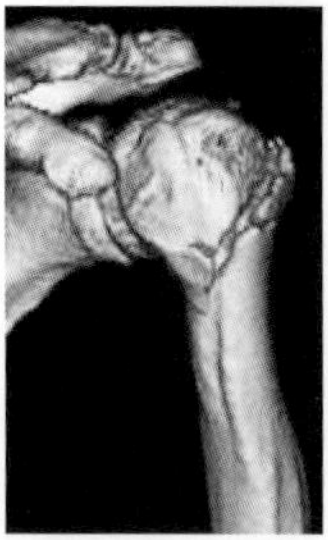
解剖頚骨折（粉砕骨折に合併）

□上腕骨骨幹部骨折

緊急性★★
野球と腕ずもう

- 橈骨神経麻痺をおこす（神経が骨の近くをとおるから）。
- 投球骨折や、うでずもう骨折は**らせん骨折**だ。
- functional braceやハンギング・キャストでつつんで治す方法も。

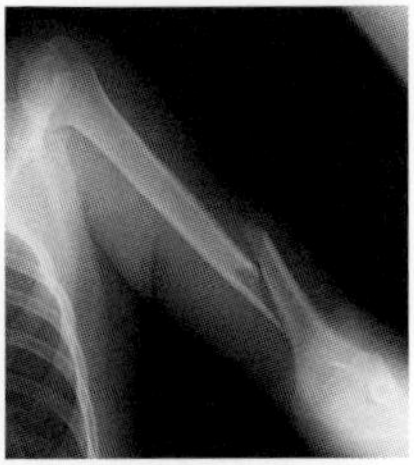

うでずもうでひねって、らせん骨折

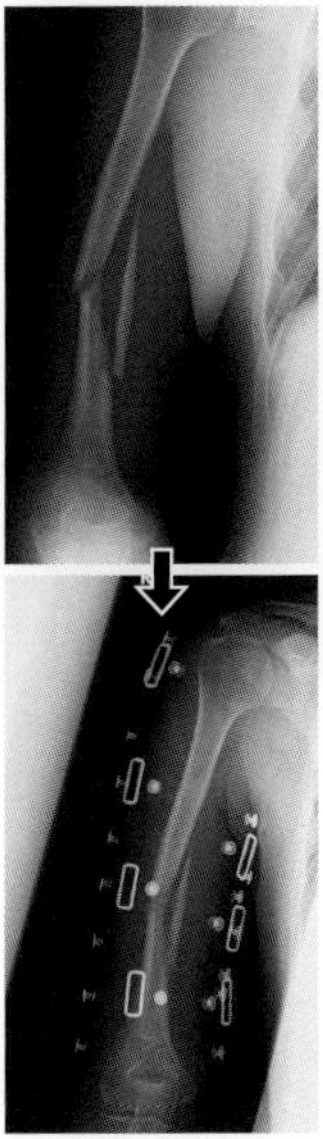

functional braceで保存治療

□上腿骨遠位部骨折（顆部）

緊急性★★
ひじの上が骨折

- 上腕骨はこの付近で、うすく、外にひろがり（**三味線のバチ！**）、海綿骨だらけになる。断面積が小さい。
- 側面では、**ファット・パッド・サイン**を見つけよ。前方のサインは正常でもみられる。だが**後方**は疑え！

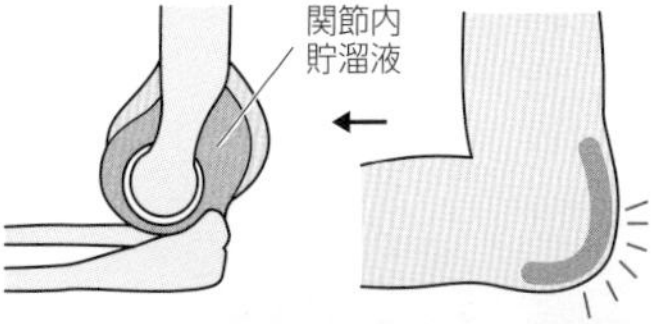

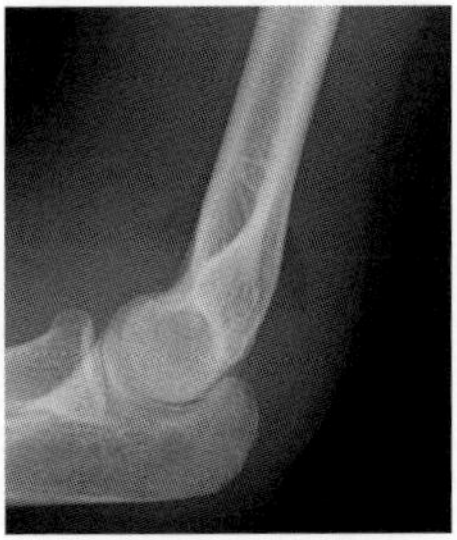

ファット・パッド・サイン

□ 上腕骨顆上骨折

緊急性 ★★★
子供が手をついた

- こどもが手をついて受傷する。
- 肘の骨折で最多。
- 入院し、患肢を挙上させて、上にけん引する（介達、肘頭に鋼線）
- 手術になることが多い。
- 上腕骨顆上骨折といえば、内反肘変形。

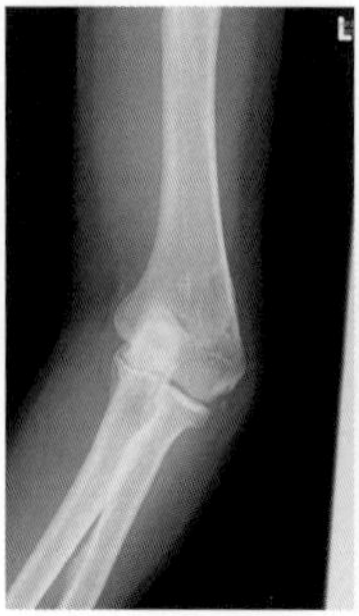
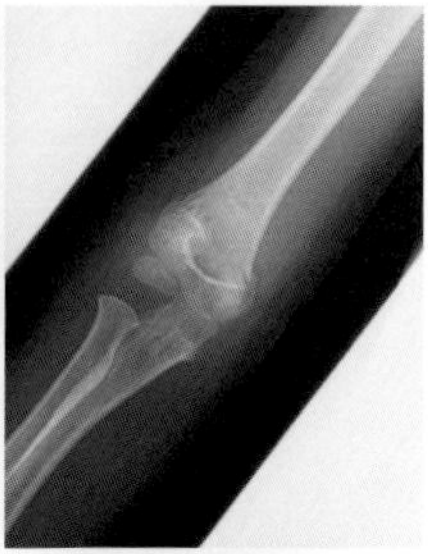
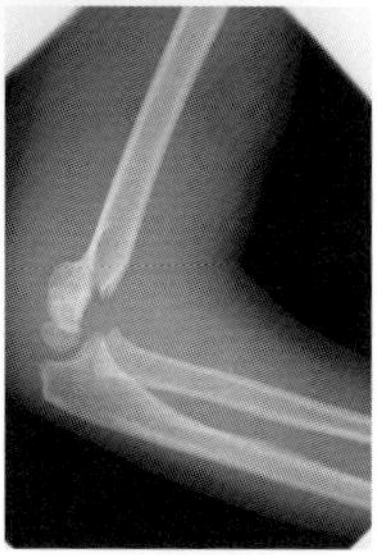

◆ 内反肘：59歳
左ひじの正面像、
角度が異常だ。

□ 上腕骨外顆骨折

緊急性 ★★
外顆は手術

- こどもで手術といえば、外顆骨折。
  理由：骨端線損傷のソルター・ハリス4型だ。
- ファットパッドサインを見逃すな！
- 上腕骨外顆骨折　といえば　遅発性尺骨神経まひ。
  骨折→癒合不全→外反肘

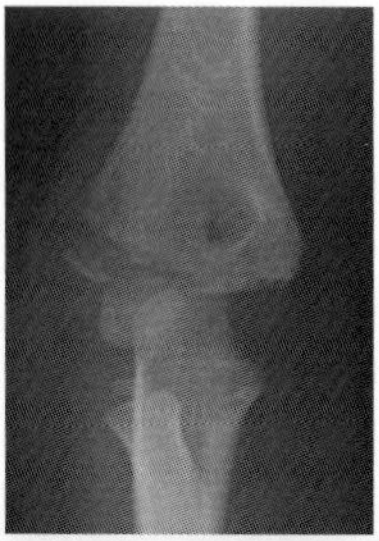
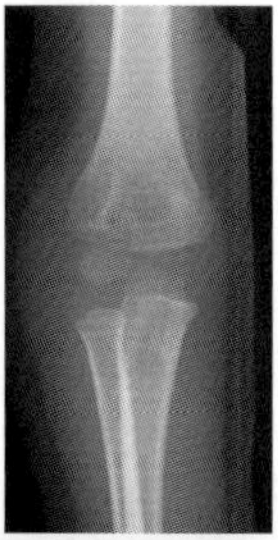
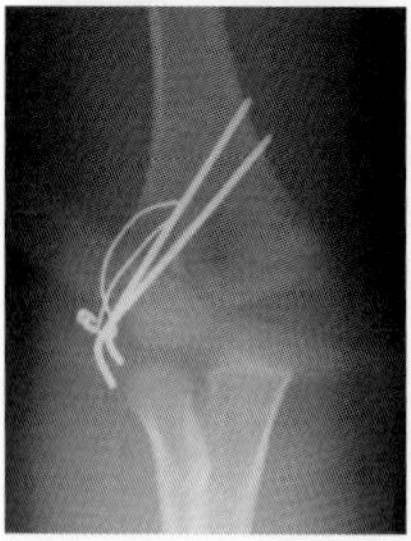

◆ ワズワース分類II型

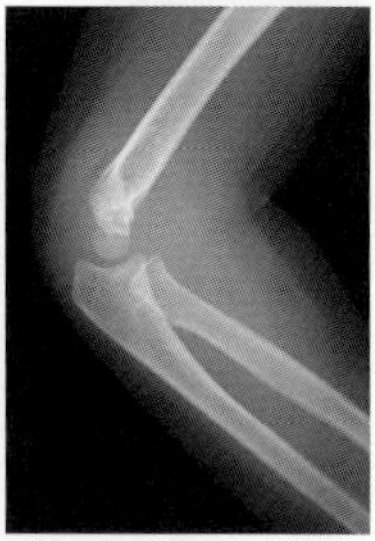

◆ 外が腫れている

□ 上腕骨内顆骨折

緊急性 ★
内顆も手術

- 内側上顆（うえのでっぱり）、内側顆（下のでっぱり）
- 内側上顆骨折は多い（外顆骨折についで3番目に多い）。内側顆骨折はすごく少ない。
- 外顆骨折よりも年長者に多い。

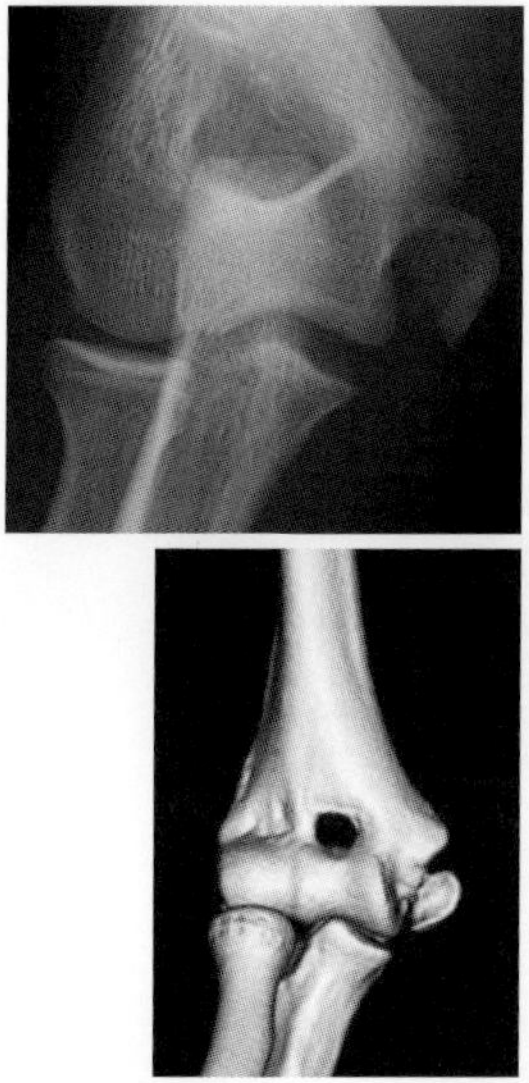

◆ 内側上顆骨折

□ 上腕骨通顆骨折

緊急性 ★★
三味線のバチ

- 偽関節になりやすい。
- 手術はダブルプレート固定が多い。

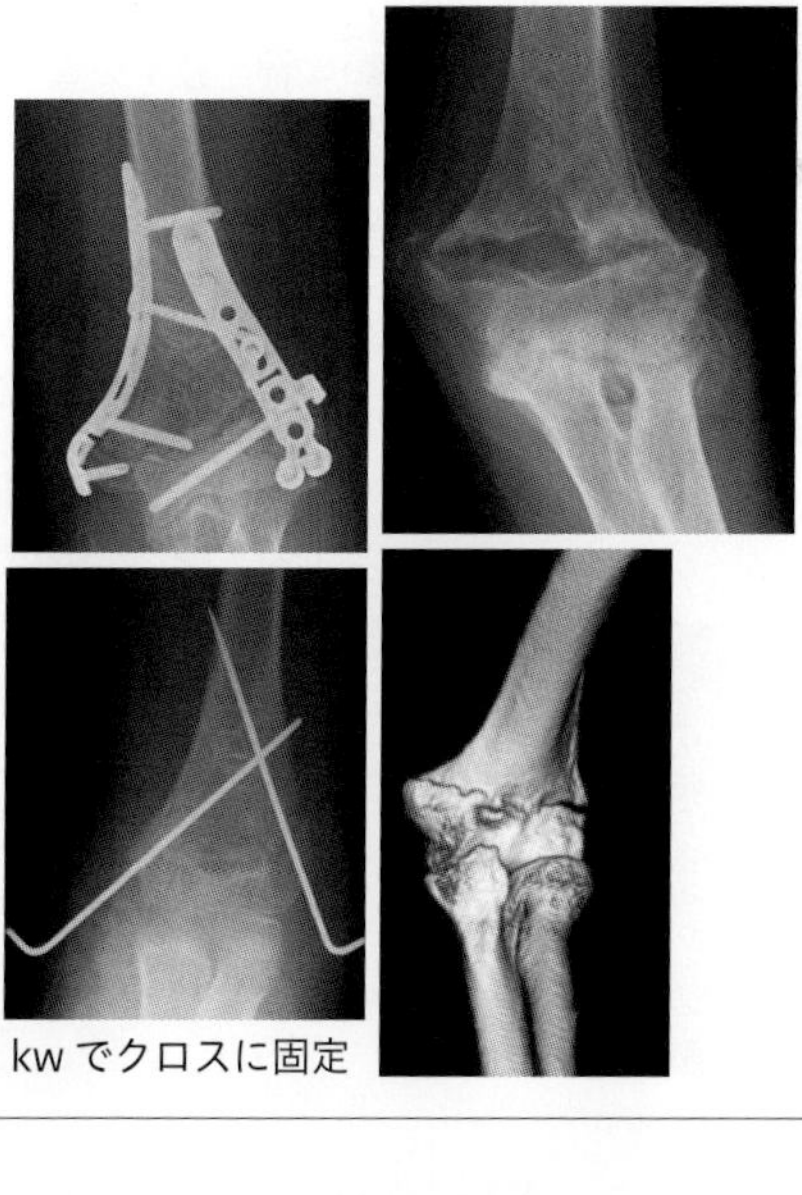

◆ kwでクロスに固定

□上腕骨小頭骨折

緊急性 ★★
橈骨がひじに追突

- 橈骨頭におされて骨折する。
- 橈（とう）骨 ←→ 小頭（とう）、尺（しゃ）骨 ←→ 滑車（しゃ）が対《むか》いあわせになっている。

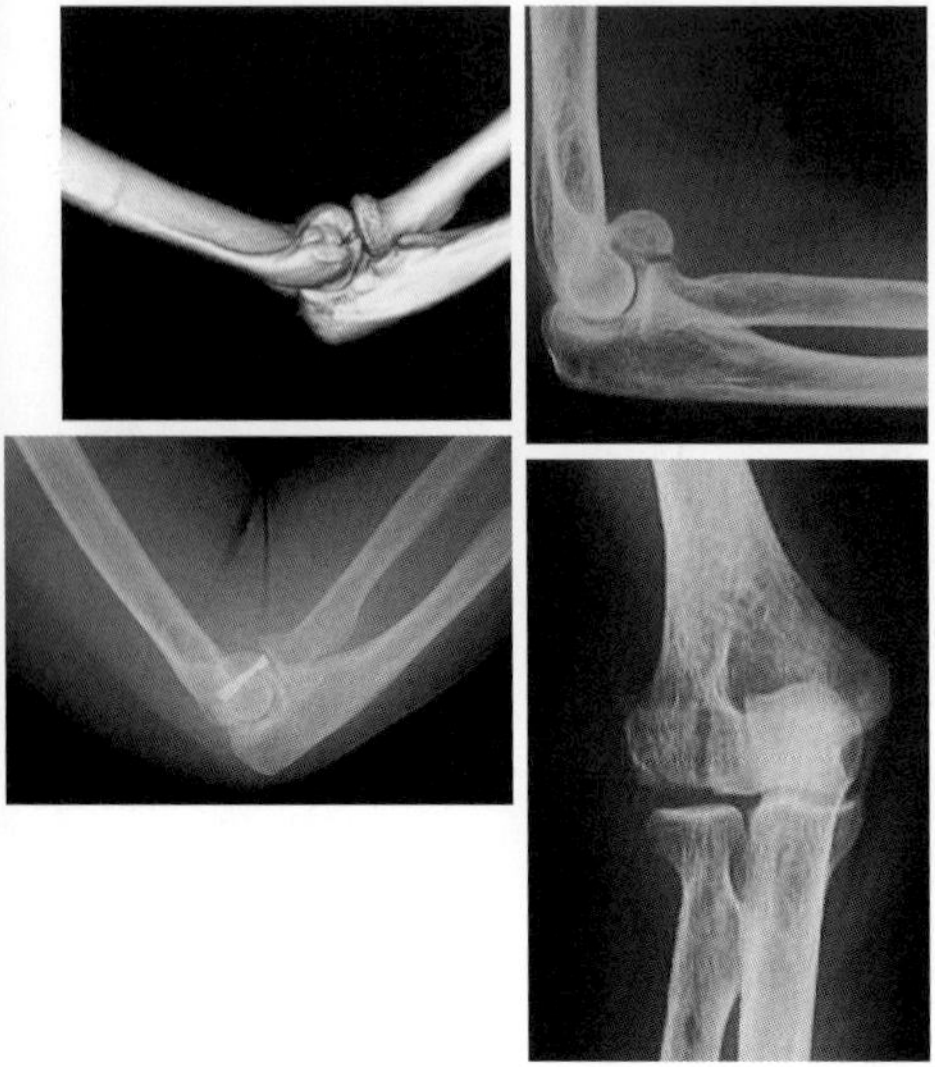

□肘頭骨折（尺骨）

緊急性 ★★
テンション・バンドがおすすめ

- ひじがのびなくなる（前腕に力が伝わらない）。
- 横骨折は、テンション・バンド・ワイヤリングの良い適応だ。
- 直接ぶつかって粉砕骨折になることも。

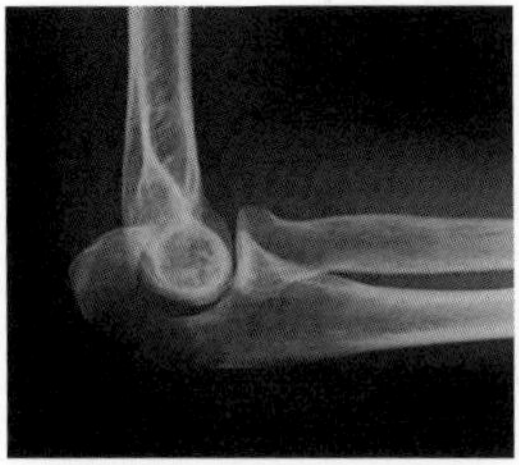

□ 尺骨鉤状突起骨折

緊急性 ★★
防波堤の決壊

- CTでないとわからない
- 肘の脱臼に合併することが多い。

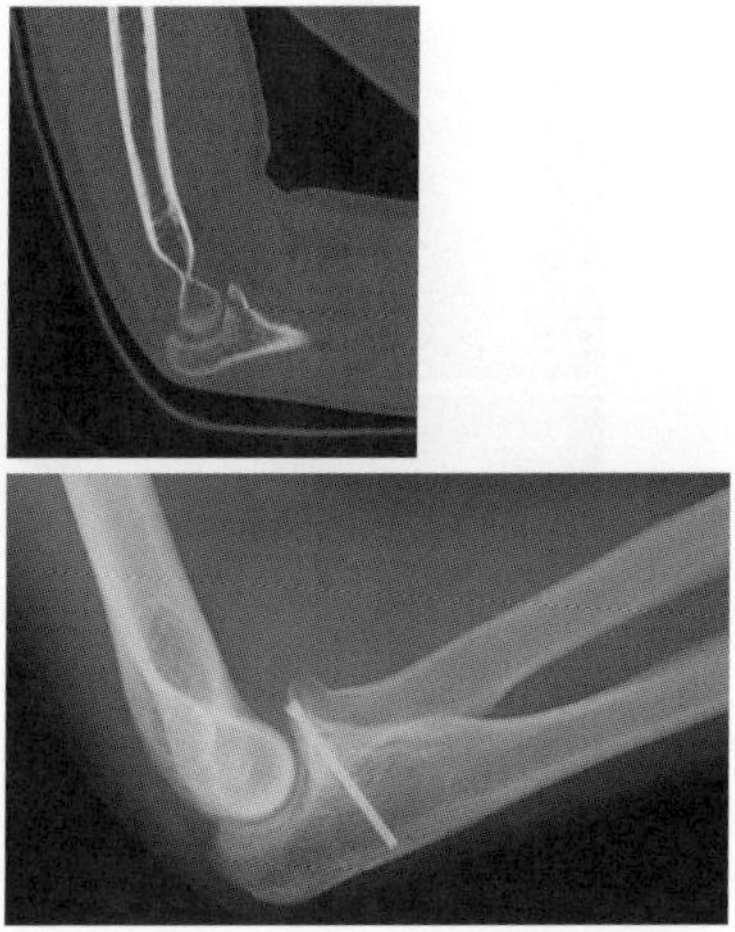

□ 橈骨頭骨折

緊急性 ★
ゴルフティーが割れた

- 橈骨の近位はゴルフのティーに形がそっくりだ。
- 成人に多い。

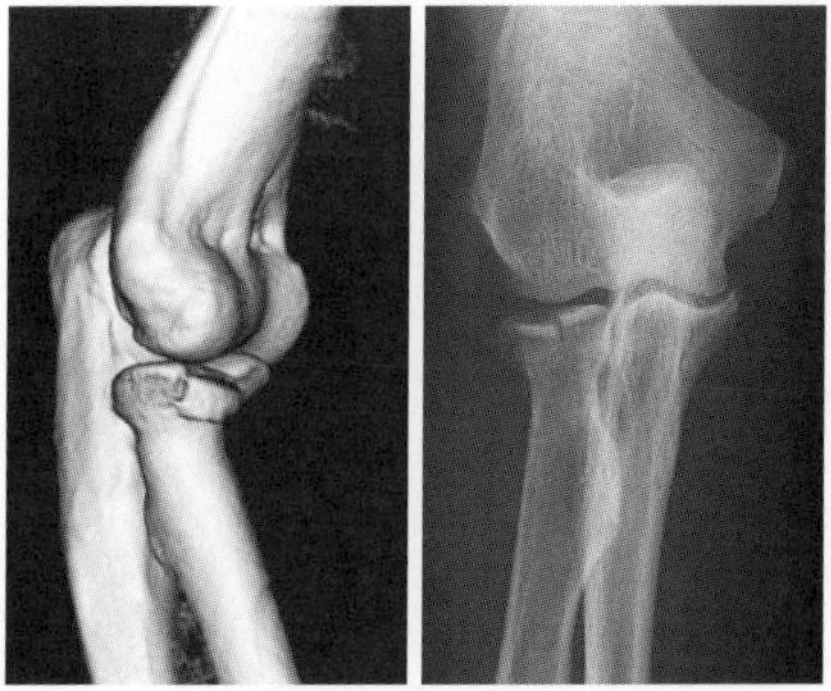

□ 橈骨頚部骨折

緊急性 ★★
ゴルフティーが折れた

- こどもに多い。

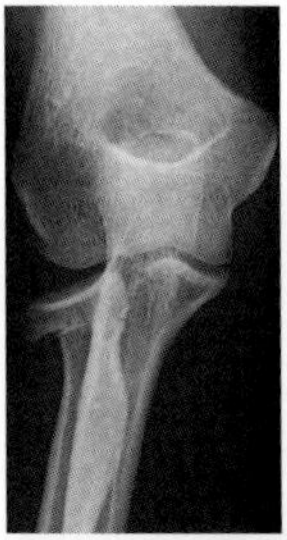

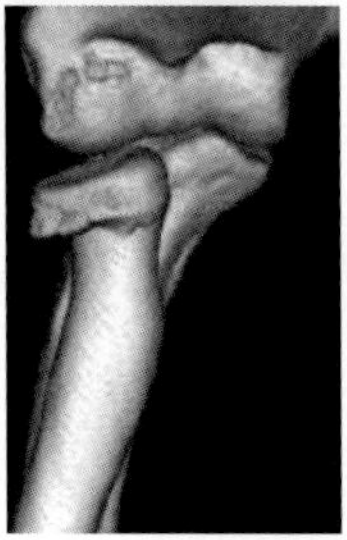

- 橈骨近位骨折には、シリンダーキャストが有効。

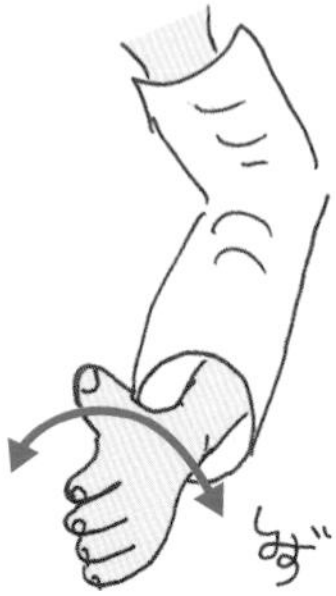

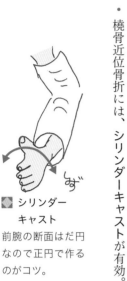

◆ シリンダーキャスト
前腕の断面はだ円なので正円で作るのがコツ。

□ 前腕骨骨幹部骨折

緊急性 ★★
長さと回旋をなおす

- 神経や血管の損傷に注意。コンパートメント症候群も。
- 手術は、成人はプレート、こどもは髄内釘。
- 前腕だけでなく、手と肘もX線で撮ろう。

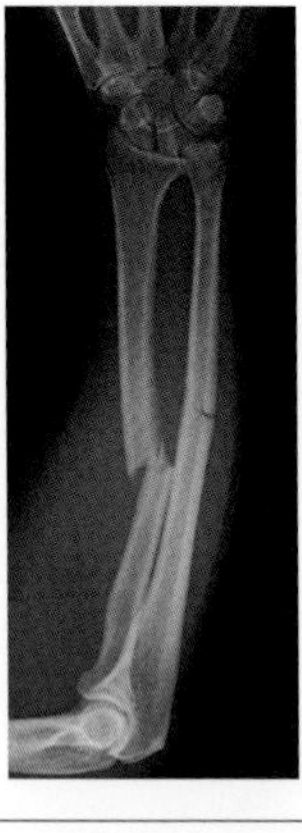

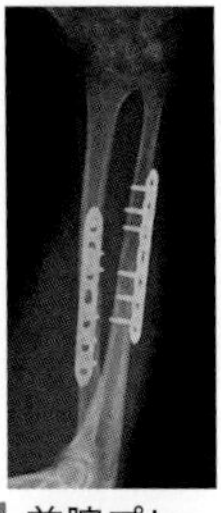

◆ 前腕プレート

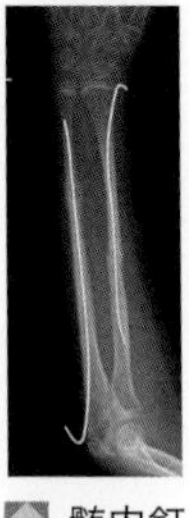

◆ 髄内釘

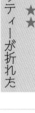

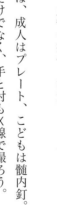

□ 橈骨遠位端骨折

緊急性 ★

フォーク様変形

- 手をつき、背側に曲がるのがコレス骨折。逆に曲がるのがスミス骨折。
- まず整復！
  チャイニーズ・フィンガー・トラップで戻そう。
- 整復がまずいと将来的に**尺骨のほうが長くなり**（尺骨つきあげ症候群）、障害をおこす。
- 手術はプレートが主流。
- 腱断裂（長母指伸筋腱）することがある。
- 神経断裂（正中神経）することがある。
- **DRUJの損傷を合併しやすい**。だんだん尺骨が脱臼するのを見落とすな。

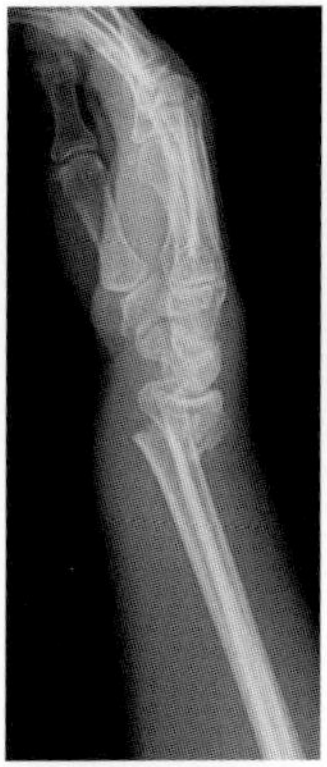

◈ コレス骨折

フォークみたい。

- 関節内骨折を、バートン骨折という。

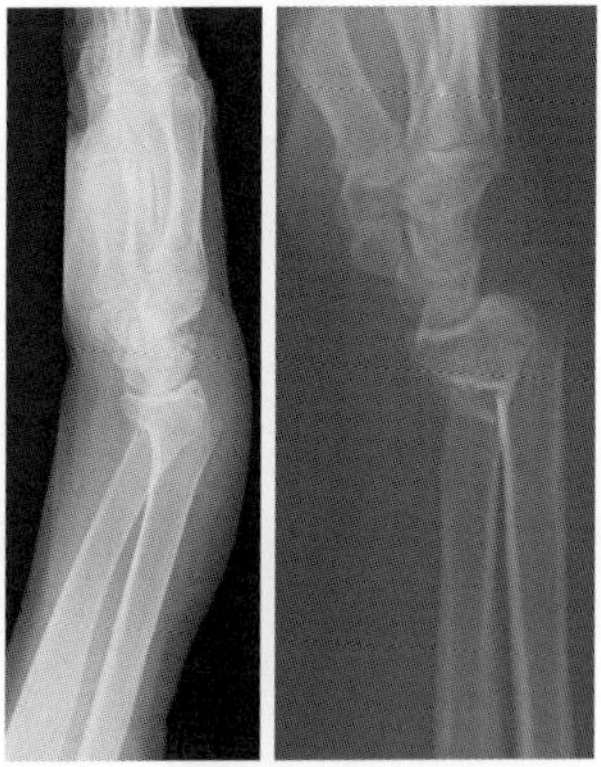

◈ スミス骨折

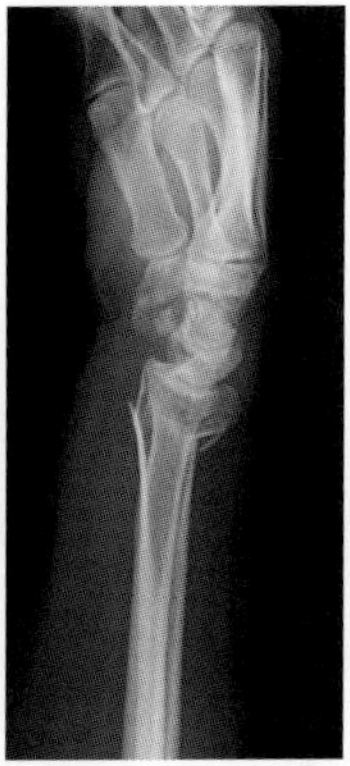

◈ 背側バートン骨折

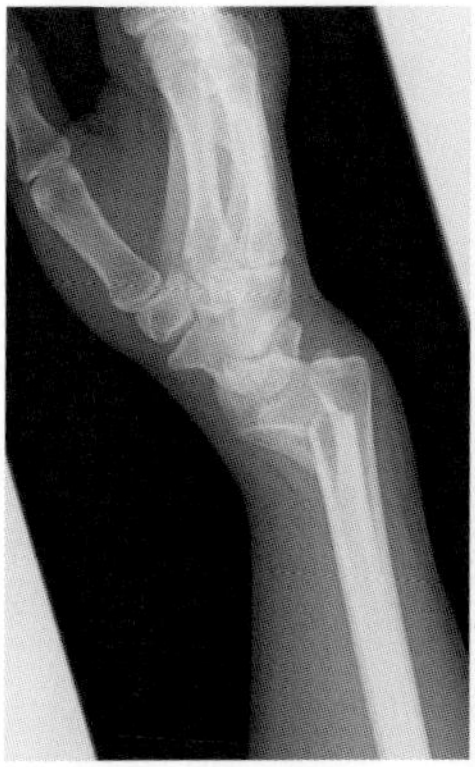

◈ 掌側バートン骨折

- ショーファー骨折は橈骨茎状突起の骨折で、運転手骨折ともいう。ハンドルを握った運転手が交通事故で受傷するため。

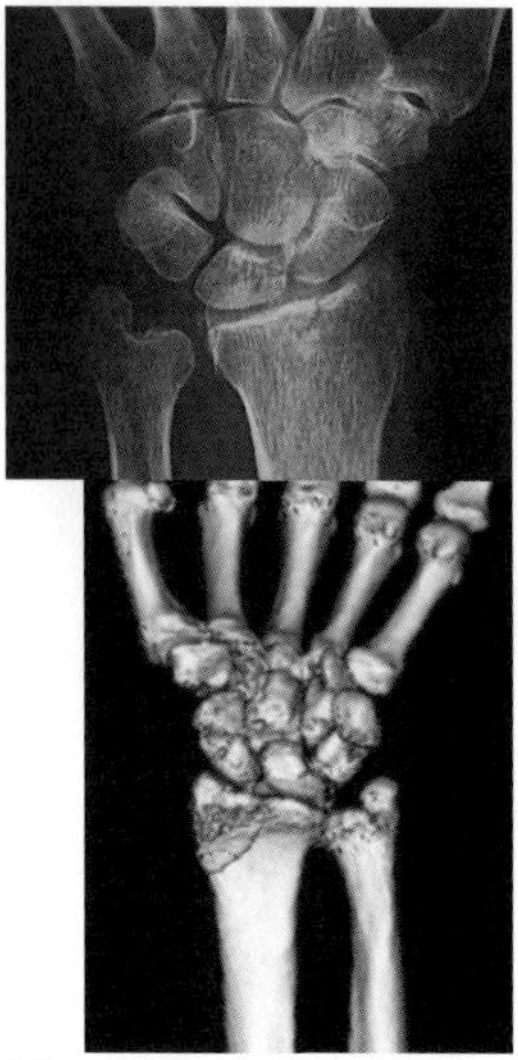

◆ ショーファー骨折

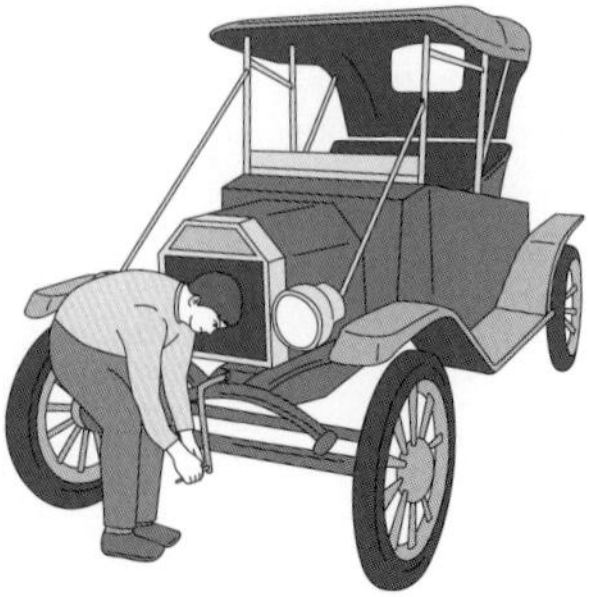

◆ ショーファー（運転手）骨折の語源

セルモーター登場前の車のエンジン始動はクランクを回す必要があった。だが、大きな力が必要で危険な仕事だった。

□ モンテジア骨折

緊急性 ★★★

前腕だけでなく肘を疑え！

- 尺骨骨折と橈骨脱臼（近位）。
- 尺骨骨折だけみて**脱臼のほうを見逃す**ことが多い
　肘を忘れるな！
- 見逃すと、**外反肘**などの障害に。

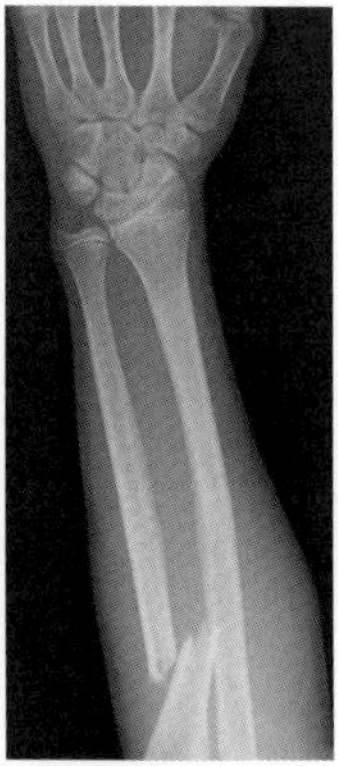

◆ 前腕骨折がある。**肘は写っていない！**

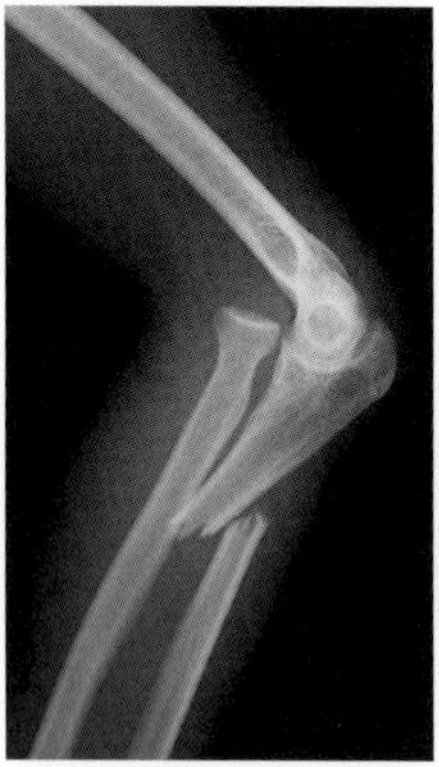

◆ 肘（橈骨頭）の脱臼も合併していた。

□ガレアッチ骨折

緊急性 ★★★

前腕だけでなく手首を疑え！

- 橈骨骨折（てくび）と尺骨脱臼（てくび）を、**ガレアッチ骨折**という。
- モンテジア骨折とくらべ、こっちは少ない。公園からぶら下がる遊具が撤去され、減少した？
- TFCC損傷の合併が多い。

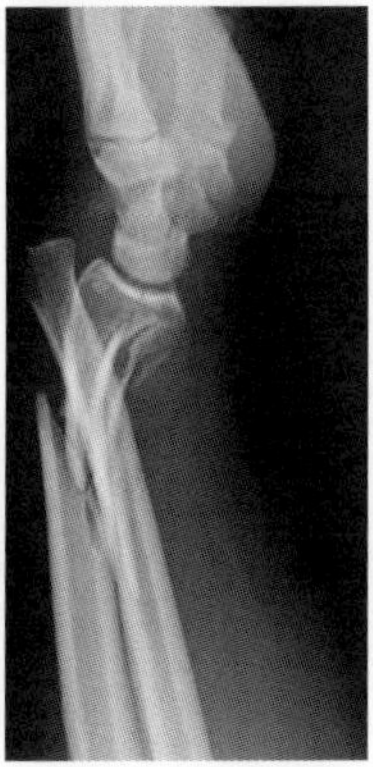

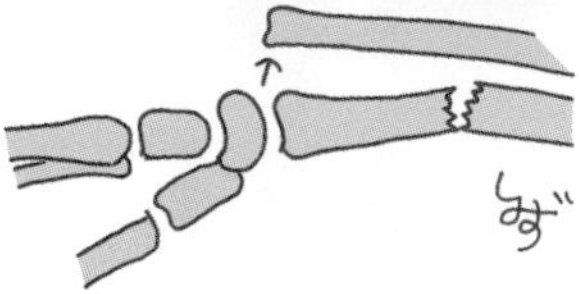

□尺骨茎状突起骨折

緊急性 ★

橈骨遠位端といっしょに骨折

- 橈骨遠位端骨折に合併することが多い。

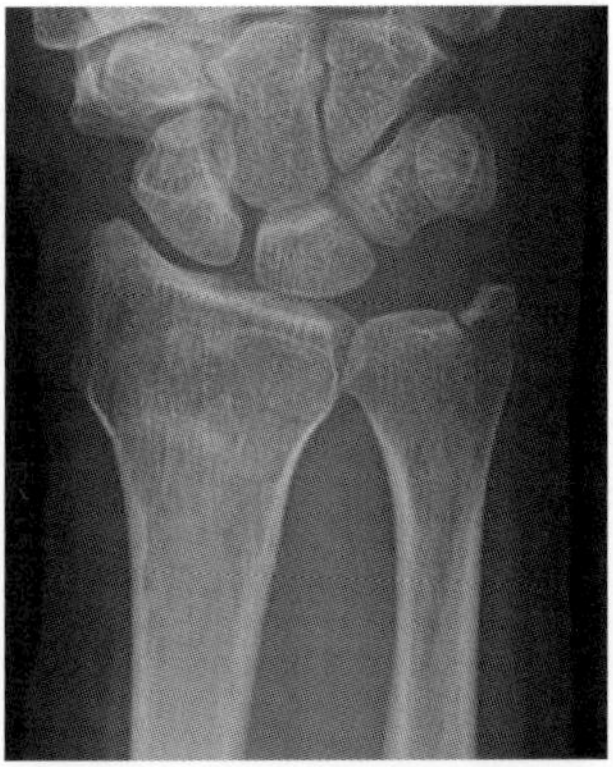

手（指）

□ 基節骨骨折

緊急性 ★

Cross fingerをつくるな!

- 手で最も多い。
- 掌側凸になる。
- 屈筋腱のじゃまをしてしまうので、早く指を動かす事が大切。

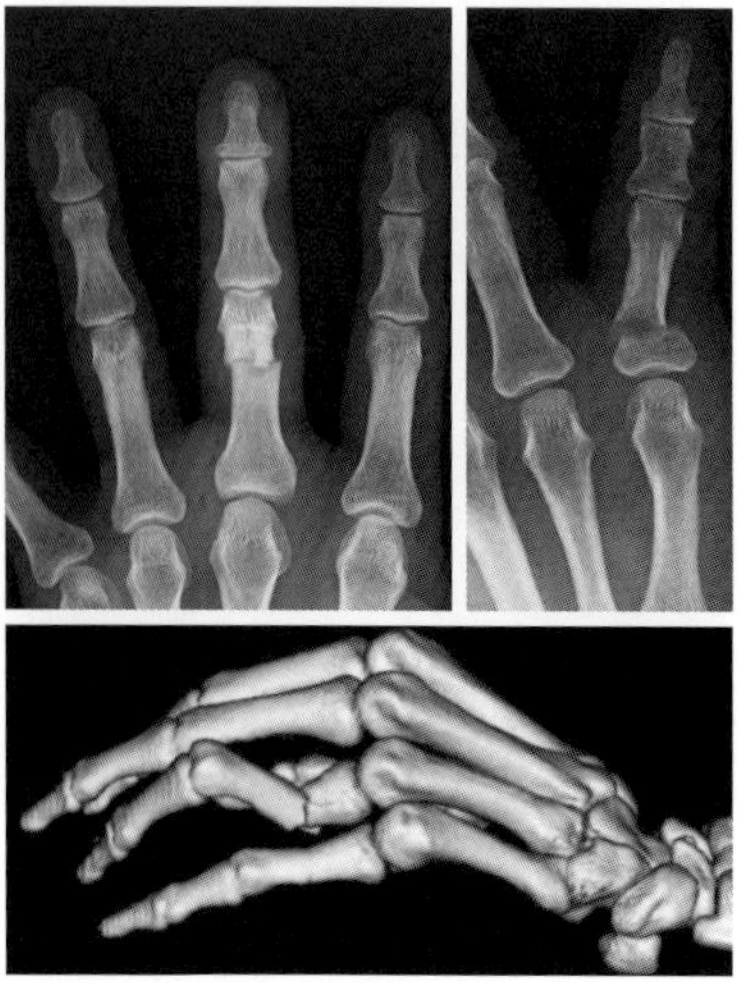

- Cross finger(ゆびの交差) をつくらないこと!
  指を曲げたときに隣の指と重なってしまうと、治療がムズカシイ。
- バディー・テーピングを行う。
  となりの指といっしょにテープを巻く。
- ナックル・キャスト（MP屈曲の良肢位)で固定する。
- こどもが、ボールの突き指で受傷する、基節骨骨折(ローテーショナル・スープラ・コンディラー骨折)は、見逃しやすい!

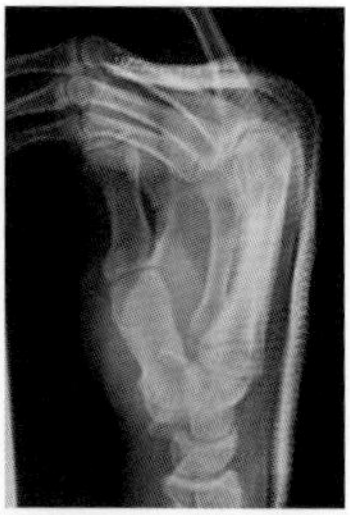

ナックル・キャストで固定

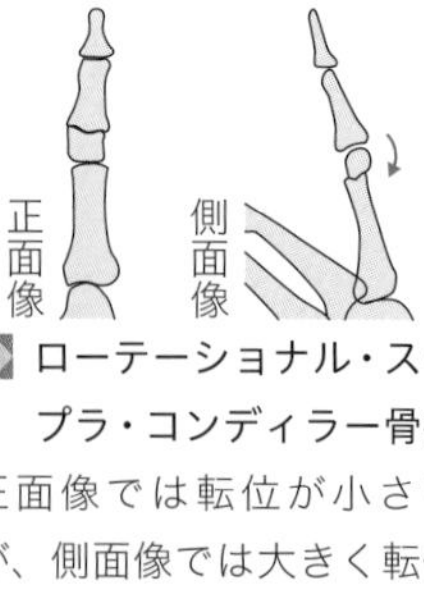

ローテーショナル・スープラ・コンディラー骨折
正面像では転位が小さいが、側面像では大きく転位している。

□ PIP脱臼骨折

緊急性 ★★
すごく不安定

- 背側脱臼が多い。
- すごく不安定なので戻りにくい。
- ピンニング手術や、**ロバートソン**のけん引（3方向のけん引）を行う。

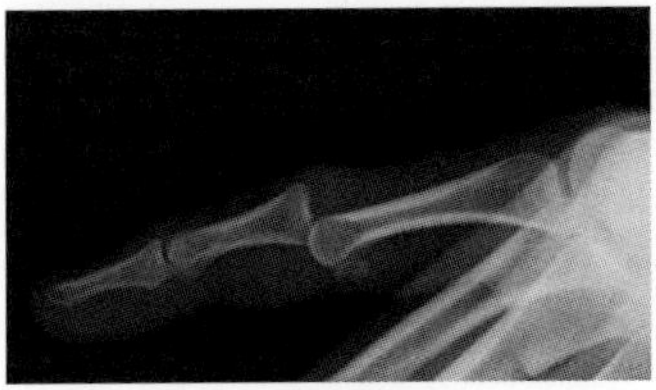

□ 中節骨骨折

緊急性 ★
時間がかかる

- 早く指を動かす事が大切。
- ピンニング手術や、バディー・テーピングを行う。

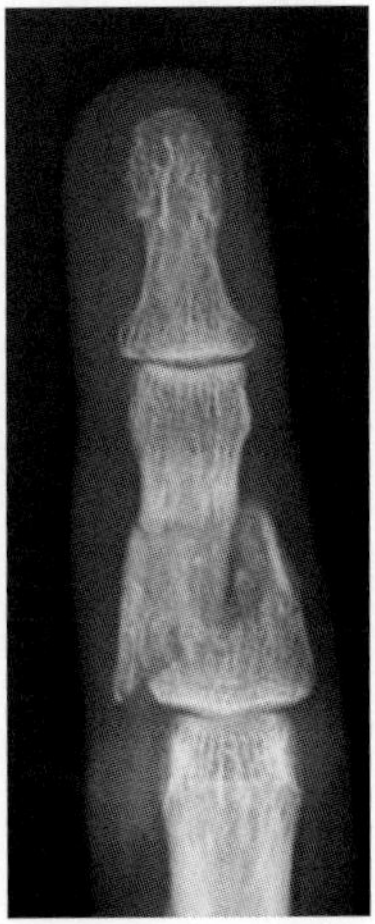

□ 末節骨骨折

緊急性 ★★
つち指

- 近位の骨折は、いわゆる**つち指**（**マレット指**）だ。
（金づちのつち）
- 末節骨が、腱にひっぱられる。
- 骨が折れると（骨性マレット）。手術。**石黒法**が有名。
- 腱が切れると（腱性マレット）。装具か、ピンニング。

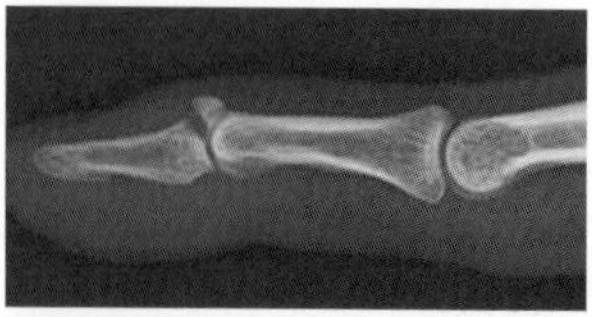

骨性マレット

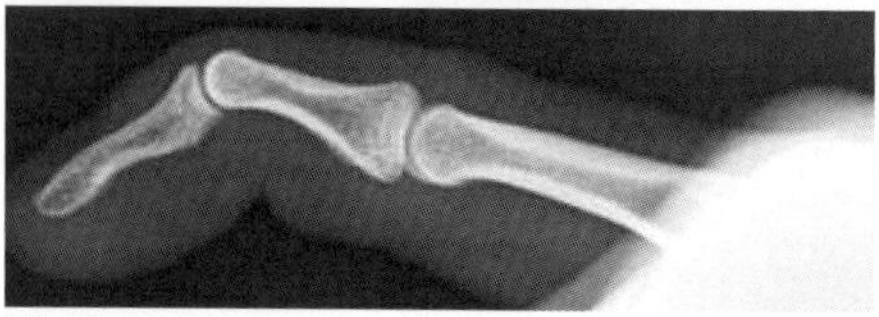

腱性マレット

- 骨幹部の骨折はそのままで問題ない。
- 爪下血腫をおこす（遠位）。↓熱したクリップで爪に穴をあけよ。

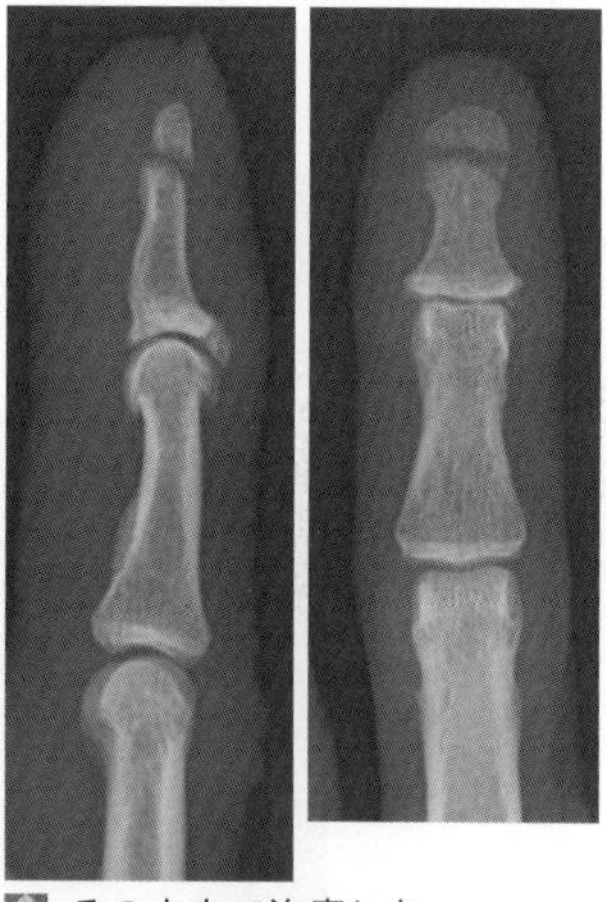

そのままで治療した。

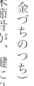

□ 中手骨骨折

- 第4、5中手骨に多い。
- 頸部骨折をボクサー骨折という。

緊急性 ★
パンチで骨折

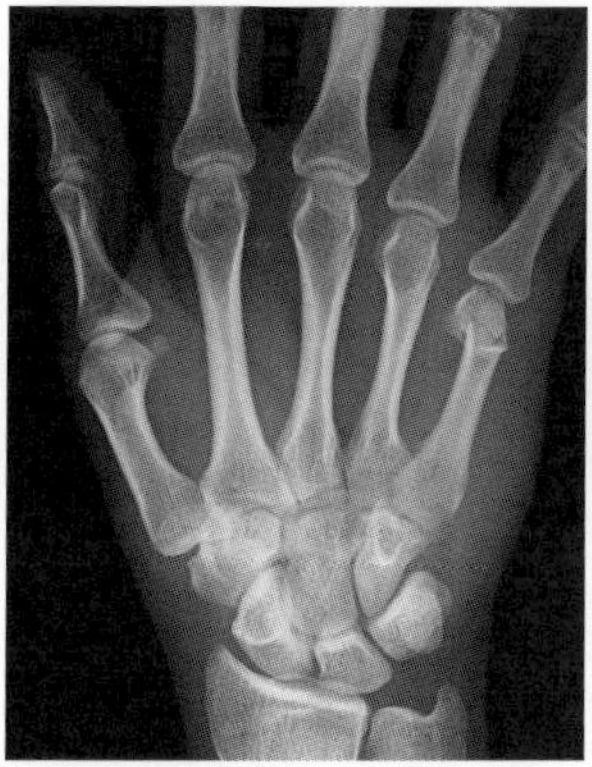
中手骨の頸部骨折（ボクサー骨折）

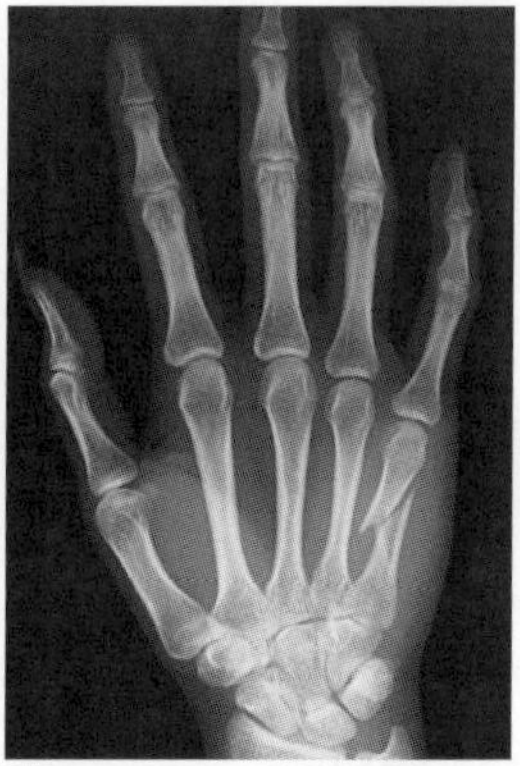
中手骨の骨幹部骨折

- 第1中手骨骨折の基部骨折をベネット骨折（脱臼）、ローランド骨折（Y字）という。
- オートバイ事故に多い。
- MP関節、PIP関節を90°に曲げて整復する。（Jahss法）

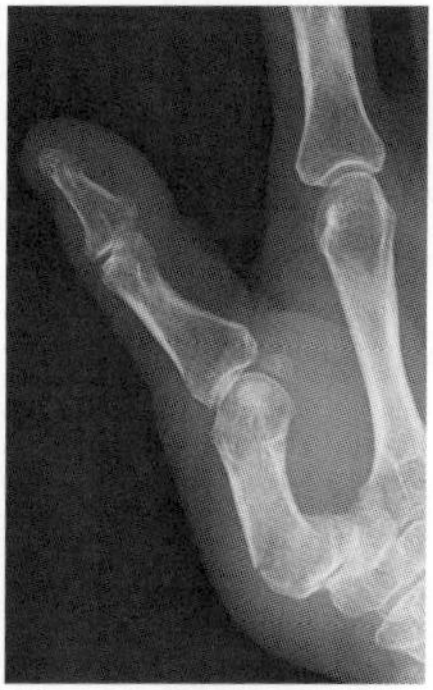
ベネット骨折(脱臼)

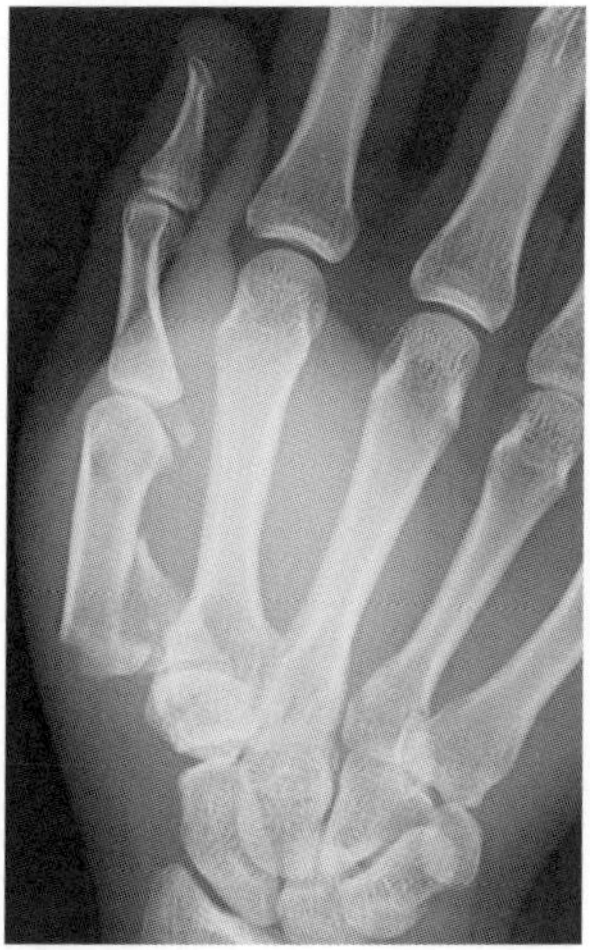
ローランド骨折(Y字)

□ 舟状骨骨折

緊急性 ★★
舟は底《した》がやばい

- 舟状骨は、カシューナッツをひねった形
- 血行はすべて遠位から!
- 近位がつきにくい。（理由：血行が遠位にあるので）
- かぎたばこいれを押すと痛い。
- 若い人が転倒して手をつく（老人は橈骨遠位端骨折が多い）。
- ゲーム・センターのパンチング・マシーン。
- 見逃しが多い。

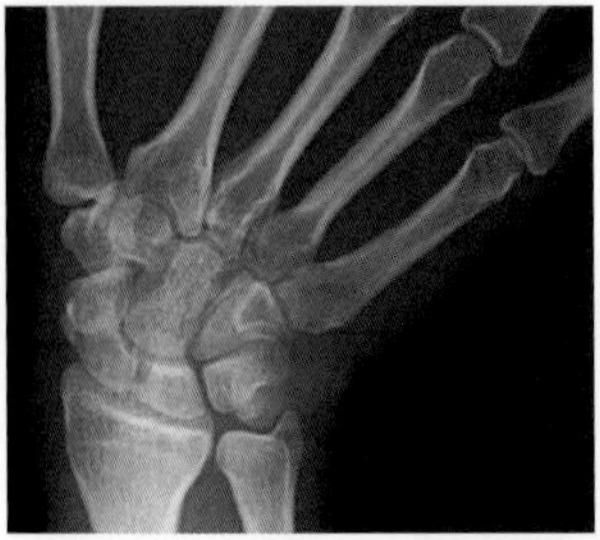
尺屈させて撮る

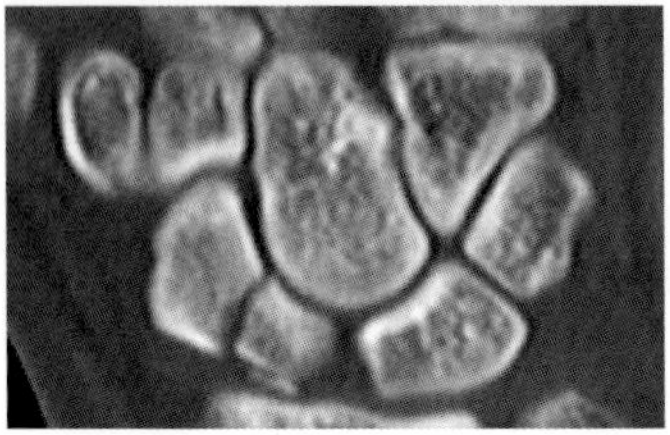
CTが有効。

- X線は2Rだとわかりにくい。両斜位、手関節を尺屈させた正面像を。
- さらにCTが有効だ。3次元CTはむしろわからない（長軸に切るCTがいちばん）。
- 見逃すと、偽関節になる。

〔治療〕
- ハーバート・スクリュー（ねじ山の幅が両端でちがう）
- アキュトラック・スクリュー（ねじ山が連続している）

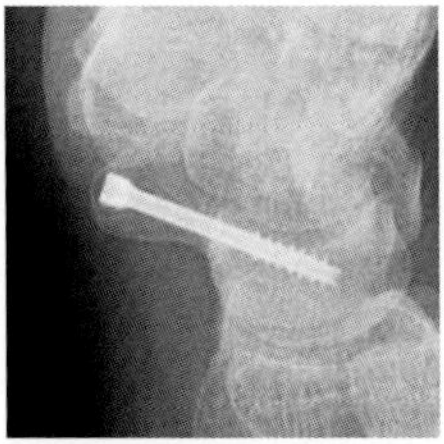
◆ ハーバート・スクリュー

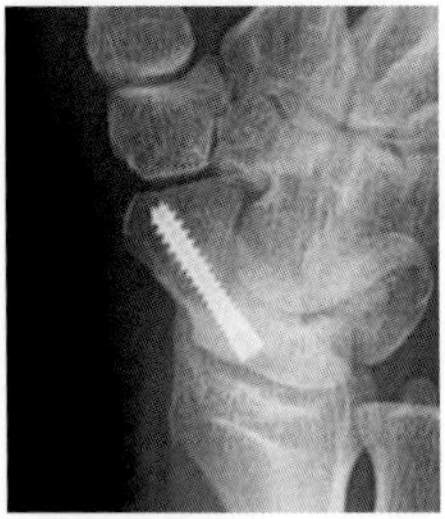
◆ アキュトラック・スクリュー

□有鈎骨骨折

緊急性★
グリップで痛める

- ゴルフで芝生にダフったり、野球やテニスで速球につまったり、自転車のハンドルなど、**握りのグリップ**にぶつかり受傷する。

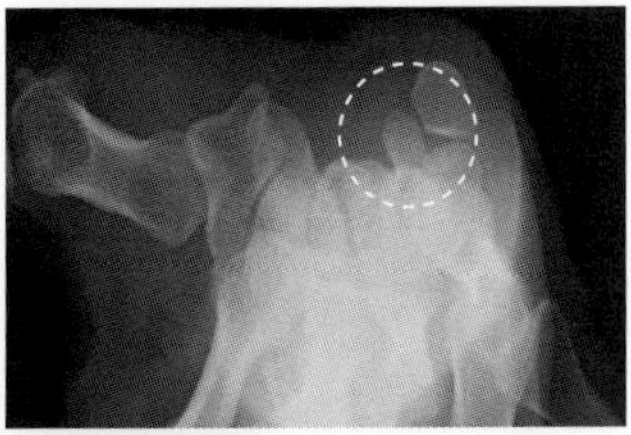

手根管撮影

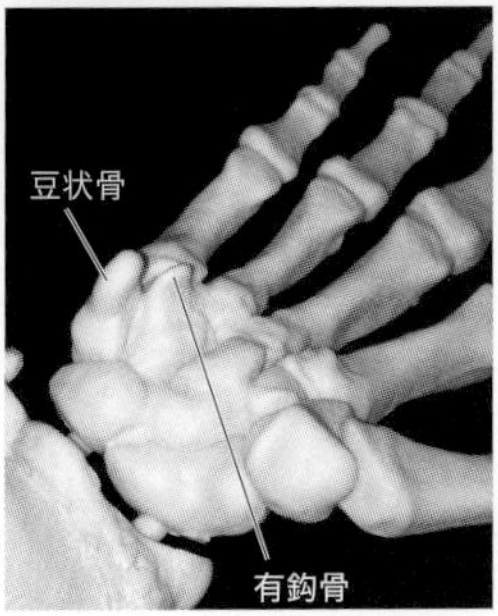

有鈎骨のでっぱり
(模型)

- 骨がとがっているので、折れやすいのだ。
- X線は手根管撮影がよい。
- CTもなおよい。

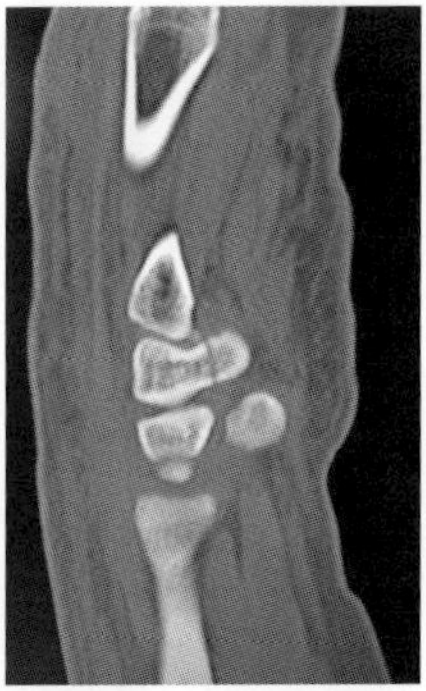

脊椎

□第1頸椎の骨折

緊急性 ★

第1はジェファーソン

- ジェファーソン骨折という。
- 環椎が破裂する。
- まひは起きにくい（ひろがるから）。

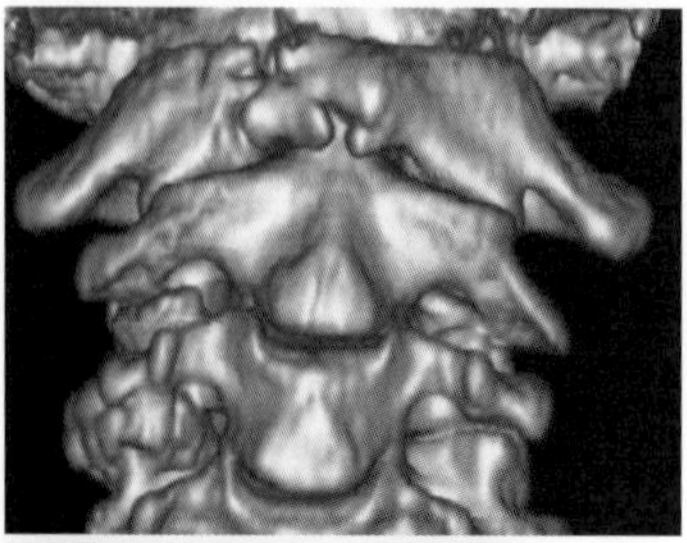

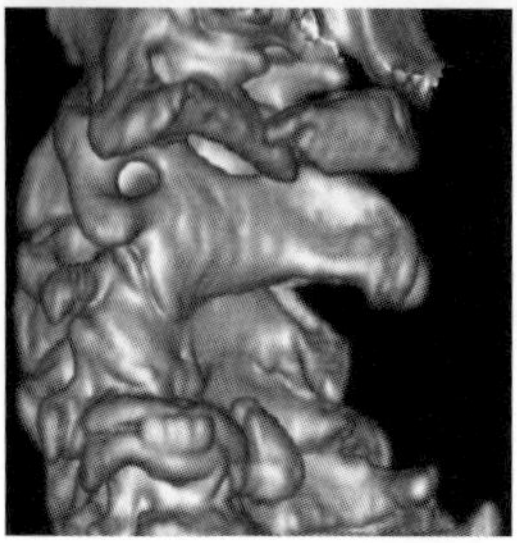

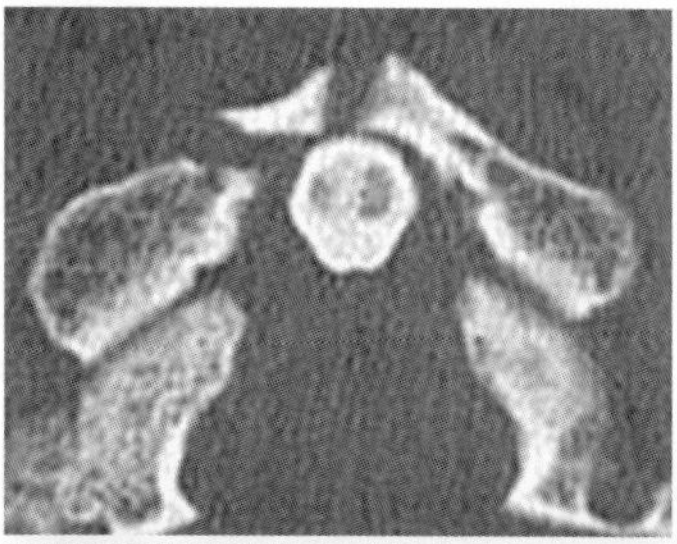

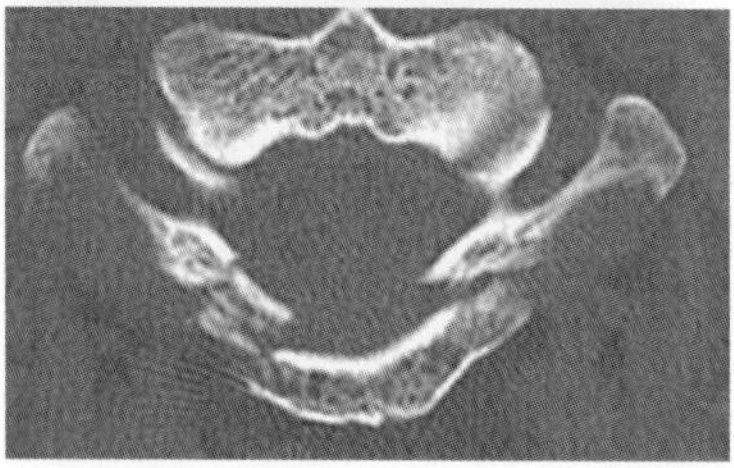

□第2頸椎の骨折

緊急性 ★
第2はハングマン

- ハングマン骨折という。
　理由：絞首刑のとき骨折するらしい（知らないよ）。
- 関節突起間が折れる。

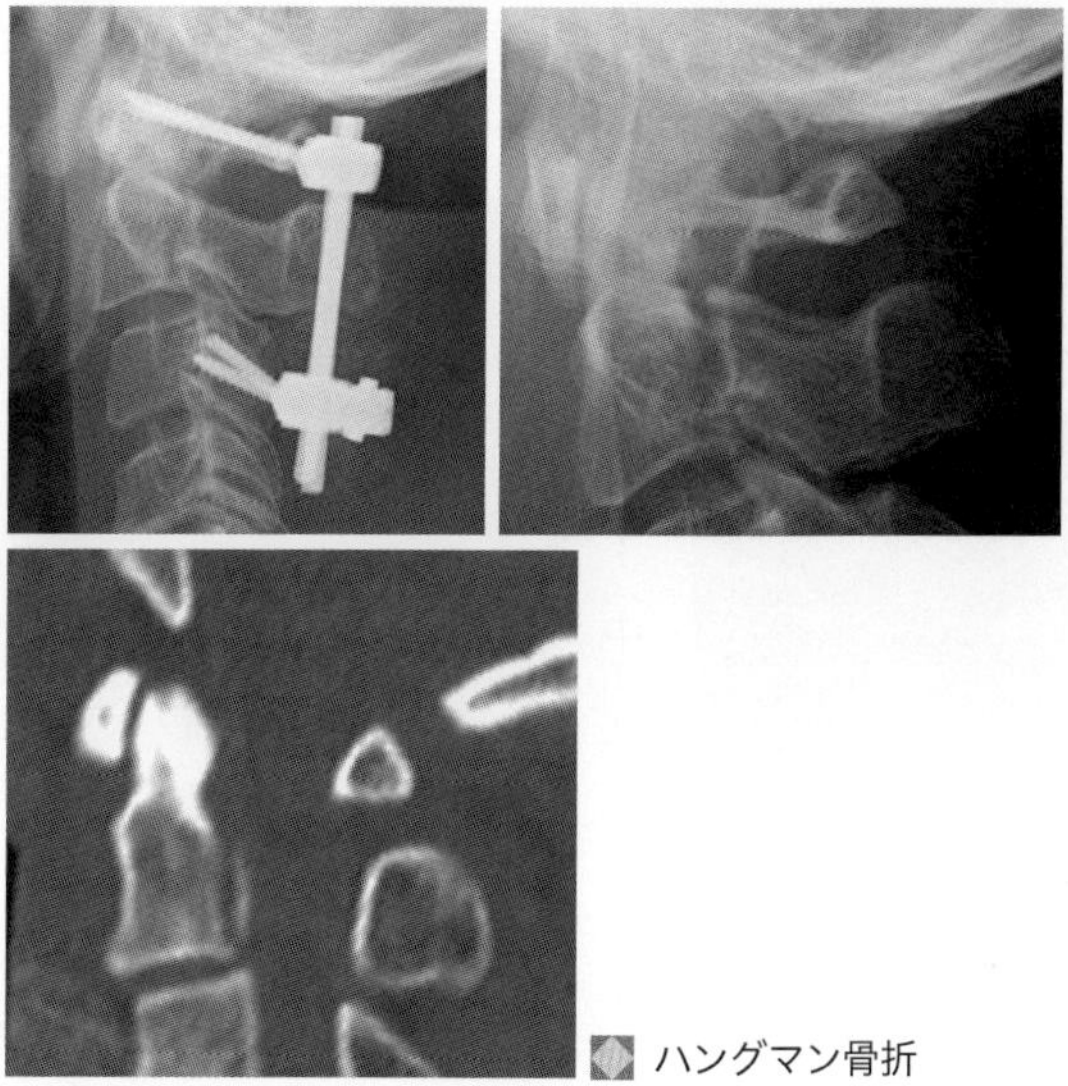

ハングマン骨折

□棘突起の骨折　シャベル作業者骨折

緊急性 ★
脊柱管は大丈夫

- 棘突起の骨折。
- クレイショベラー骨折という。むかしシャベル作業者で多かった。

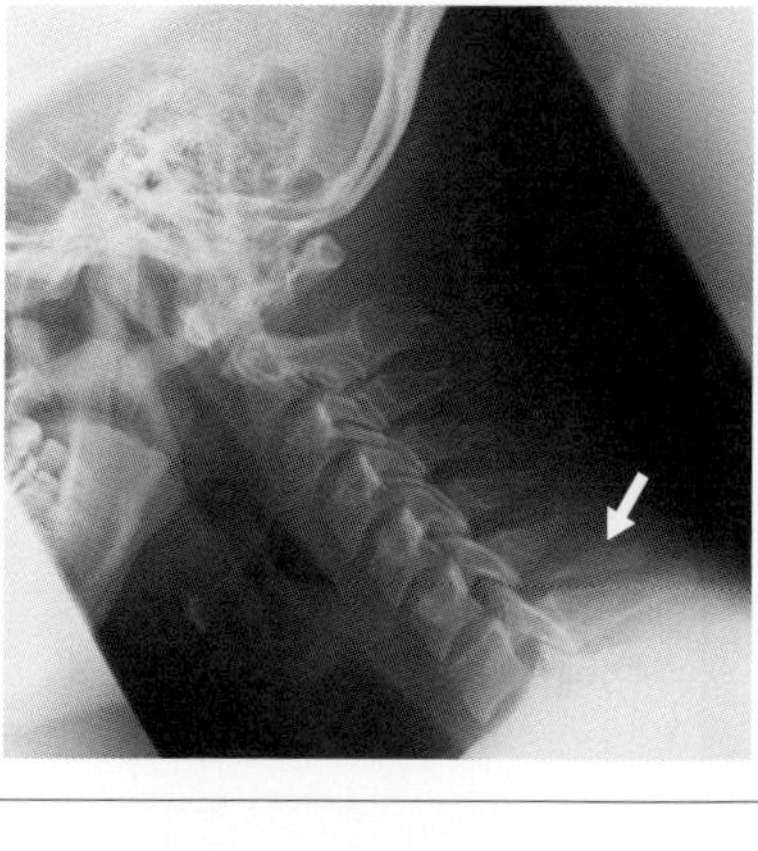

□ 歯突起骨折

緊急性 ★★
輪投げの棒がポキリ

- アンダーソン2型（基部）が最も多い。
- アンダーソン2型が手術適応になる（接触面積が小さい！）。
- 麻痺はすくない（靱帯が強靱だから）。
- 手術は、串刺しスクリュー（中西法）が行われる。

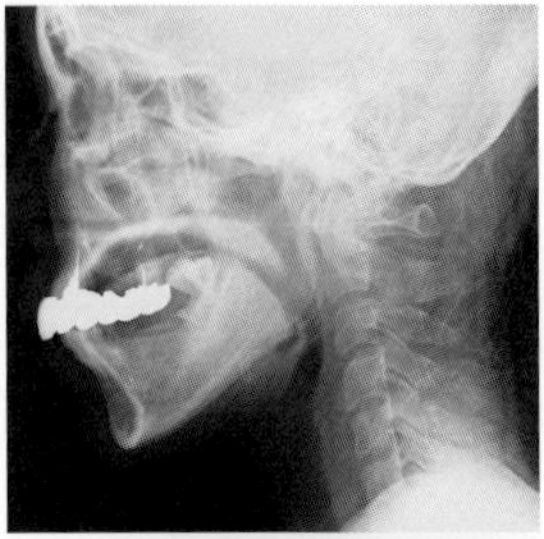

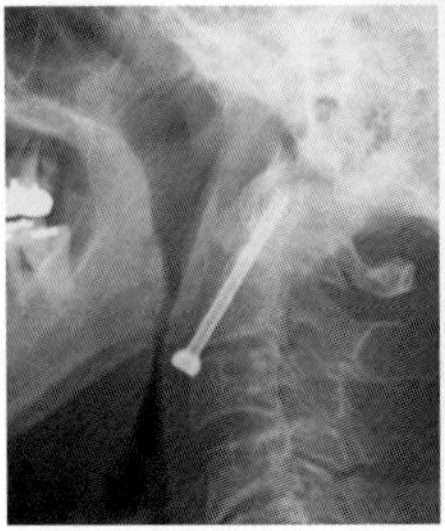

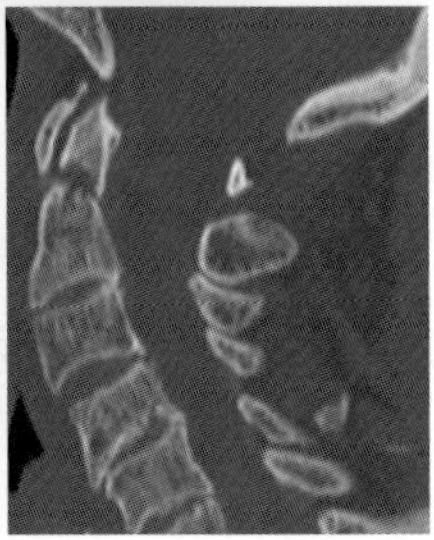

ナカニシ法

- うまれつき歯突起がわれているものを、オスオドントイデウム（歯突起骨）という。

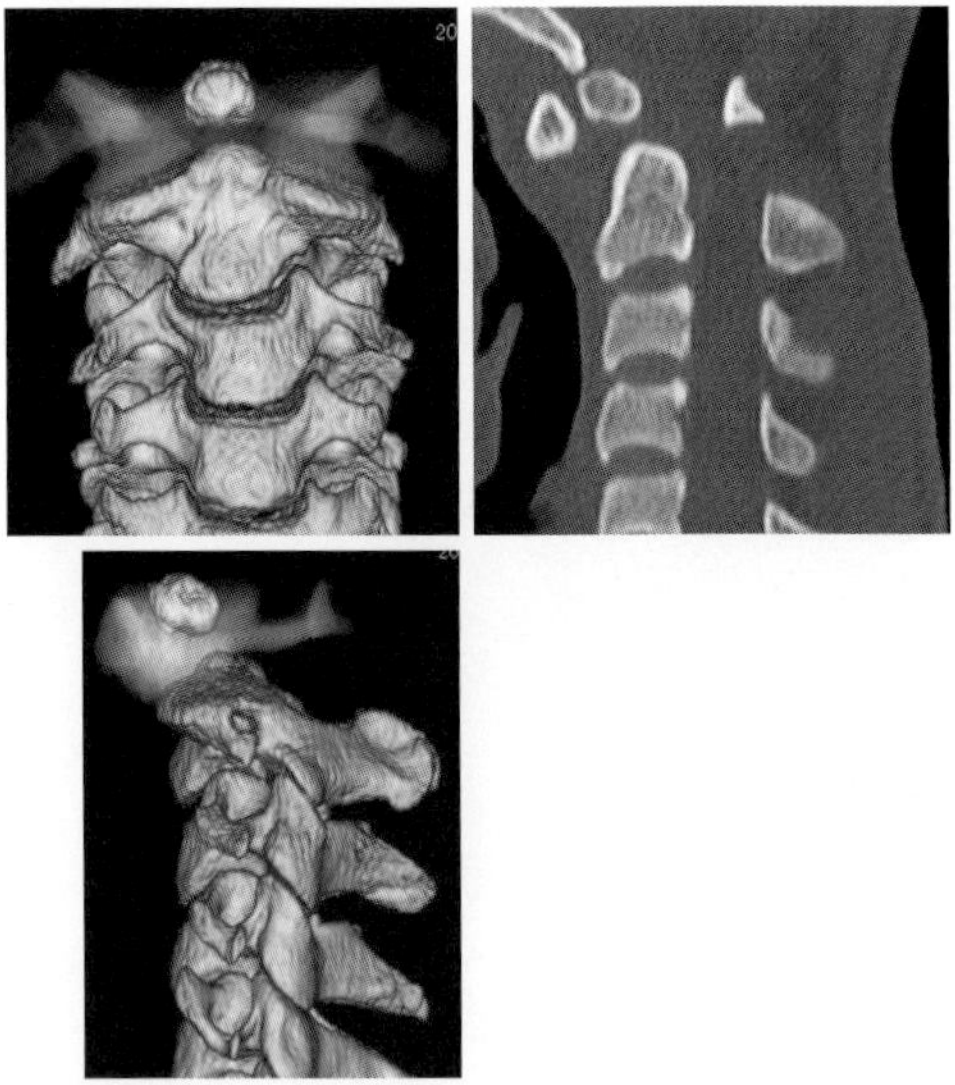

□ 脊椎の圧迫骨折

緊急性 ★★
老人がだんだん歩けなくなる

- 高齢者に最多の骨折。
- **骨粗鬆症**がほとんど。
- 歩いてくることも多い。
- ◁や魚のかたちに。
- **破裂骨折**にしないこと。
- 原則は入院（安静3週間）。
- ギプス、装具（**ジュエット装具**）もつかう。
- 破裂骨折にすすみ、**遅発性まひ**になった場合は足が動かなくなることも。

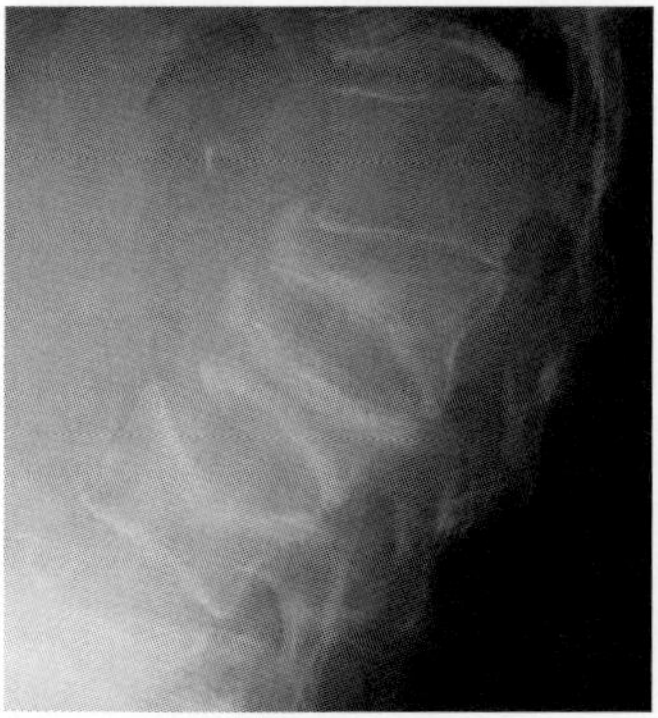
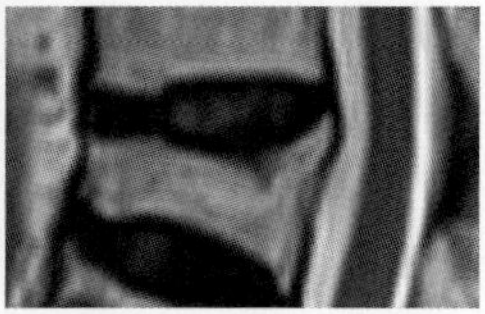

◆ 骨粗鬆症　魚椎と楔椎

□ 脊椎の破裂骨折（外傷）

緊急性 ★★★
若者が外傷で歩けなくなる

- 歩けない。
- 転落（高所、自殺企図、パラグライダー）、衝突（交通事故）。
- **まひ**の場合は緊急手術。

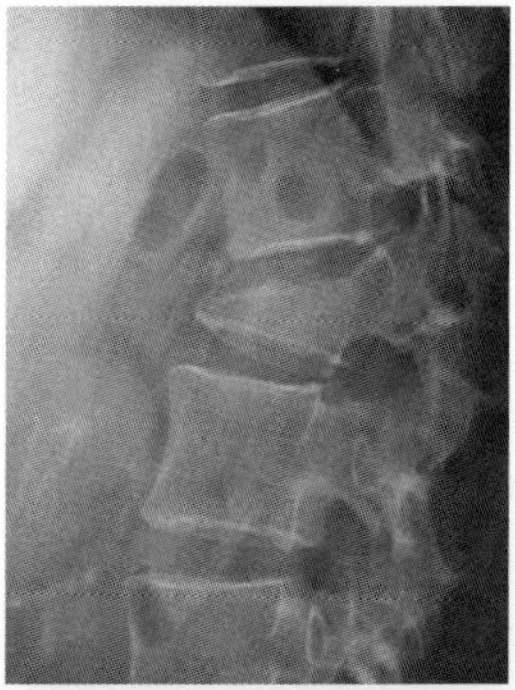
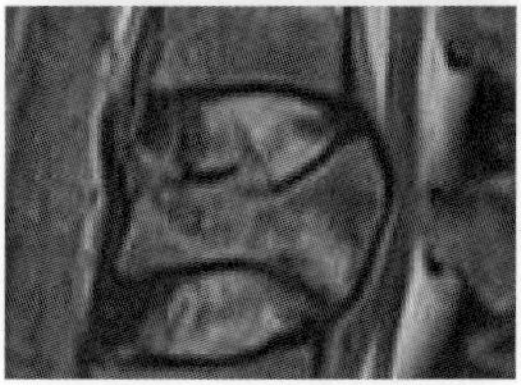

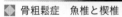

□ 脊椎の横突起骨折

緊急性 ★★
痛いだけ骨折

- 放置しても問題ない。
- 横突起は肋骨の名残。
- 踵骨骨折に合併する（転落事故で）。

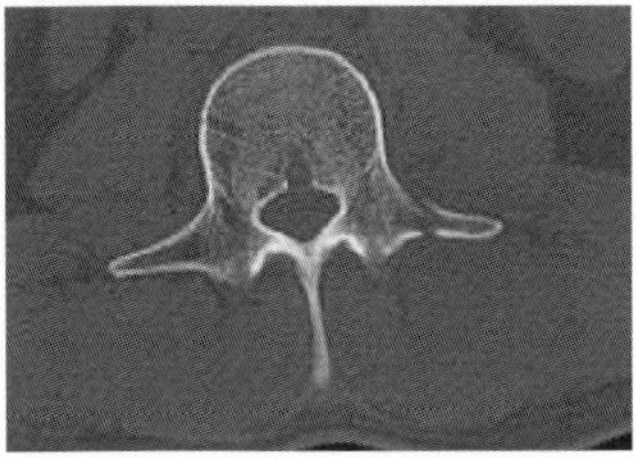

□ 尾骨骨折

緊急性 ★
猿の尾のなごり

- 痛くて坐れない。
- 保存的に治療する（浮き輪の坐ぶとん）。

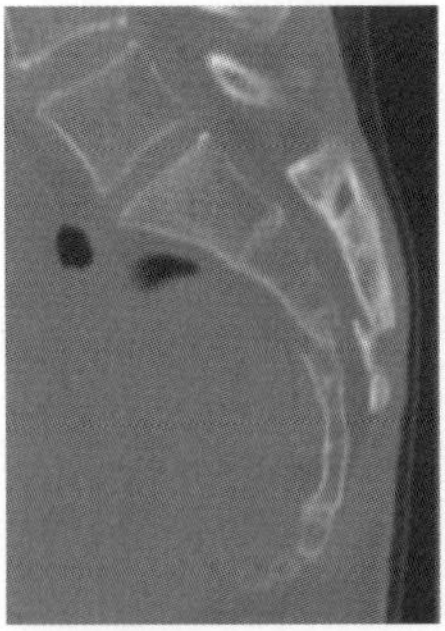

□ 仙骨骨折

緊急性 ★★ 尾骨よりもう少し上

- 脊髄神経の症状がでることがある（まひ、排尿障害）。

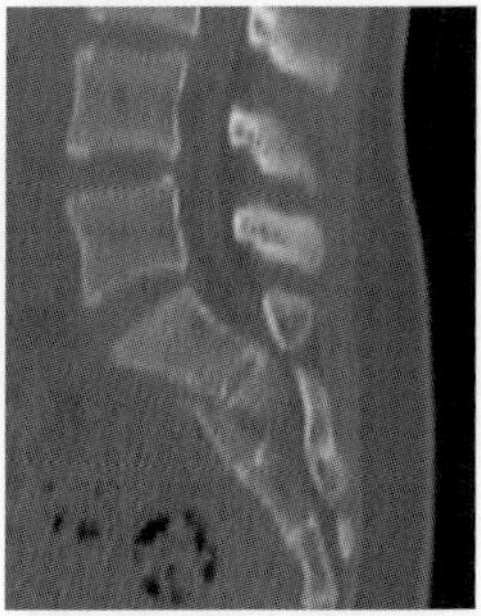

仙骨骨折。脊椎のインストゥルメンテーションを使って手術した。

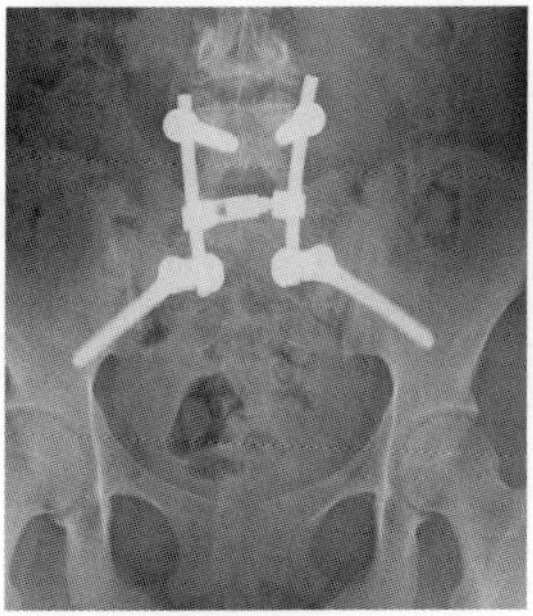

脊椎のインプラントをつかって固定。

□ 胸骨骨折

緊急性 ★ シートベルトで骨折

- 肺、血管損傷に注意。

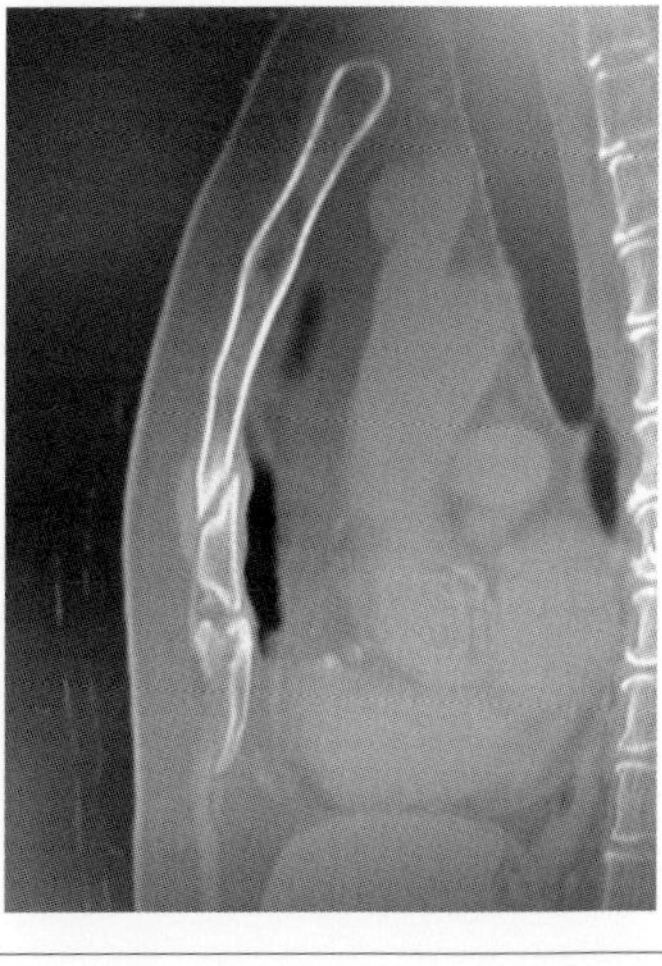

□ 肋骨骨折

緊急性 ★　くしゃみで激痛

- 胸部外科であつかう病院も。
- 保存的に治ることが多い（バスト・バンド）。

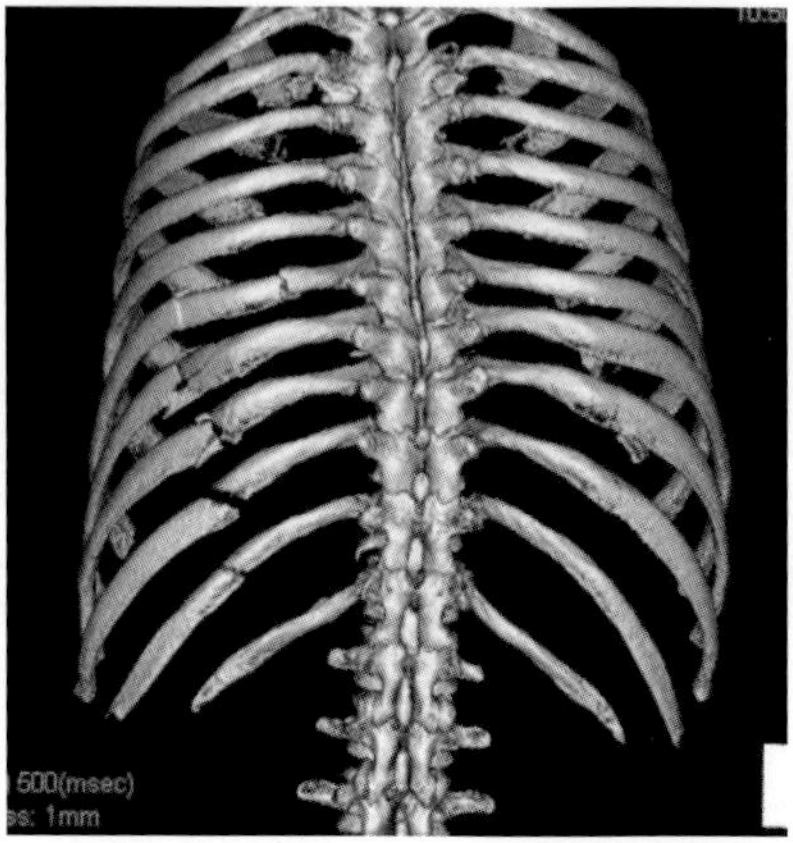

- フレイルチェスト、血胸に注意！

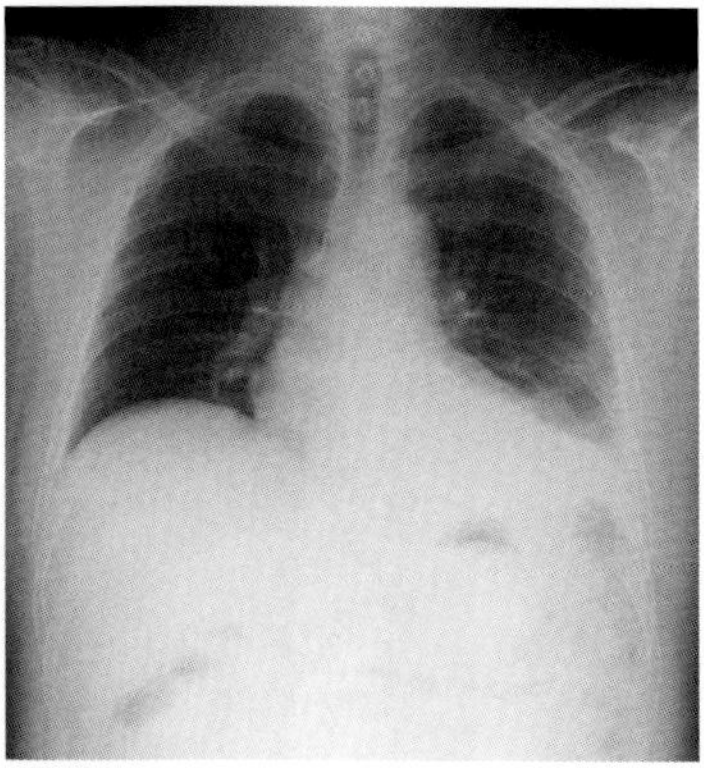

血胸になっている。

脱臼事典

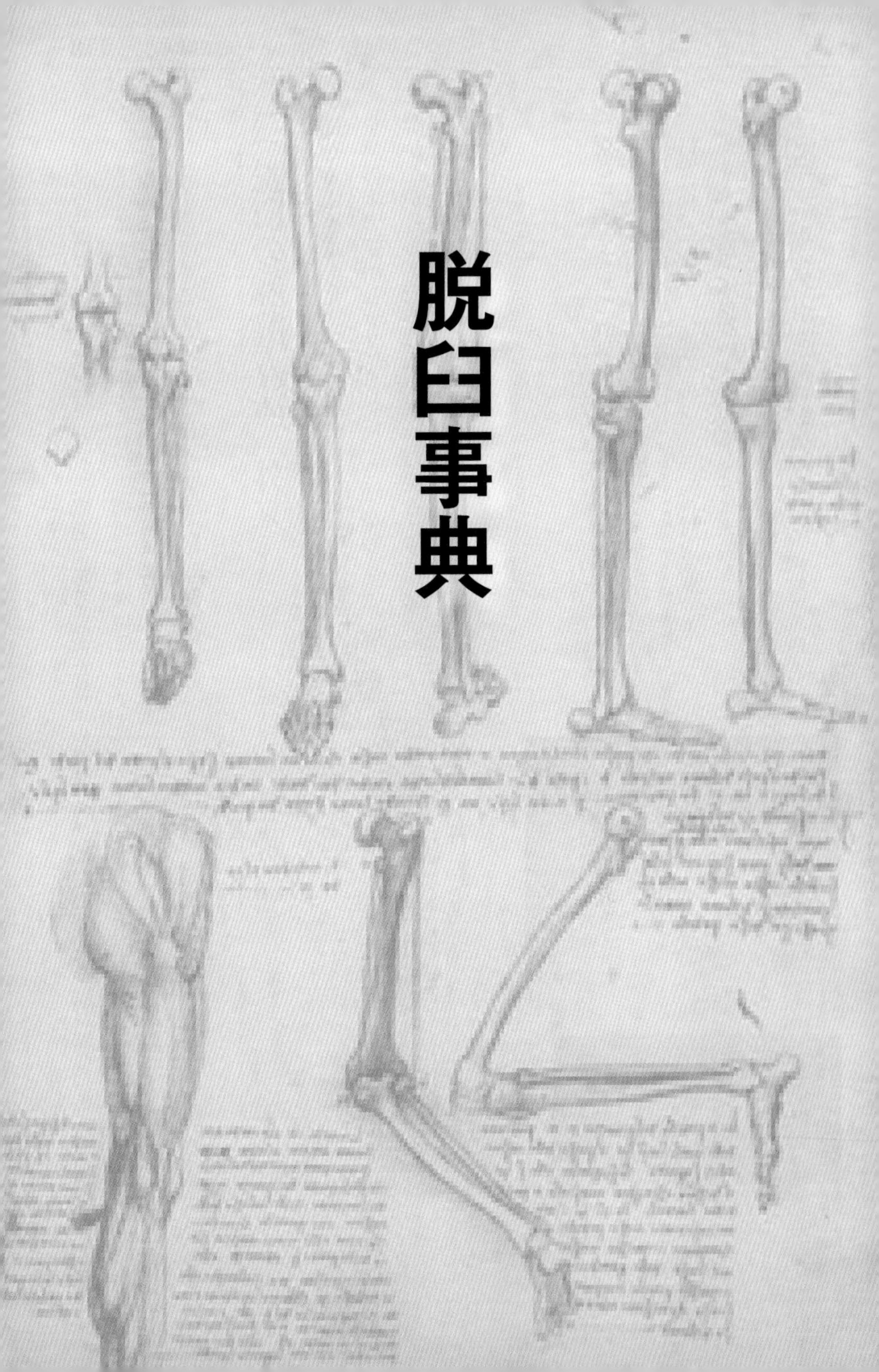

脱臼は戻さなければならない。すべて緊急である。ただ整復の方法にはいろいろある。たいせつなことは患者さんをこれ以上痛めつけないこと（なにしろもとに戻るまでずーっと痛みが続く）！そして一刻も早く戻すことだ。

□脱臼の麻酔方法（外来）

- 痛がると整復しにくい。
- 救急外来で絶叫して苦労したにもかかわらず、麻酔がかかると、いともカンタンに戻ることが多い。
- プロポフォール＝ディプリバン®の静脈麻酔が、有効だ。

戻しやすさを星で評価した（緊急性は↓ぜんぶ緊急！）。
目安は、
★★★　まず戻らない。手術もしくは入院！
★★　がんばって戻そう。
★　カンタンに戻る。そのままでも。

□亜脱臼

- 亜脱臼とは
不完全脱臼ともいう、ズレそうだが、まだ部分的に関節面が接触しているもの。

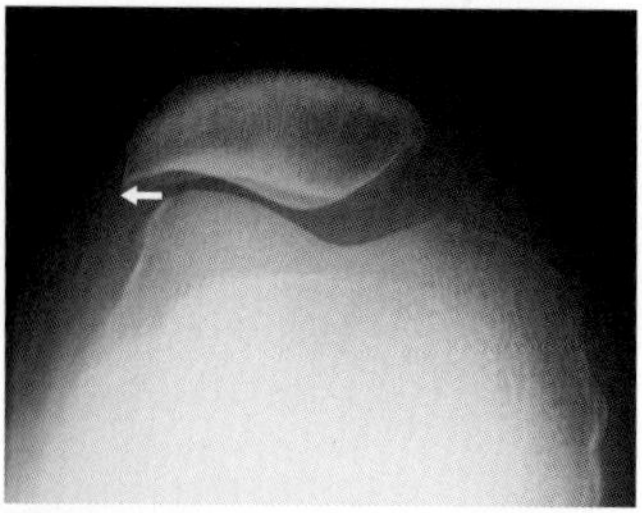

ひざの亜脱臼

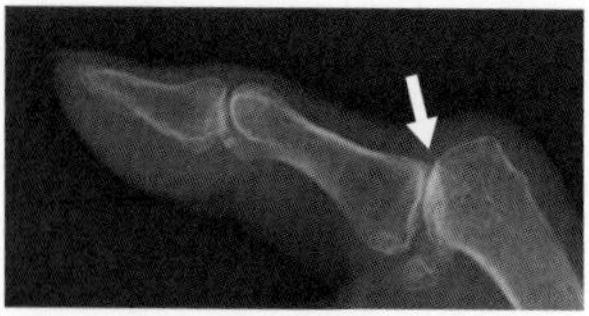

おやゆびの亜脱臼
使いすぎや加齢に伴って関節軟骨がすりへり発症する。

上肢

□肩の脱臼

緊急性★★　脱臼といえば肩

- 脱臼といえば肩！
- 前方が多い。
- X線は正、Yでいい。
- ぶらさげるスティムソン法、ひっぱるヒポクラテス法……。
- コッヘル法は上腕骨の骨折を起こすことも。
- 反復性になると、グレノイドの損傷（Ban Kart：バンカート損傷）、上腕骨頭の損傷（Hill-Sachs：ヒル・サックス損傷）を生じる（若者）。
- 腋窩神経まひに注意（老人）。

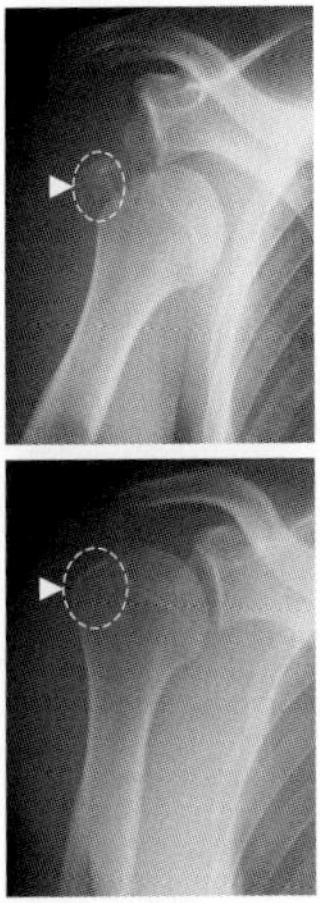

脱臼をもどすと、骨頭の骨折片は戻ることが多い。

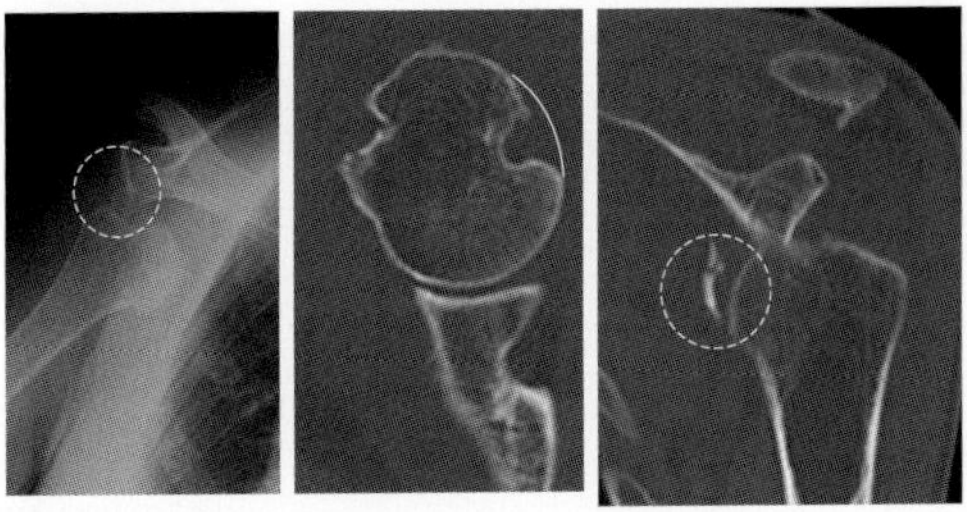

脱臼するさい、骨頭（Hill-Sachs）や、グレノイド（臼：Ban Kart）に陥凹ができる。

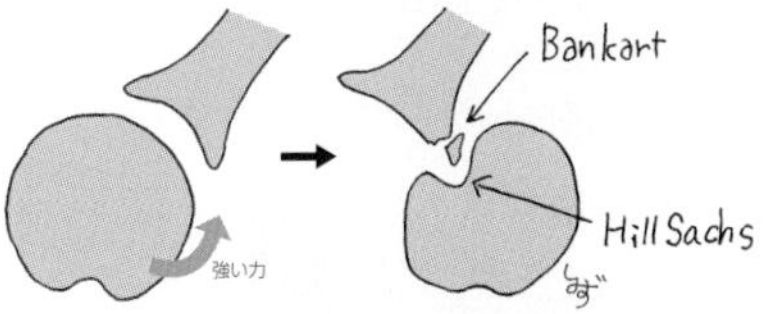

バンカート損傷とヒルサックス損傷のメカニズム

□ 肩鎖関節脱臼

緊急性 ★　手術は意見がわかれる

- あまり痛くない。ときにぜんぜん痛くない。
- X線は両前腕に重荷をもって正面写真。
- 靱帯が切れて骨がはねあがる（ピアノ・キーサイン）。
- 遠位端を切除をすることもある。

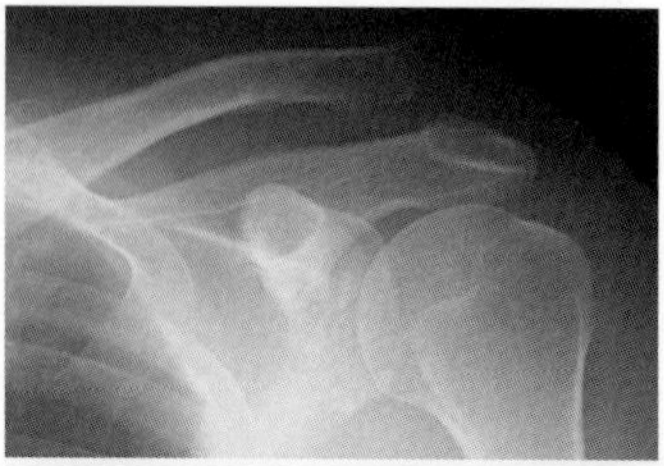

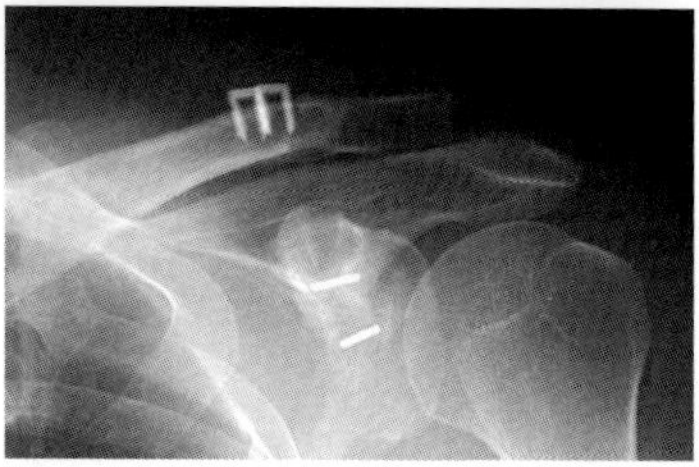

人工靱帯で修復

□ 肘の脱臼

緊急性 ★★　あとで手術になることも

- 肩に次いで多い脱臼。
- スポーツがほとんど。
- 橈骨頭や尺骨鈎状突起の骨折を合併すると、再脱臼しやすい。

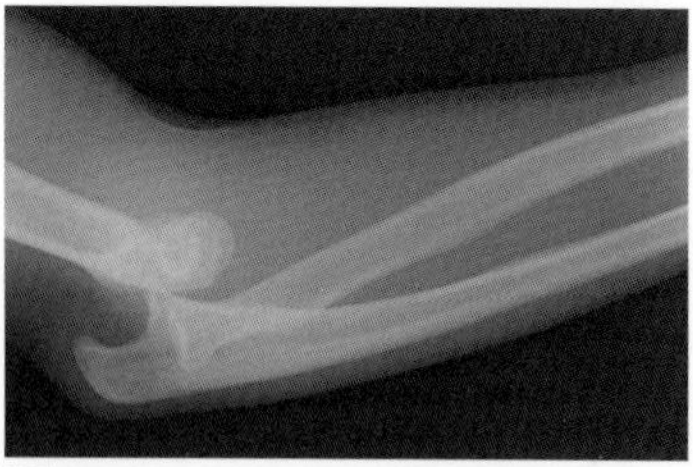

スケートボードで受傷

手

□ 指のDIP脱臼

緊急性 ★　引っ張りゃ戻る

- あまり問題にならない。

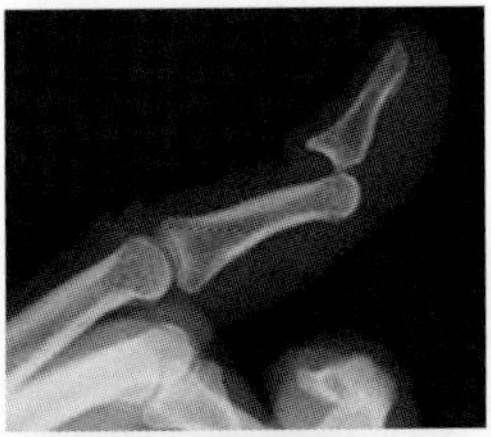

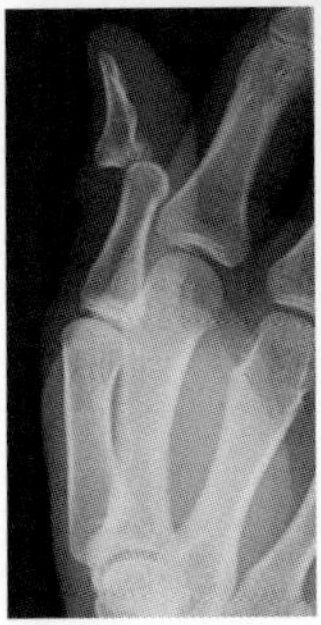

母指 IP 脱臼

□ 指のPIP脱臼

緊急性 ★★　PIPねんざを合併

- 側副靭帯損傷を合併する。
手術がすすめられることが多い。

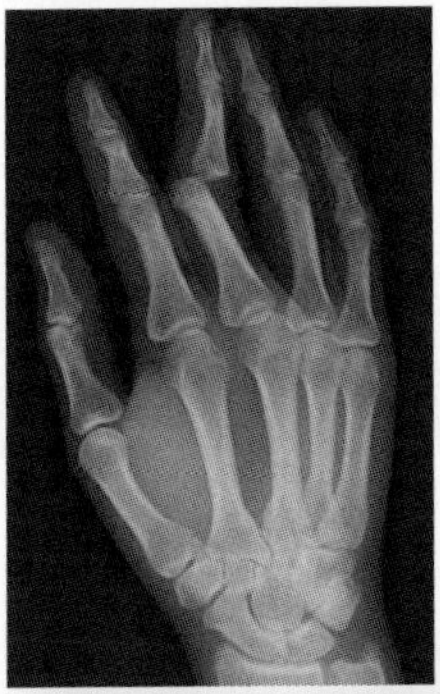

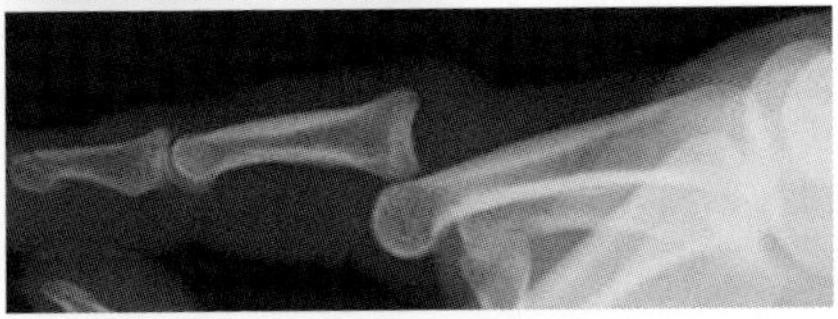

□指のMP脱臼

緊急性 ★★★

母指ロッキングはひっぱっちゃだめ！

- 母指が過伸展して動かなくなるものを母指MPロッキングといい、見逃しやすい。
- 母指MPロッキングでは、整復でひっぱっても戻らない。基節骨を圧しつけながら曲げる。

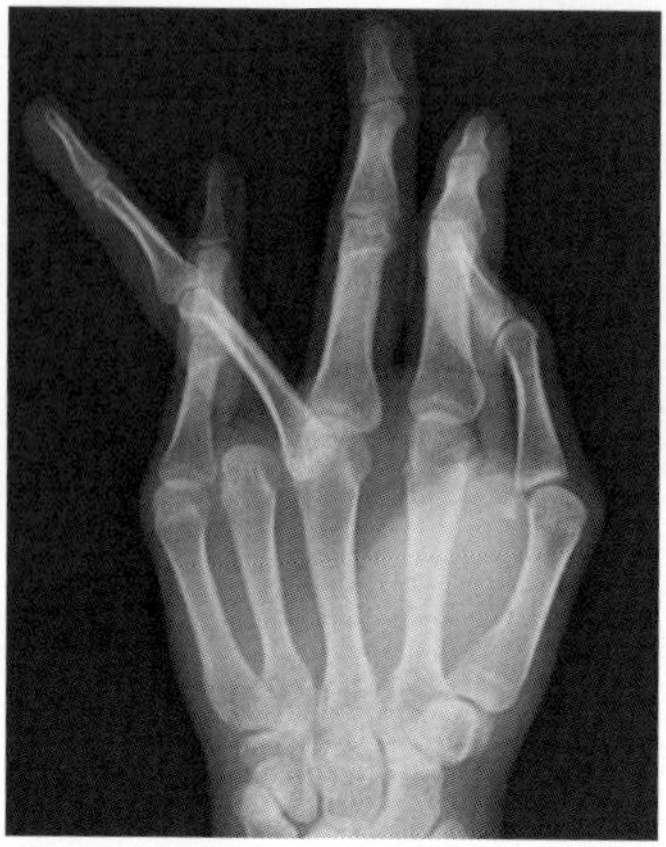

環指の脱臼

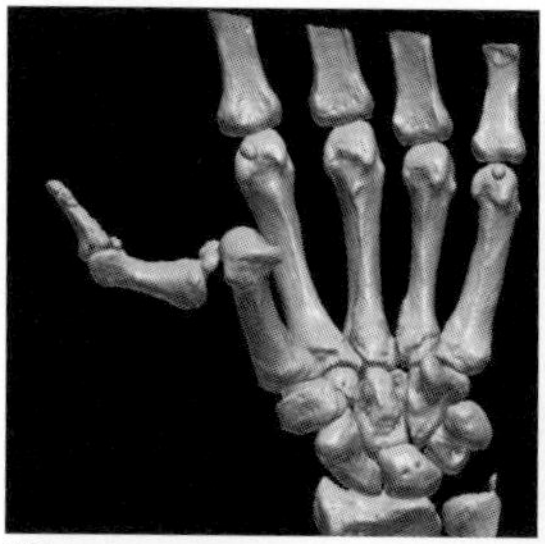

母指の脱臼。種子骨ひっかかり戻らない

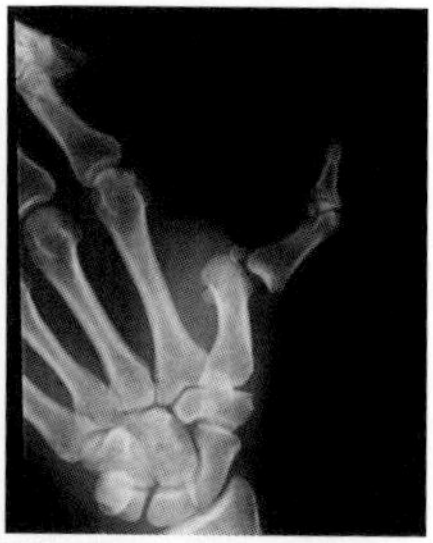

母指の脱臼

□ 指のCM脱臼

緊急性 ★★ 地味に脱臼している

- 自転車のハンドルを握ったまま、転倒。

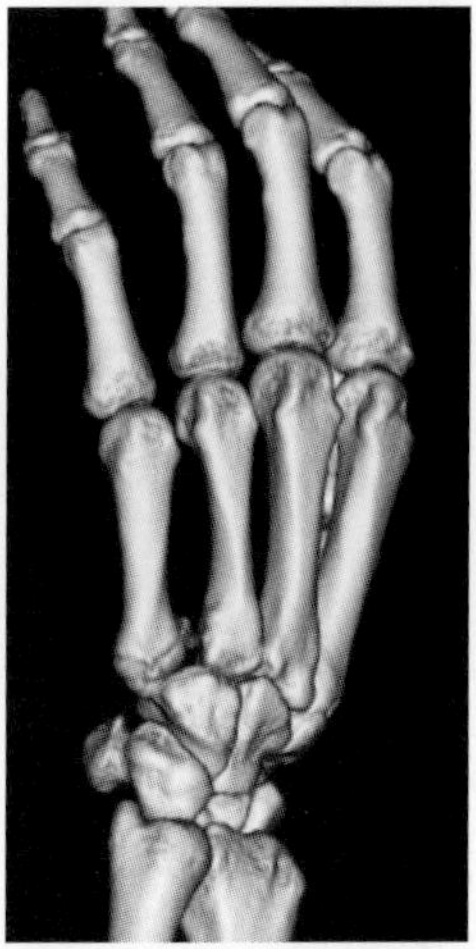

CM関節の脱臼（掌側）

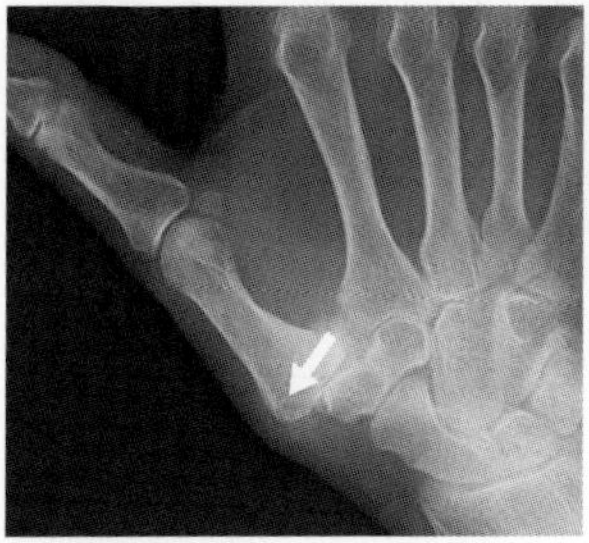

亜脱臼例（これは母指CM関節症です）

□ 手根骨脱臼

緊急性 ★★ もぐらたたきで凹んだ

- 手根骨は近位側のほうが不安定だ。
- 月状骨周囲脱臼、月状骨脱臼が多い。
- 舟状骨と月状骨がバラバラになると、月状骨が背側に（DISI変形）
- 月状骨と三角骨がバラバラになると、月状骨が掌側に（VISI変形）

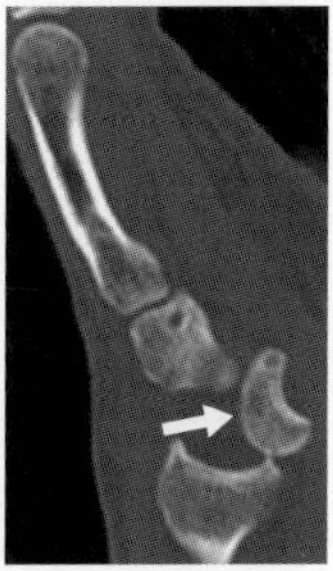

月状骨の掌側脱臼

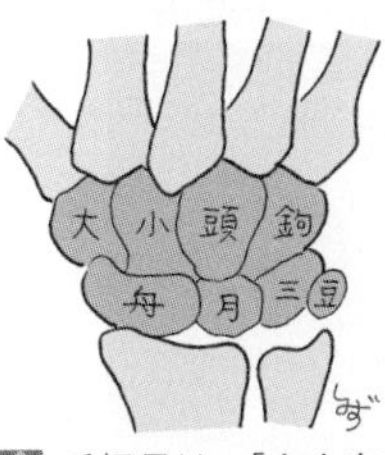

手根骨は、「**大小有り有り、豆くって三日月舟**」と覚えよう。

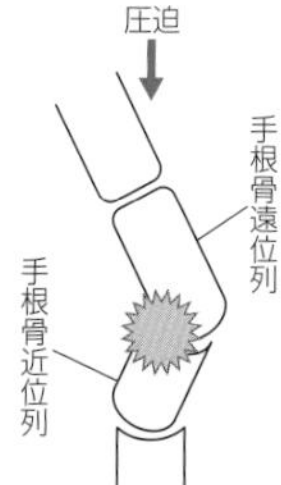

遠位の手根骨は中手骨とつよく結びつくので、近位の手根骨が脱臼しやすい。

脊椎

□第1／2頸椎の脱臼

【解剖】

- 頸椎のC1／2には**椎間板がない**。
- そのぶん**靱帯**がおおくサポートしている。
- C2の棒にイカリングみたいなC1の輪がのっている（**輪投げ**のかたち）。

1 前後の脱臼

緊急性 ★★　リウマチが治るようになり減少

- **関節リウマチ**でおこる。
- 患者は激減している（関節リウマチの薬物が進歩したため）。
- とりあえず装具を。
- C1／C2貫通スクリュー（**マゲール法**）やワイヤー（**ブルックス法**）による固定が行われてきたが、外側塊スクリューやpedicleスクリューなど、いろいろな方法が行われている。

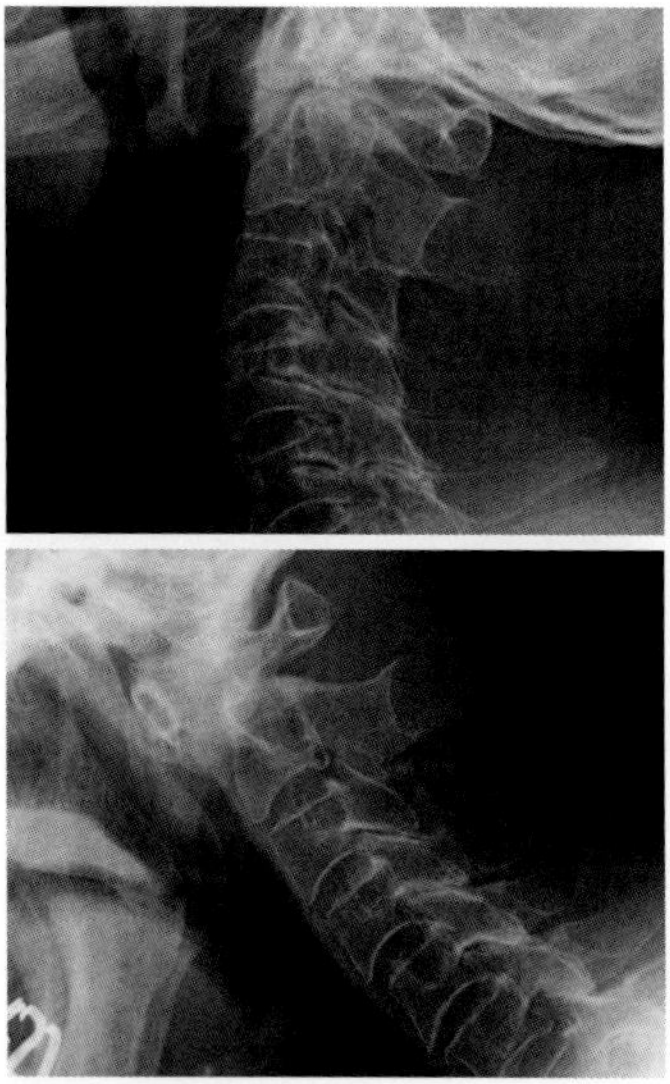

前屈するとC1が前方に

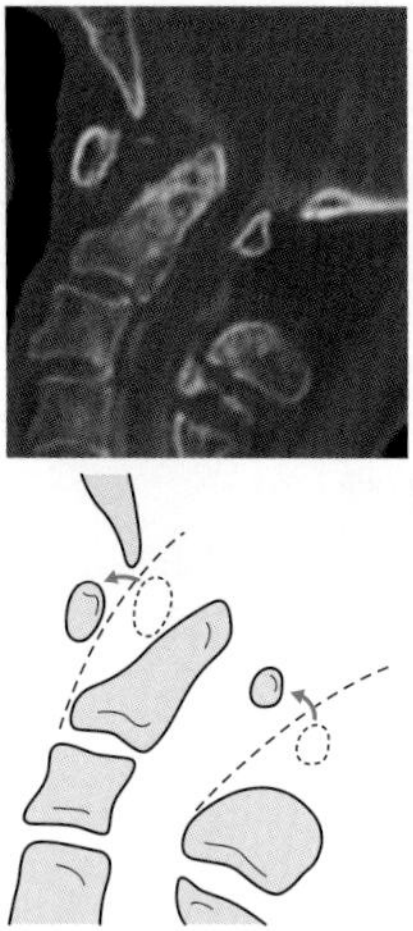

脊髄が押されてくびれている

2

回旋の脱臼

緊急性 ★★　開口位のX線を

- こどもに多い。
- 第1頚椎が回旋する。
- 斜頚（コック・ロビン）で受診する。
- 頚椎X線では開口位正面をわすれるな。
- CTも診断に有効だ。
- 軽微な外傷がおおい。
- フィールディング分類がある。
- 回旋変位（AARD）↓回旋固定（AARF）にすすむ。
- 保存療法が基本。入院して持続けん引することもある。

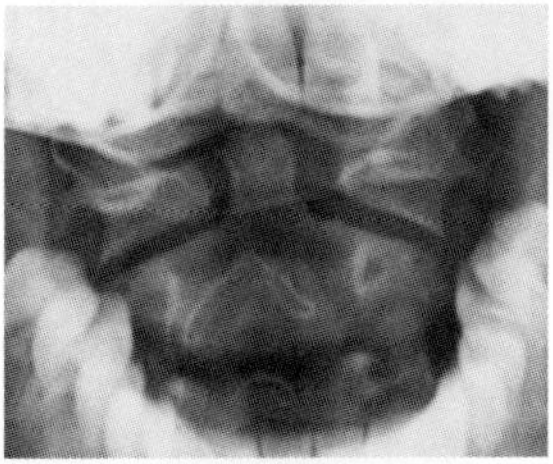

歯突起と環椎との距離が左右でちがう（開口位）。

- 筋性斜頚（回旋ないもの）は、ほとんど自然に治る。

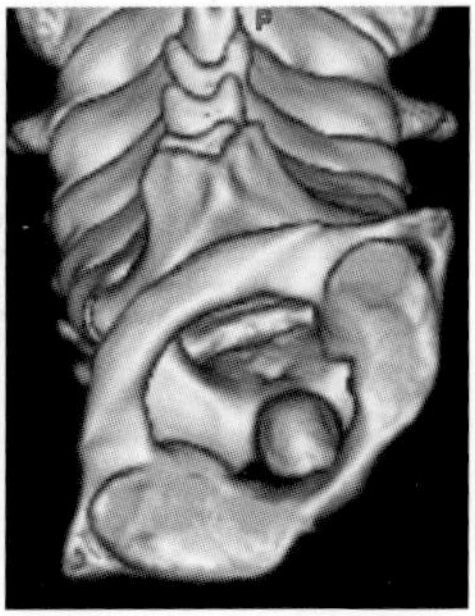

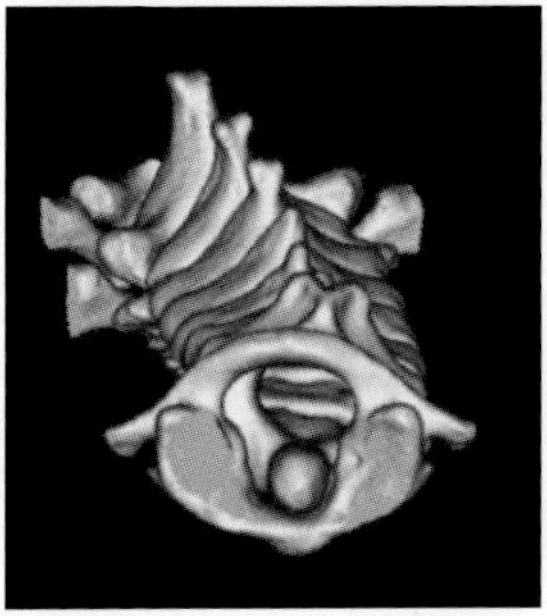

□中~下位頚椎の脱臼

緊急性 ★★★ 頭蓋で直達けん引を

- 上位頚椎はこども、**中下位頚椎はおとな**におおい。
- まひ（脊損）になることも。
- 下の関節が上の関節に乗りあげると**安定する**（**インター・ロッキング**）。
  両側と、片方だけ（ヘミ）がある。
- **下位**（C6／7、C7／T1）は**見逃しやすい**（肩がX線でじゃまになるから）。
- 入院し、ベッド上で**頭蓋けん引**を行う（頭蓋でないと力が弱い）。
  10～20kgで引っぱる。頻回のポータブルX線を。ひっぱりすぎは脊髄によくない（ろくろ首状態）。
- ダメなら手術で整復する（**後方、前方**の手術がある）。

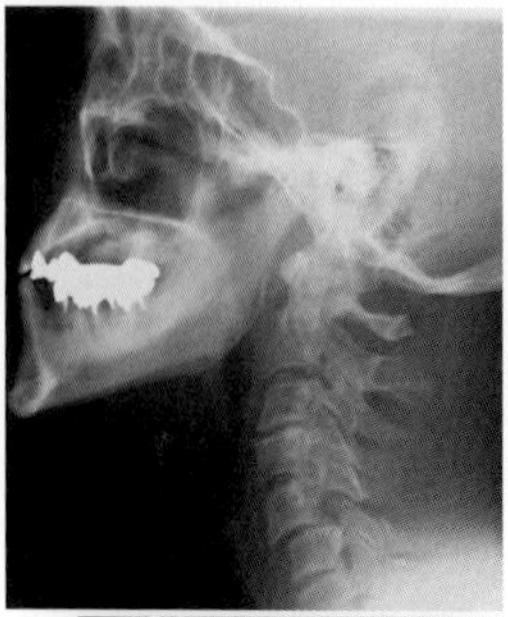

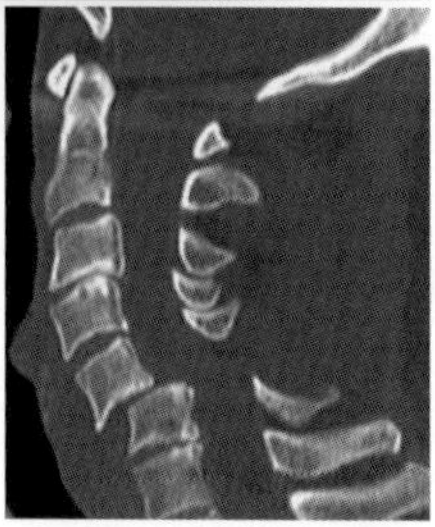

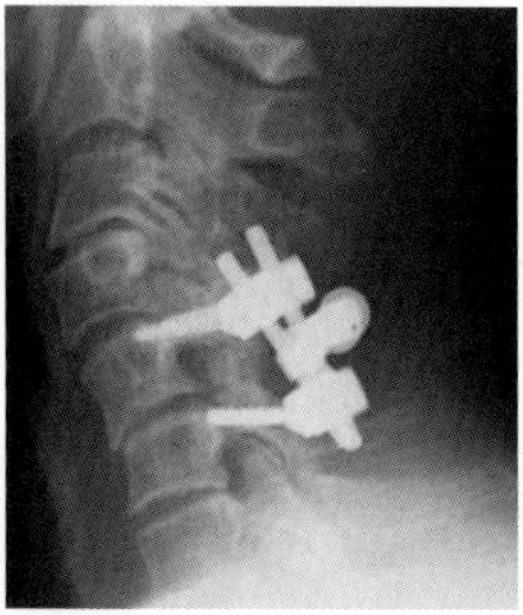

手術で戻した

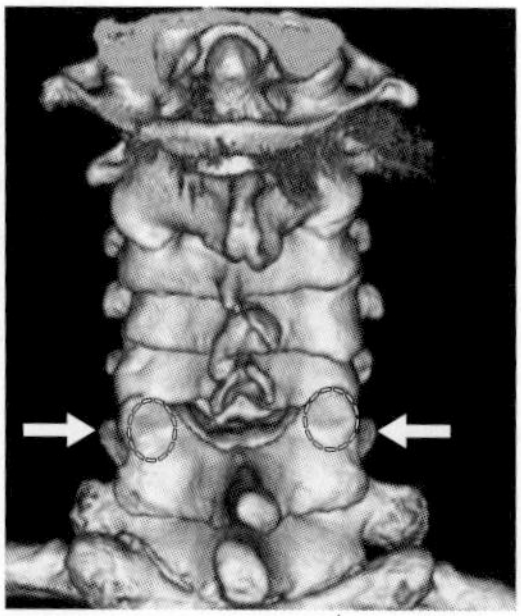

インター・ロッキング
下位の関節が上位にのりあげ、mの字になっている（両側脱臼）。片側だとSの字になる（3DCT）。

下肢

□ 股関節の脱臼

緊急性 ★★★　壊死をふせげ

- 後方が多い。
- 交通事故やスキーで受傷する。
- 大腿骨頭壊死になる。

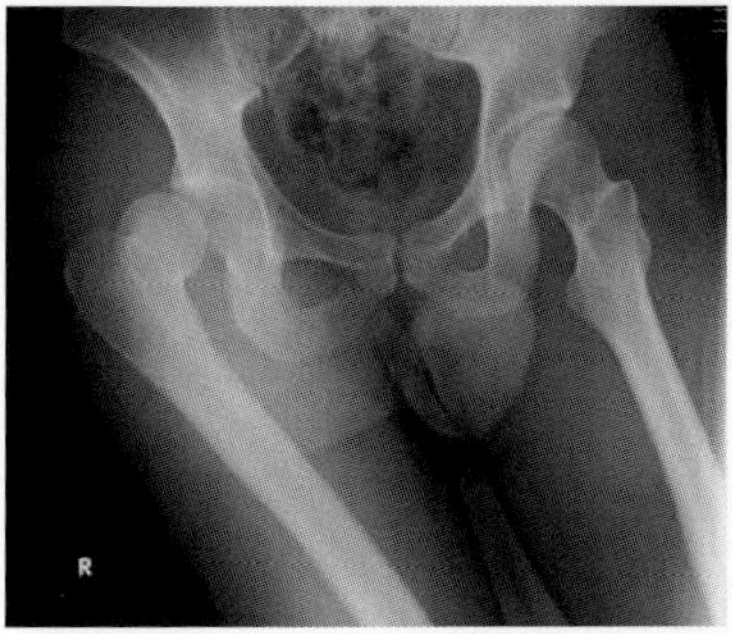

- 整復はむずかしく、麻酔が必要。
- コッヘル法。
  あおむけ。股関節、ひざを90°曲げ、下腿をうえにひっぱる。整復困難ならば手術に。

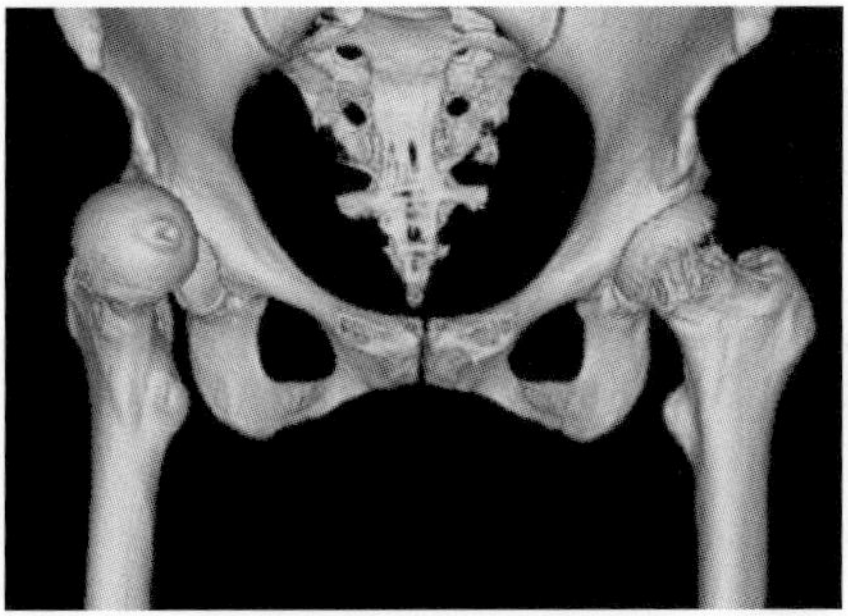

□ 骨盤の中心性脱臼

緊急性 ★★　骨盤だが予後はよい

- 大腿骨が骨盤にめりこむ（だから中心性という）。
- しばしば下肢骨折をともなう。
- 入院し、下肢から直達けん引する。
- 比較的良好なことが多い（内臓の損傷が起きることも）。

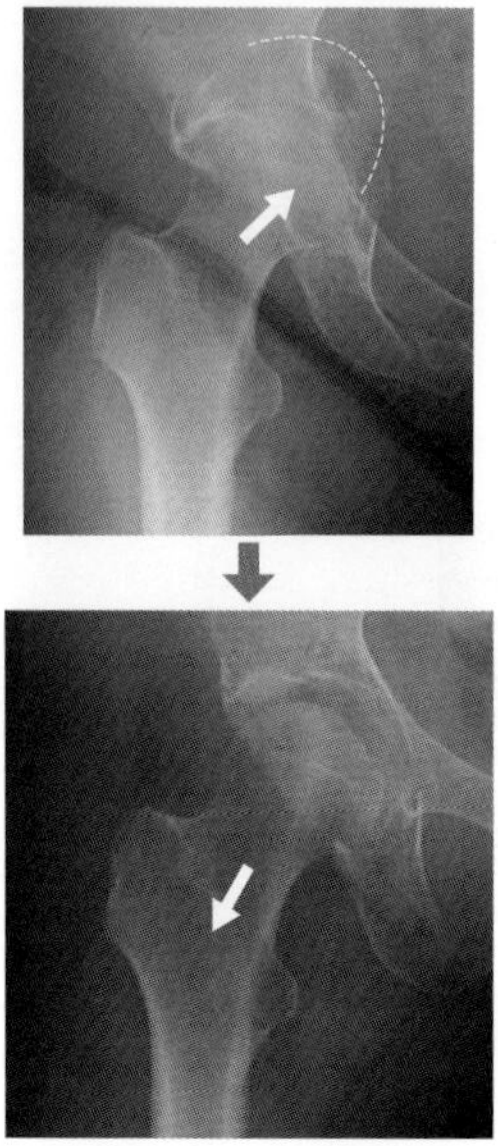

中心性脱臼
けん引で戻った！

□ 恥骨の脱臼（恥骨結合離開）

緊急性 ★　出産でも起きる

- 恥骨がはなれる。
- 出産で起きる。
- いわゆるopen book（オープン・ブック）型の骨盤損傷だ。

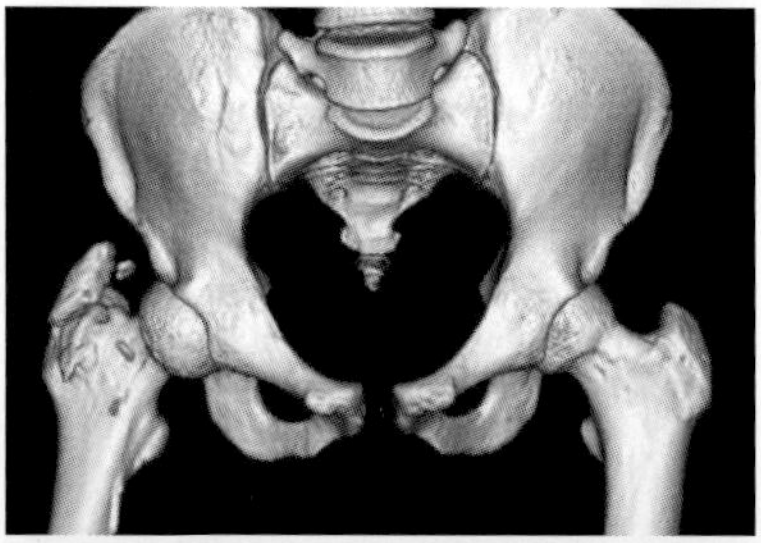

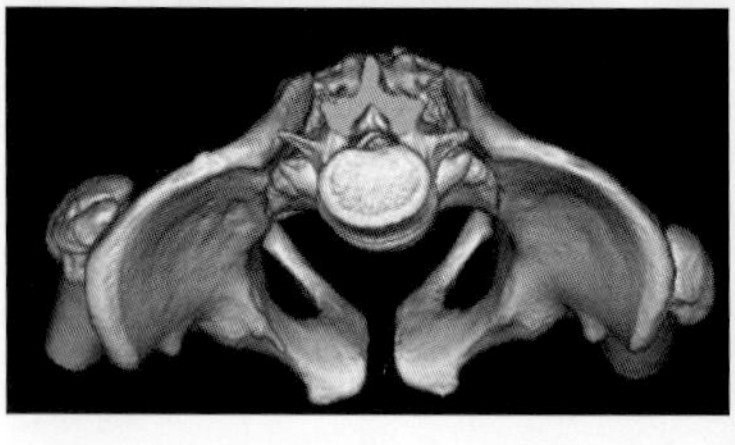

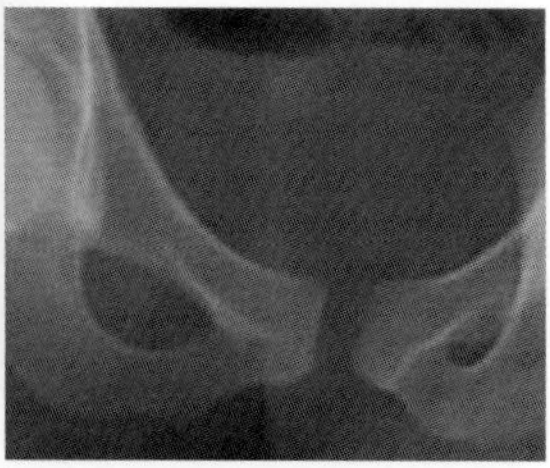

□ 膝蓋骨の脱臼

緊急性 ★★
もどしても習慣性になりやすい

- 外側へ脱臼が多い。
- X線では**軸写**をとる。
- 膝蓋骨のかたちが大切。外側が小さい（Wiberg 3型）と脱臼しやすい。
- 習慣性になることも。
- まず装具をつかう。
- 手術は、靭帯の修復や骨を動かす方法が、行われる。

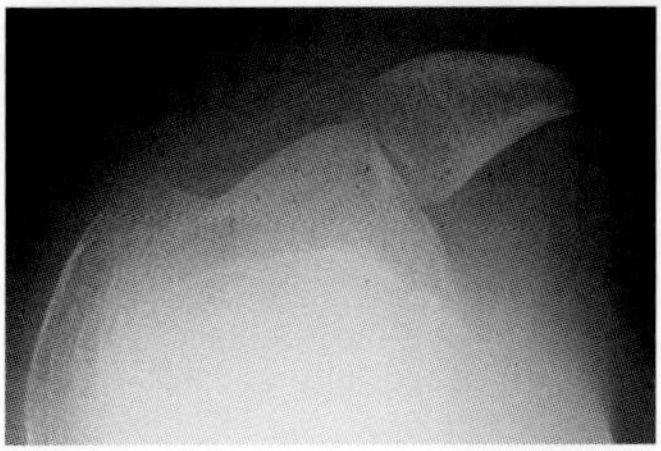

習慣性膝蓋骨脱臼
外側が小さい。

- Tangential osteochondral fracture
  脱臼が戻るさい、膝蓋骨と大腿骨がぶつかり骨折する。

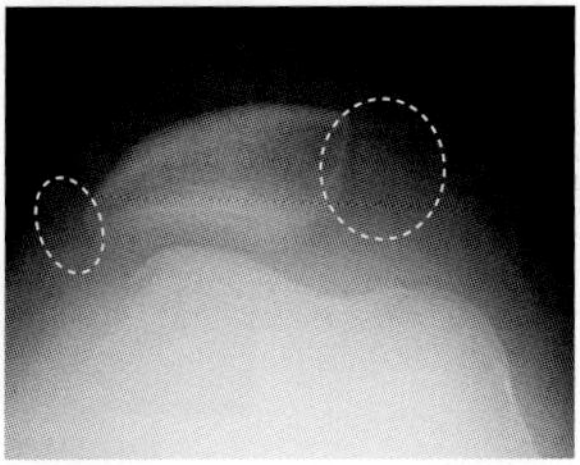

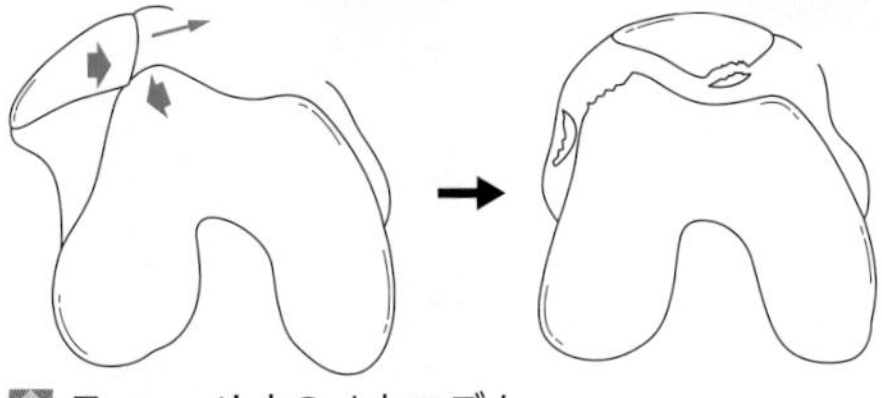

Tangential のメカニズム
膝蓋骨の内側と、大腿骨の外側に骨折がある。

□ 膝の脱臼

緊急性 ★★★　めずらしい

- たいへん少ない(お皿じゃない)。ふつうは骨折する。
- 交通事故などの強い外傷でおきる。
- 靭帯断裂も重要だが、膝窩動脈の損傷はもっと重症だ。

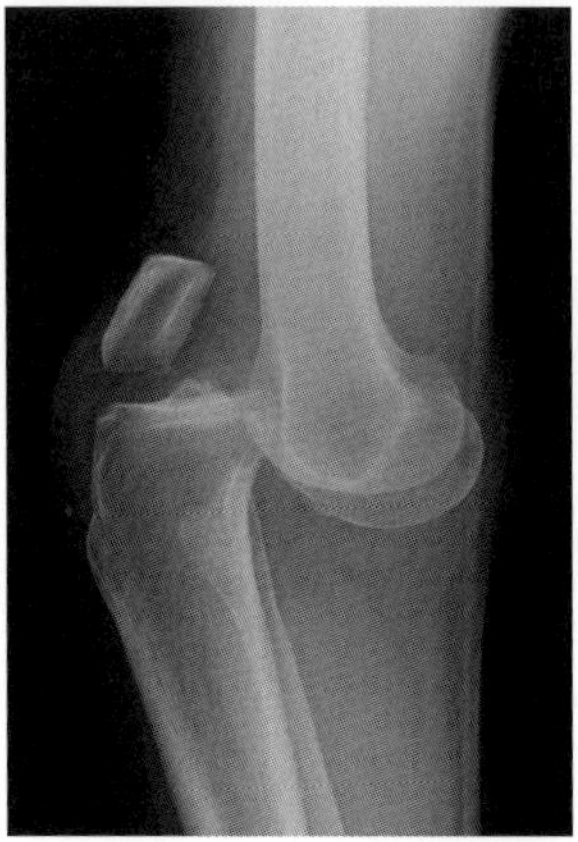

□ 足関節の脱臼

緊急性 ★★★　足がぶらぶらに

- 高エネルギー外傷でおきる。

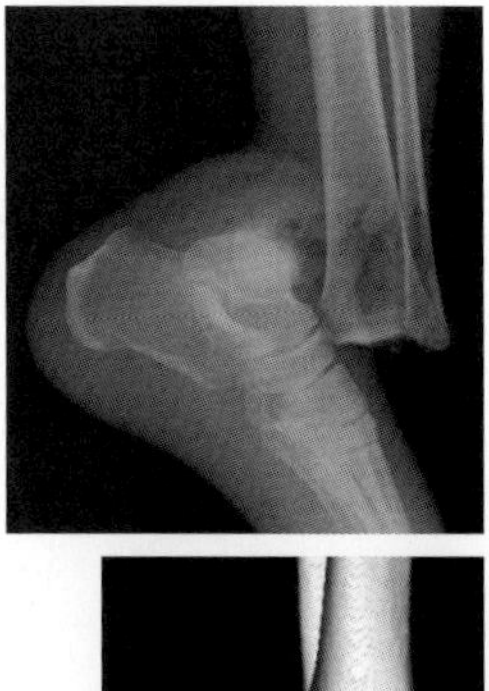

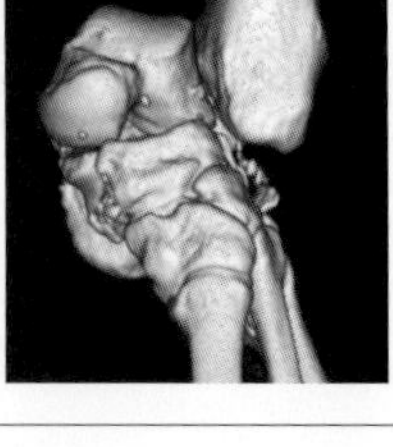

バスに足をふまれた(下腿切断に)。

足

□リスフラン関節脱臼

緊急性 ★★★　この関節を知らなければ診断できない

- ジャンプの着地でおきる。ラグビーやアメフトのタックルで。
- 足を踏むと痛い。
- 見逃し多い（そもそもこの関節を知らないと診断できないから）。

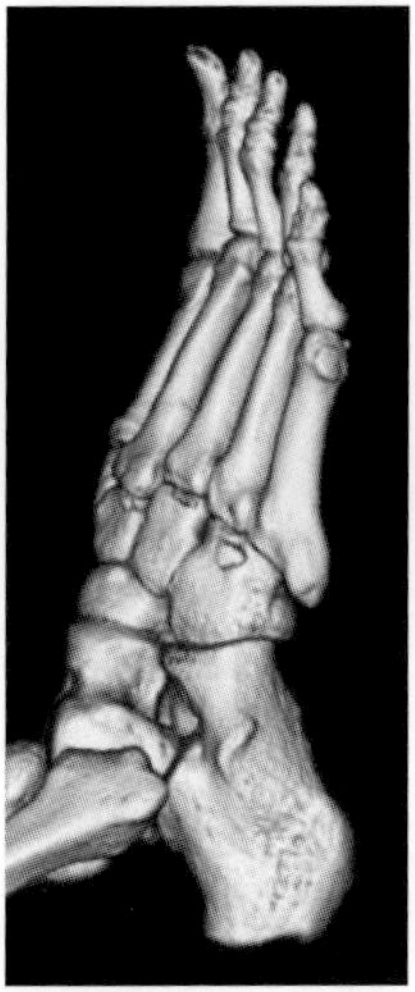

X線は斜位がよい

□趾《あしゆび》の脱臼

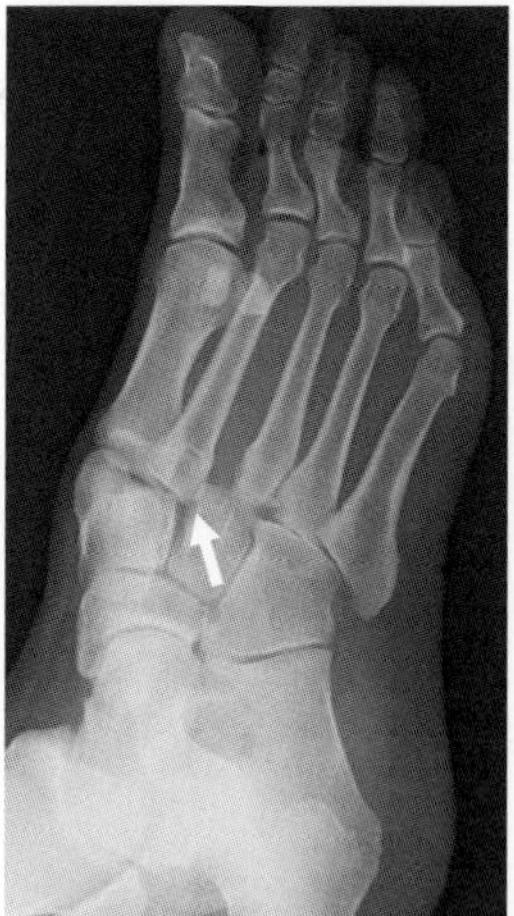

緊急性 ★　戻ればいいし!?

- 手に比べると、少ない。
- 手に比べると、障害が残らない。

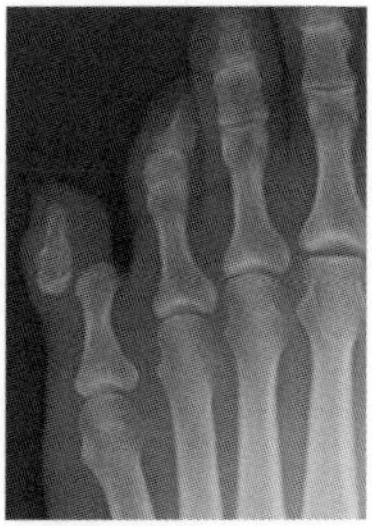

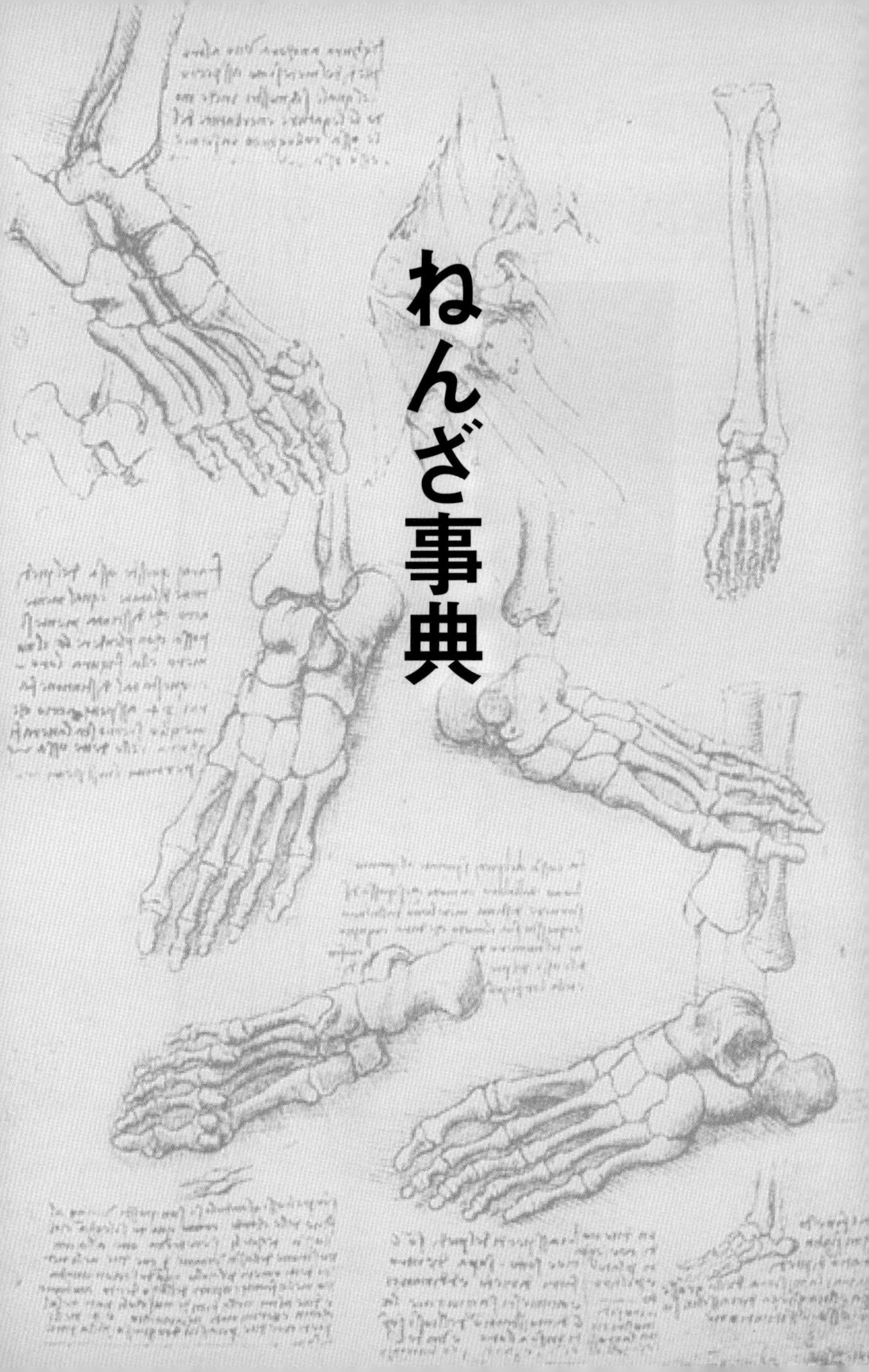

ねんざ事典

ねんざ（＝靭帯のけが）は、骨折より、むしろヤッカイなことが多い。
骨折は完全につくが、靭帯はそうではないからだ。

手

□指のDIPねんざ

緊急性★　なぜか少ない

- 数がすくない。

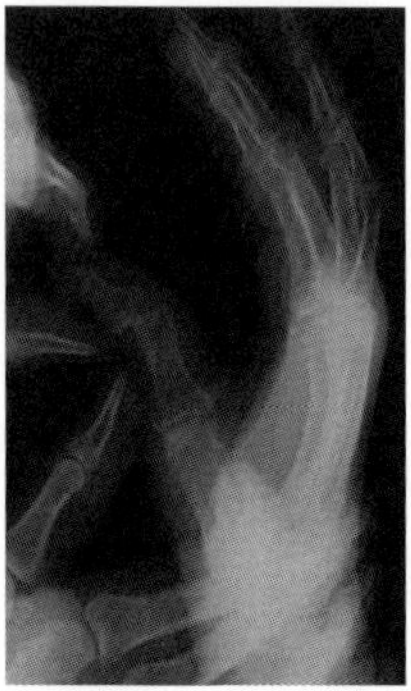

母指のIPねんざ

□指のPIPねんざ

緊急性★★　PIP脱臼骨折を合併

- ボールのつきゆびで受傷しやすい。
- 骨折より多い。
- 突き指で受傷。
- X線ストレス撮影が有効。

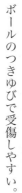

□ 指のMPねんざ

緊急性 ★★★ ステナー損傷は戻らない

- 母指の尺側（＝小指側）が問題となる。
- スキー（Skier's thumbと呼ばれる）、サッカーのゴールキーパー、ラグビーのタックルで受傷しやすい。
- つまみ動作で痛い。
- X線ストレス撮影が有効。

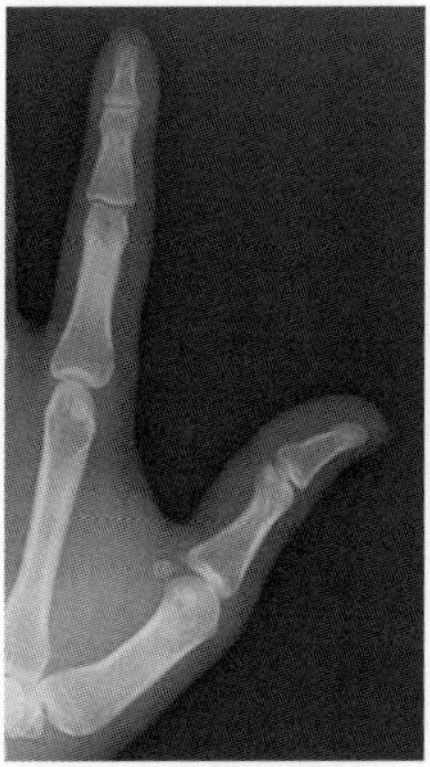

左母指MP関節に小骨片みとめる

- 切れた靱帯が、反転して、筋肉（母指内転筋腱膜）の上に乗り上げてしまうと戻らないので手術になる。ステナー（Stener）損傷という。

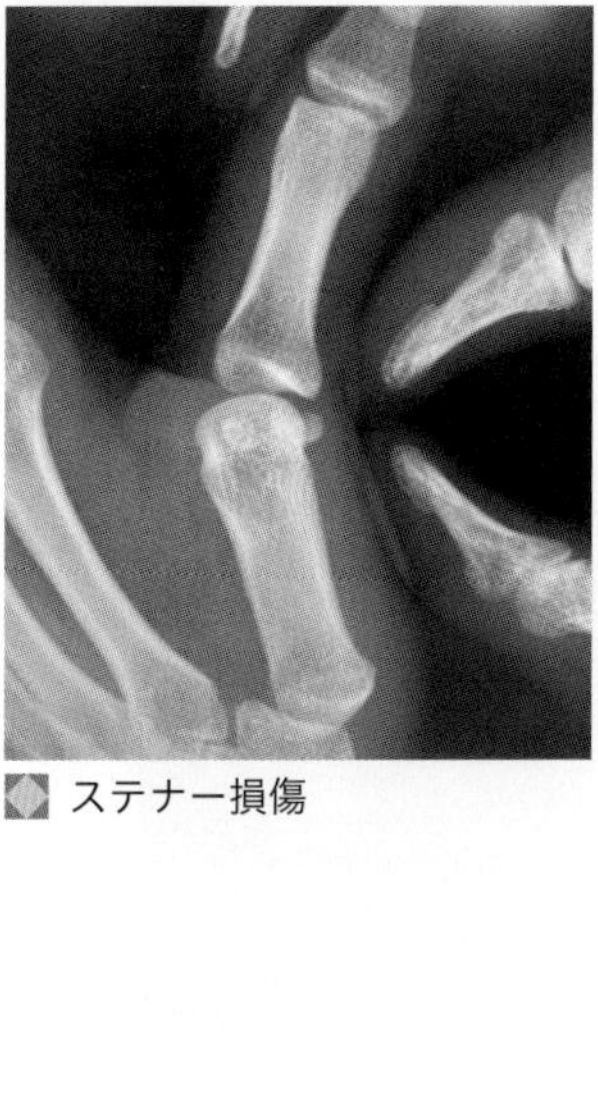

ステナー損傷

下肢

□ 膝のねんざ

緊急性 ★★★　前十字靱帯はつかない

- 前十字靱帯損傷が問題となる。
- （ママさん）バレー、バスケットボール、スキーに多い。
- ひざが前後にグラグラになる。
- ひざに血腫がたまる。
- 油滴があれば骨折の可能性がある。

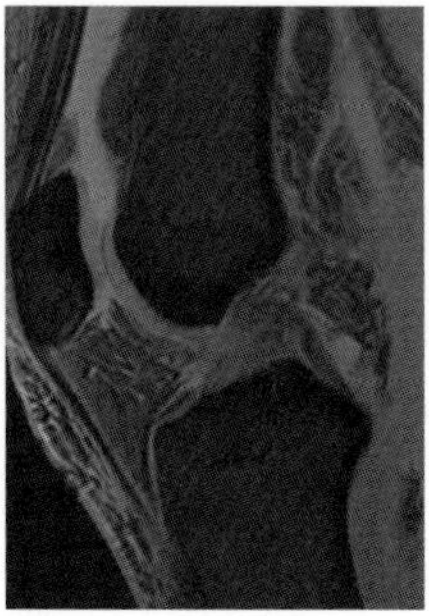

ACLが見えない

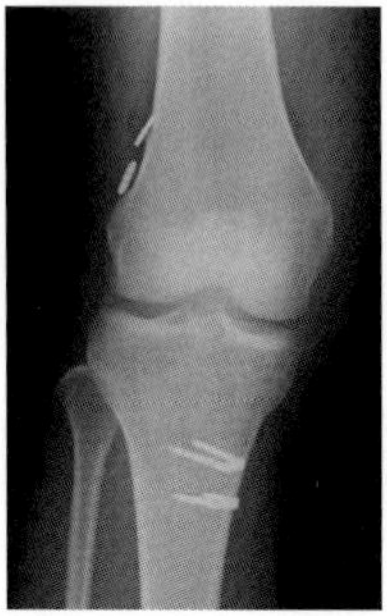

人工靭帯で修復した

- 後十字靱帯損傷は症状が軽い。
- 内側側副靱帯損傷、外側側副靱帯損傷は左右にグラグラになる。
- 関節の外だから、血腫はなく皮下出血になる。
- セゴン骨折：ACL損傷に合併する。この骨折があればACL損傷を疑え。

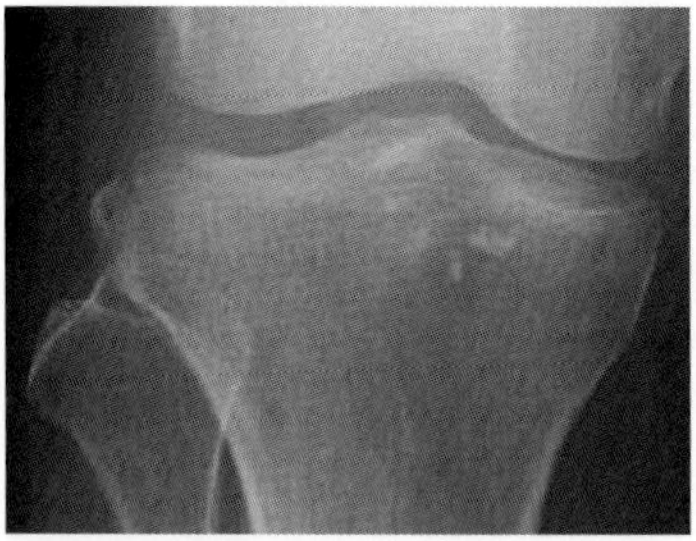

セゴン骨折

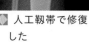

□足関節のねんざ

緊急性★★　内がえしが多い

- ねんざといえばこれ。
- 外側が多い。＝外側側副靱帯損傷。
内がえしでひねって損傷。
- 新鮮重症例では、**皮下出血**していることも。
- X線ストレス撮影を行うが、ねんざを悪化させる恐れも。

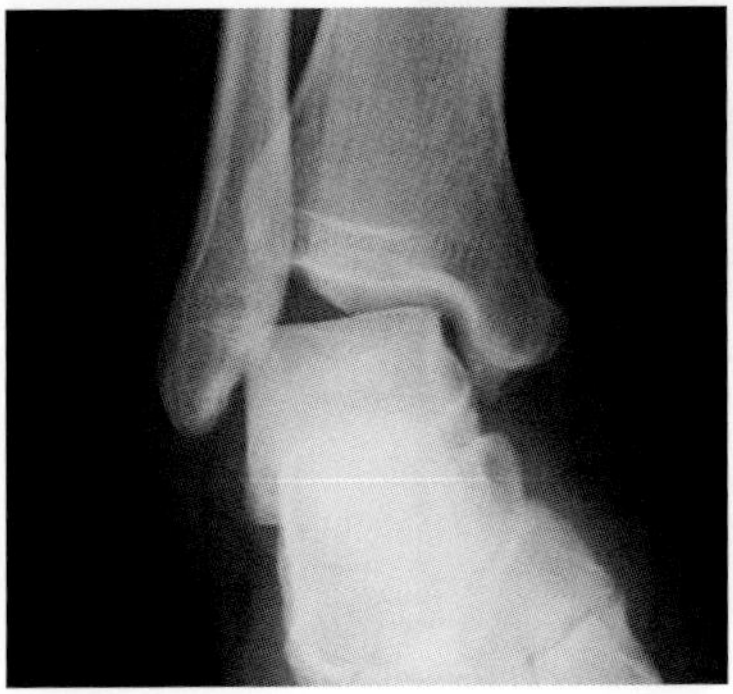

□脛腓靱帯の断裂

緊急性★★　X線なんかおかしい

- 足関節の左右二つの骨をつなぐ靱帯（脛腓靱帯）が切れる。
- X線で見逃しやすい。
- 手術（スクリュー、ジップタイト®）で寄せる。

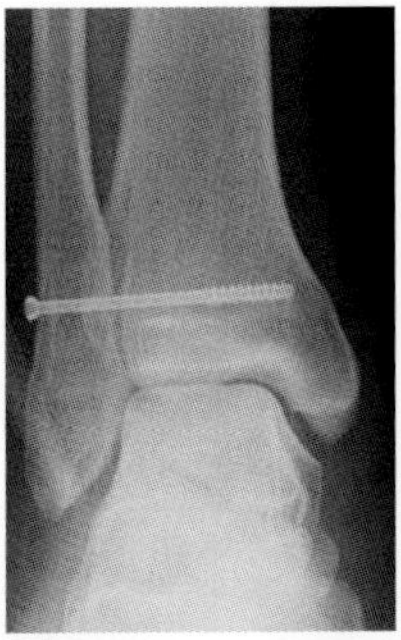

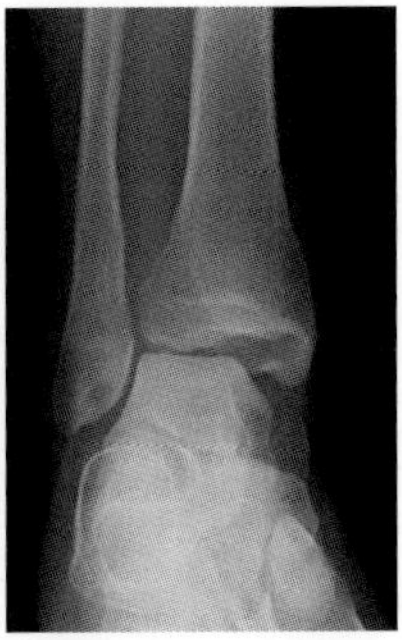

◆ 手術で二つの骨は寄せられた。

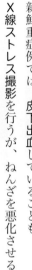

□ 三角靱帯の断裂

緊急性 ★　保存が基本

- 内側は外側より、ねんざしにくい。

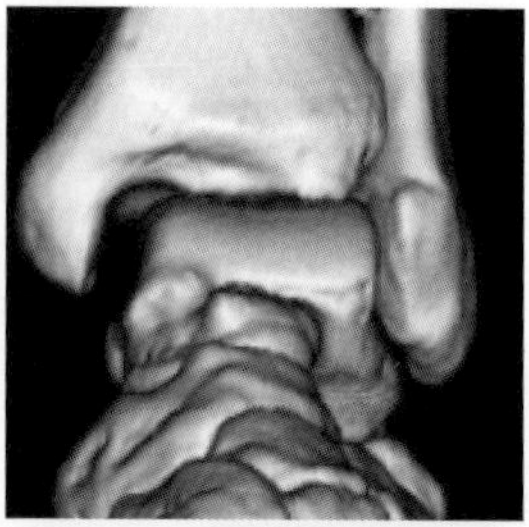

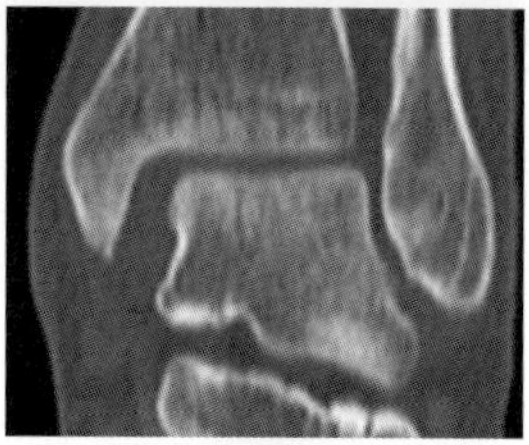

◆ 三角靱帯が切れている。

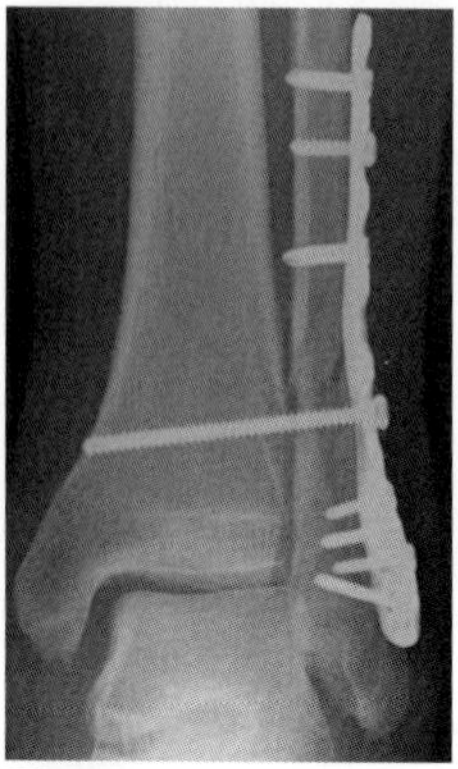

◆ 脛腓靱帯も切れていたので、くし刺しスクリューを使用。

その他

□ 腓骨筋腱脱臼

緊急性 ★★　足の外側がボコッと

- 腱の脱臼だ。
- ラグビーのスクラムや、モーグルスキーで足が背屈して受傷する。
- 足を底屈するときに、スジがボコッと外側へはずれる。

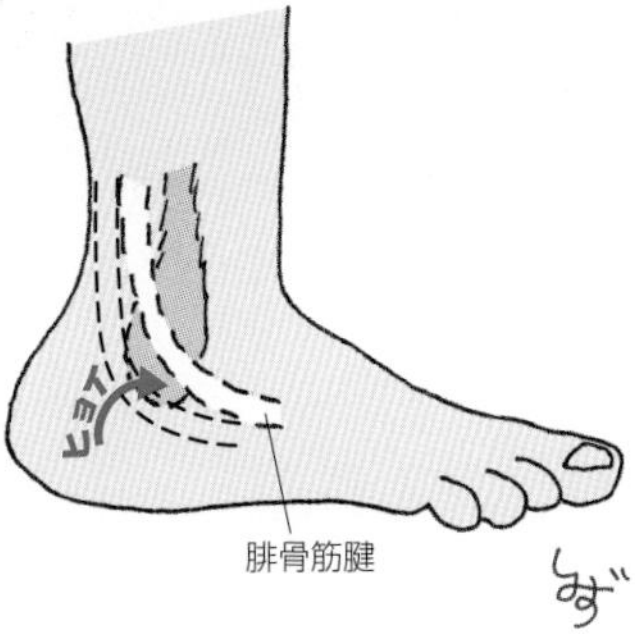

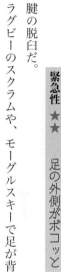

見落し事例集

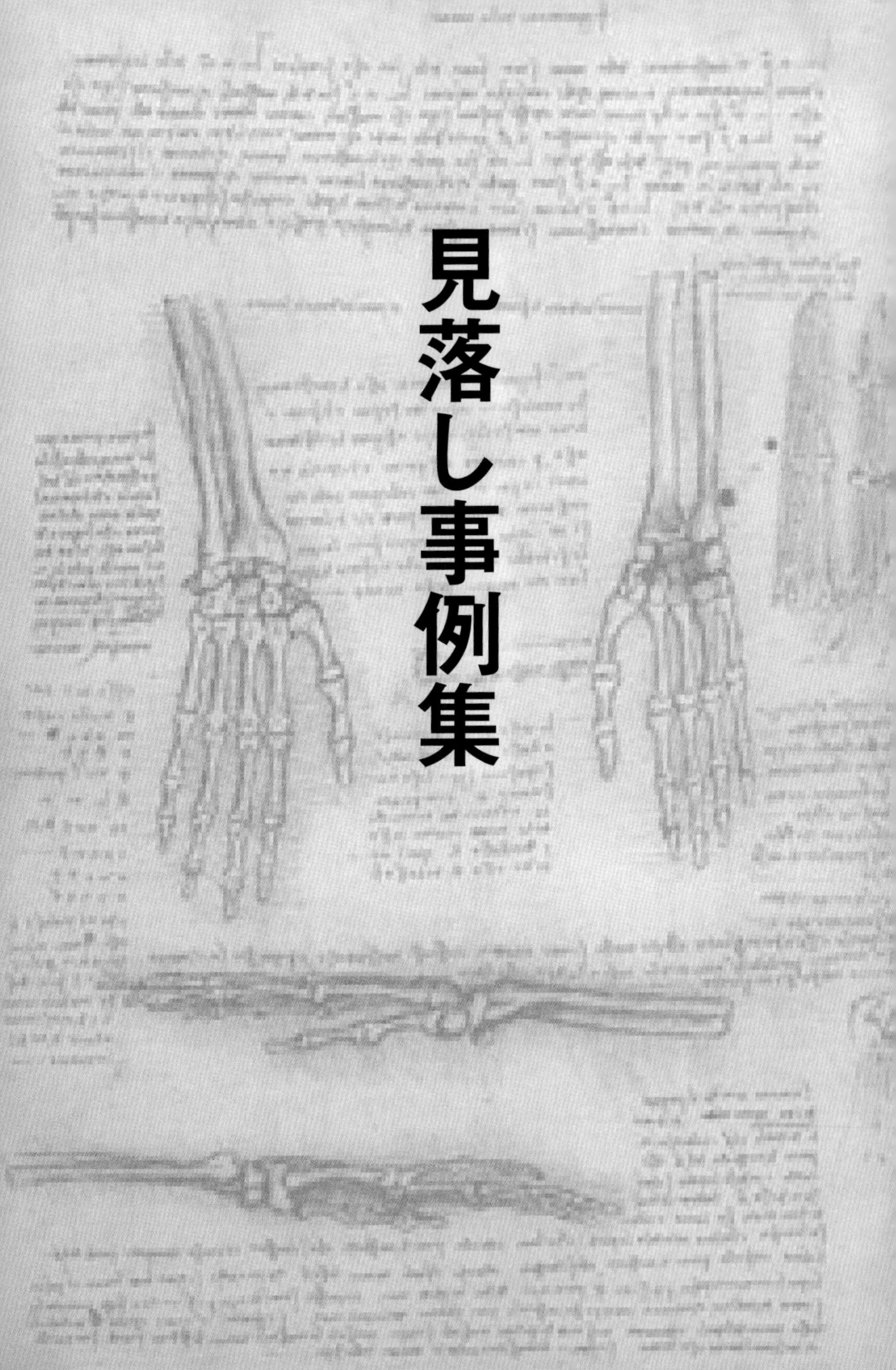

見落しはさけられない。
でも、見落しはゆるされない。

見落とす＝《イコール》医者から叱られる＝《イコール》患者に訴えられる。ここでは研修医くんが、画像診断でついつい見落してしまうパターンを集めてみた。医者も人間だ。見落しはさけられない（国家試験だって合格点は60％、つまり40％のまちがいは許される?）。画像機器だって万全じゃない。多くの患者が殺到する中、目と耳を研《と》ぎ澄ますことが重要だ。

がんを見落とす。

2人に1人ががんになる時代である。高齢者のなかには、**がんという刺客がフツーの顔でしれっとまぎれこんでいる。**

骨転移を見落とす

骨転移のキーワードは、① 坐薬が効かない。② 寝ていても痛い。

骨のがんは痛い。とにかく痛い！ とくに、強い調子で執拗にうったえる患者がきたときに注意。こういうとき、医者はややもすると、患者さんの訴えを敬遠し、うるさがり、**心因性**と判断してしまいがち。しかし、そんなときこそ落し穴が待ち受けている。

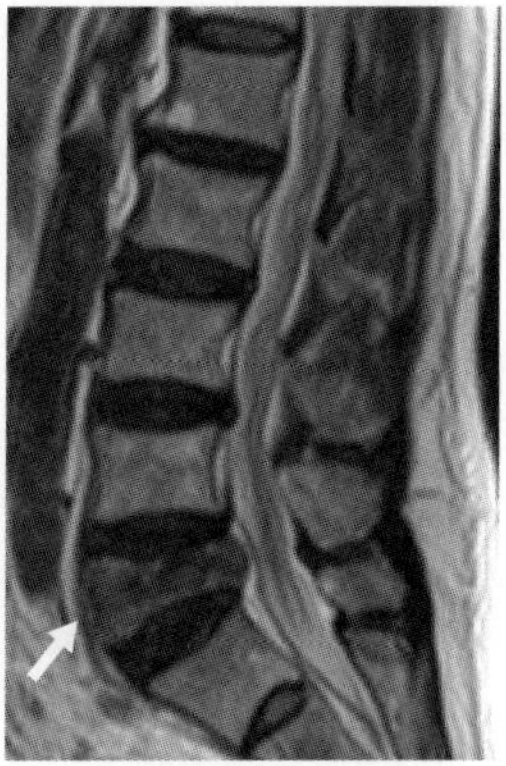

L5 だけの圧迫骨折は疑わしい。
→肺癌の転移だった。

骨原発の腫瘍を見落とす

若年で**外傷がない**にもかかわらず骨折したときは、**病的骨折**をうたがう。

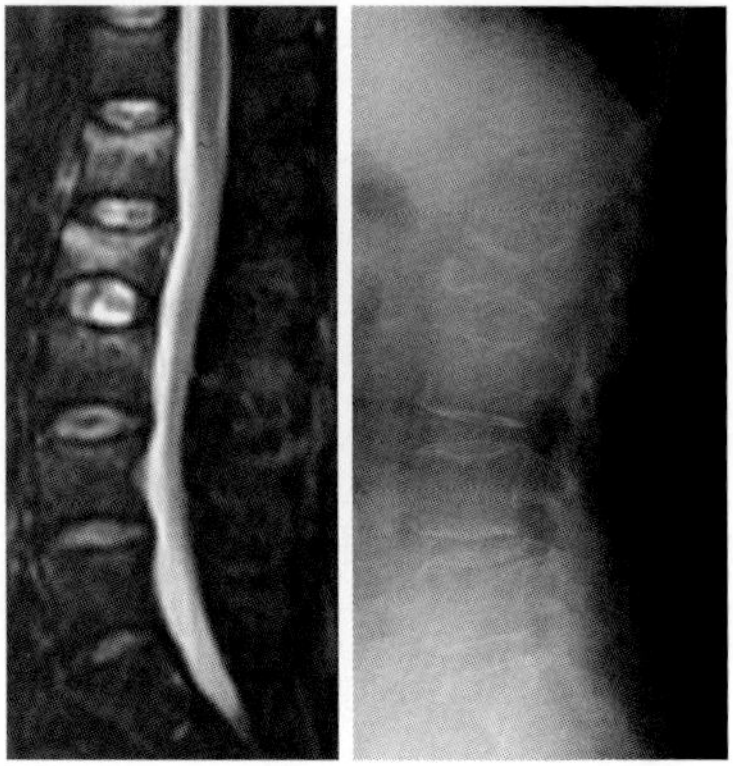

まだ50代後半の女性。**転倒していないのに多発圧迫骨折**。→多発性骨髄腫だった。

骨盤腫瘍を見落とす

骨盤はついつい飛ばしてしまう場所だ。また骨盤腫瘍は、**坐骨神経痛**（！）で受診することが多い。しばしば腰椎疾患とまちがえる。

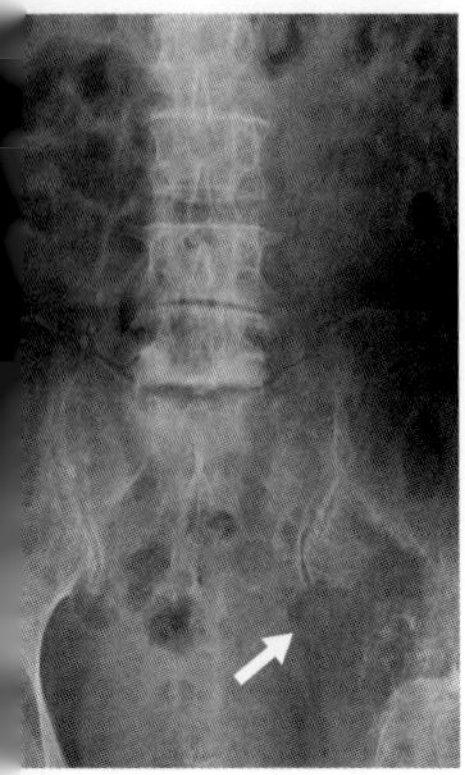

左の腰痛。腰だけ見ていると……

→ 腎癌の骨盤転移だった（内側が溶けている）。

原発性の悪性骨盤腫瘍3つといえば、**①軟骨肉腫、②脊索腫、③巨細胞腫**だ。

パンコースト腫瘍（肺癌）を見落とす

上肢痛、頸部痛をうったえることが多い。（頸椎疾患とまちがえ、頸椎の手術をやってしまってから気づくことも）

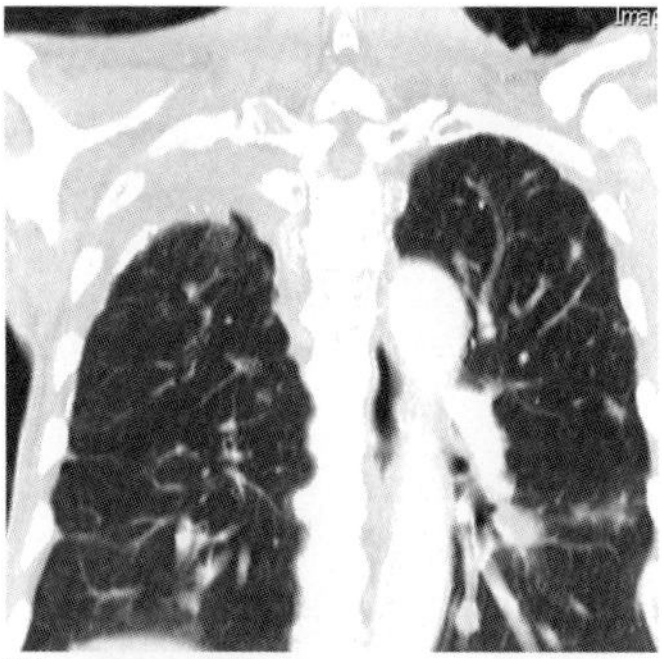

上肢〜肩痛で、頸椎の検査をすすめていた →肺癌

Coffee Break

オーダーした以上は

オーダーしっ放《ぱな》しで、読影しないと、痛い目にあうことがある。救急で、とりあえず、ひろめに全身CTを撮るときも、骨折がないと、あとはOKにしてしまうことがある。また、手術を予定していた患者から、急にキャンセルの連絡があったら、ふつうはそのままサヨナラとなり終了だ。しかし、もしのちのちになって、その患者さんに**がんがみつかり**、むかし、外来で入院検査をしたときの胸部X線画像にそのがん陰影がうつっていたら……。いちど**迷宮入り**になった検査でも、オーダーした医者の責任は免れなくなるのだ。

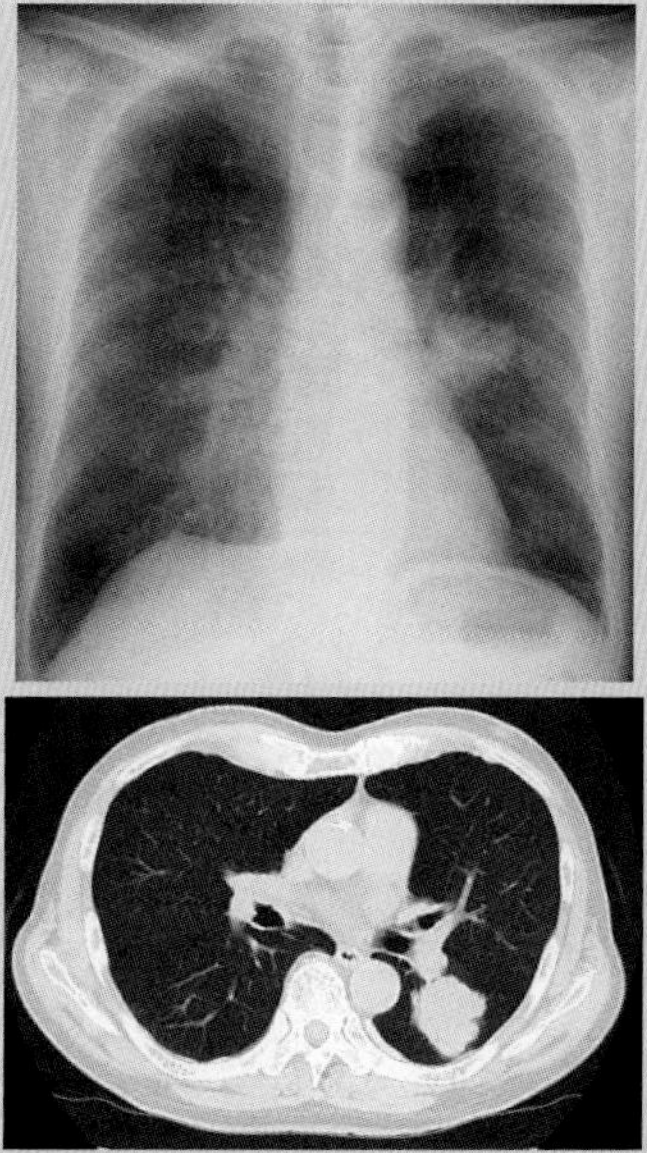

肺がん　術前検査で発見された。

骨折を見落とす。

圧迫骨折を見落とす

老人では、大腿骨頸部骨折と並んで多い骨折だ。新しいか旧いものかX線ではわからない。症状や、前後屈撮影や、MRIが有効だ。また圧迫骨折では、痛みの場所が必ずしも骨折部でないことも。

MRIの威力

このようにX線ではわからない骨折（**骨挫傷＝ボーン・ブルーズ**とよぶ）には、MRIが有効だ。

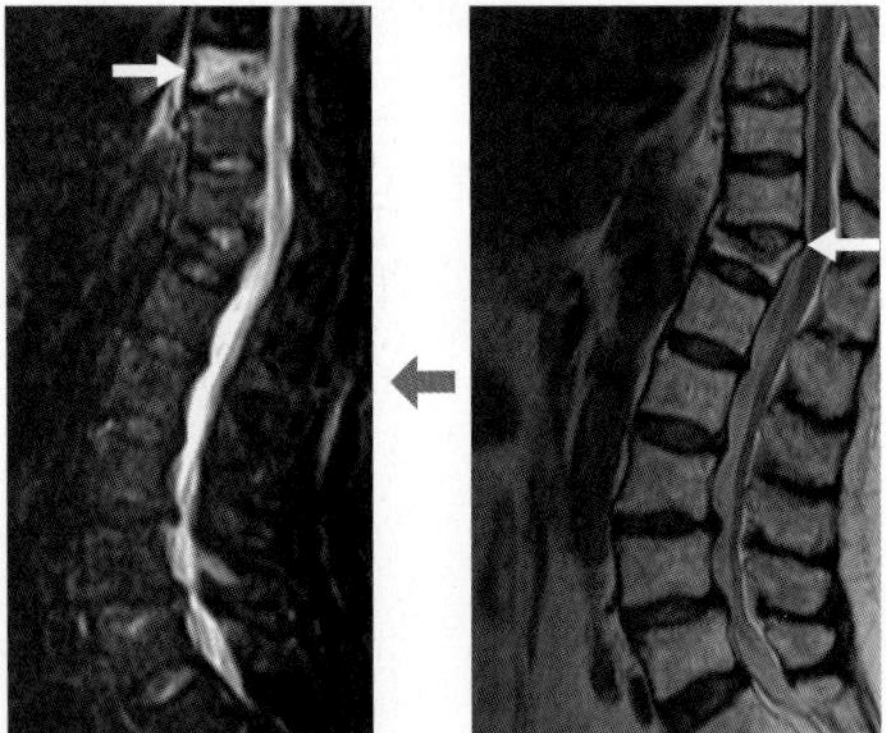

X線では第12胸椎だと思ったが、そのうえの第9胸椎だった。

舟状骨骨折を見落とす

TVドラマのネタになるほど見落としは有名。通常の2R撮影ではわかりにくい。斜位像や、CT、MRIが有効。**若い人が手をついた**ときは疑う。**橈骨遠位端**骨折じゃなく**舟状骨**骨折だったというケースは多い。かぎたばこ入れの圧痛。

舟状骨骨折

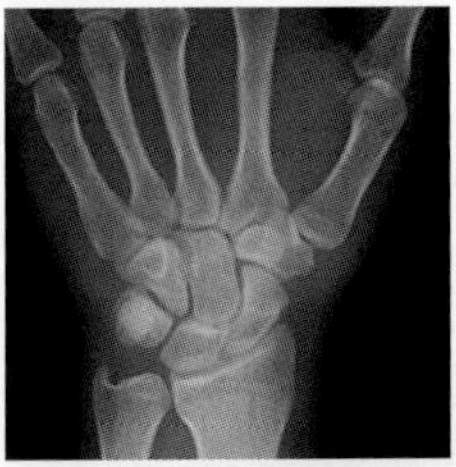

正面　わかりにくい

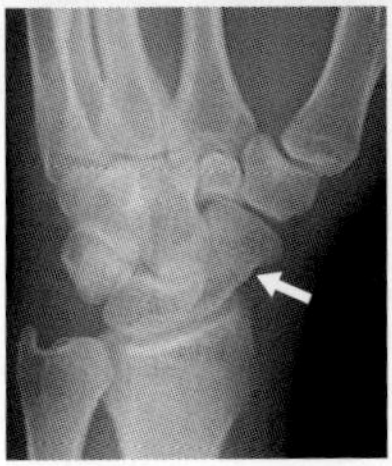

斜位

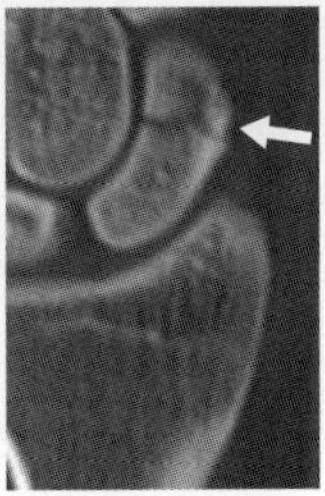

CT

Coffee Break

後でわかる！

多発外傷だと、まず一等ひどい大きなケガから治療を開始する。峠をこえた数日後になって、雨後のタケノコのように小さい外傷のいたみが出てくるケースが多い。3次救急病院では注意すること。

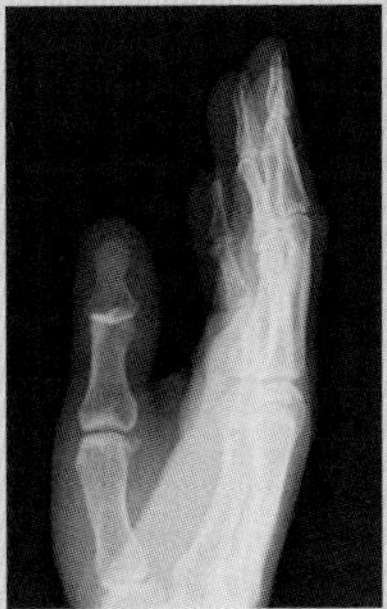

後日撮り直すと……

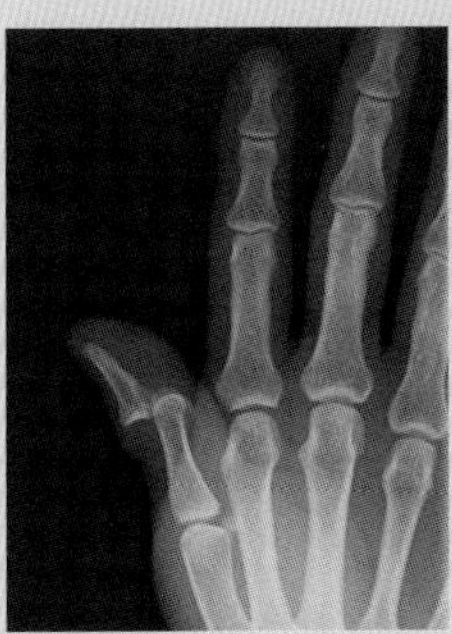

多発外傷で、X線は一方法のみだった。

Coffee Break

歩いてきても……

骨折や脱臼をしても歩けることがある。外傷の初診では、「**絶対に骨折はないです**」などと高らかに断定してはならない。だんだん亀裂が明らかになり後日、よその病院で診断されることがある。「**後医は名医**」というイタい格言もある。

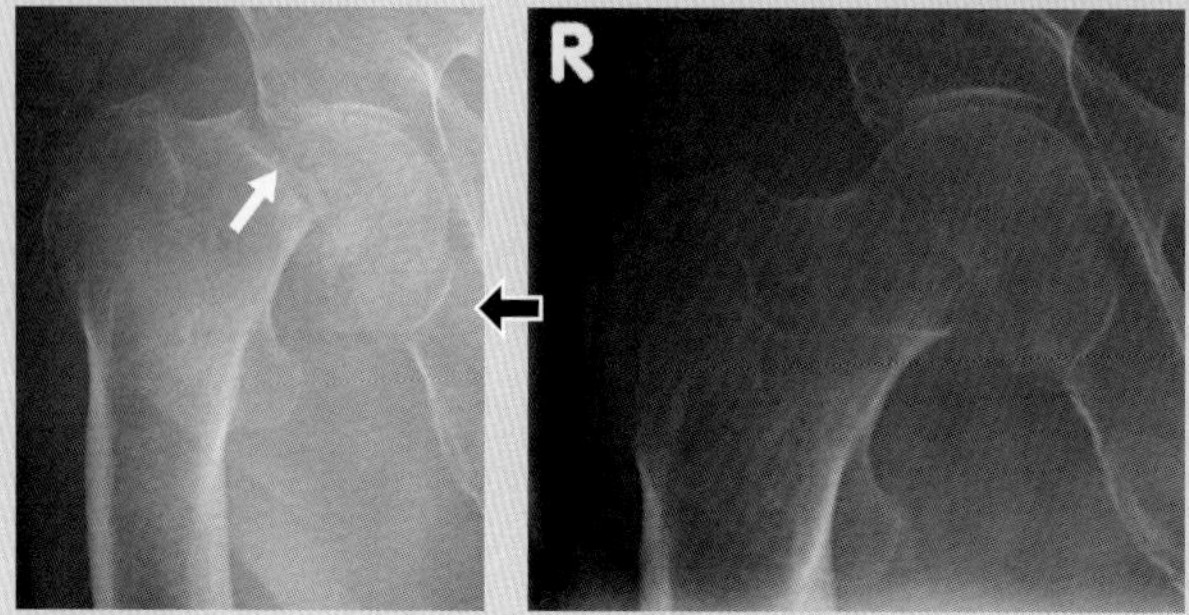

◇ 内側骨折　1週間前は何も**ない**(ないように見える)。

骨折がちがった

老人、転倒＝大腿骨骨折と考えがちだが、骨盤（恥骨骨折！）だったというケースが多い。高齢者はどこもかしこも折れやすいのだ。**透析**中にも注意。

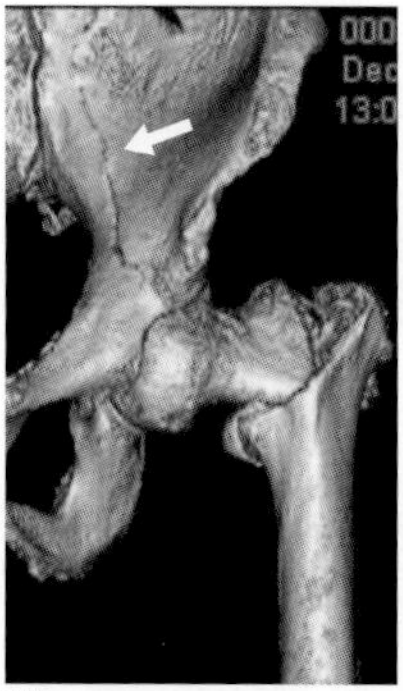

◇ 大腿骨転子部骨折に、骨盤骨折も合併していた！

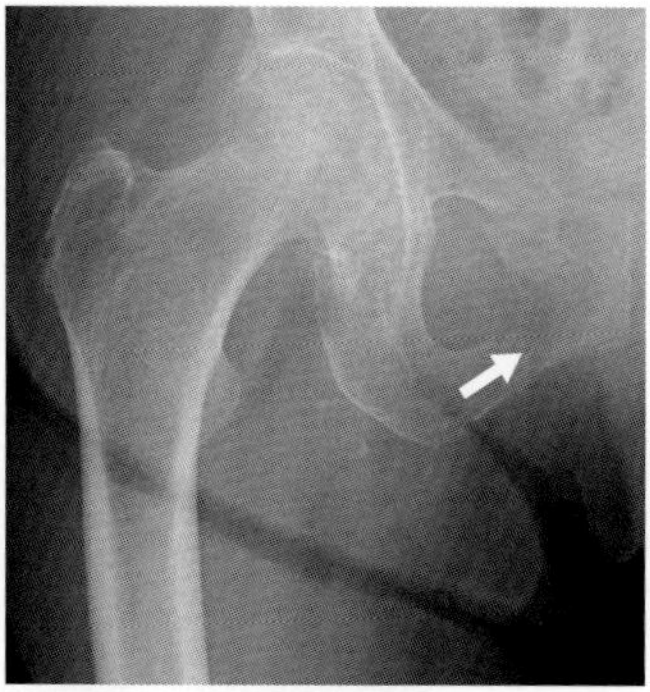

◇ 大腿骨転子部骨折ではなく、不顕性骨折（恥骨骨折）だった

骨折じゃなかった

二分膝蓋骨（bipartite patella）は、研修医君が、よく骨折とまちがう。

もともとあるものだが、交通事故の訴訟で、骨折ではないかもめることがある。**外側の上が最多。**

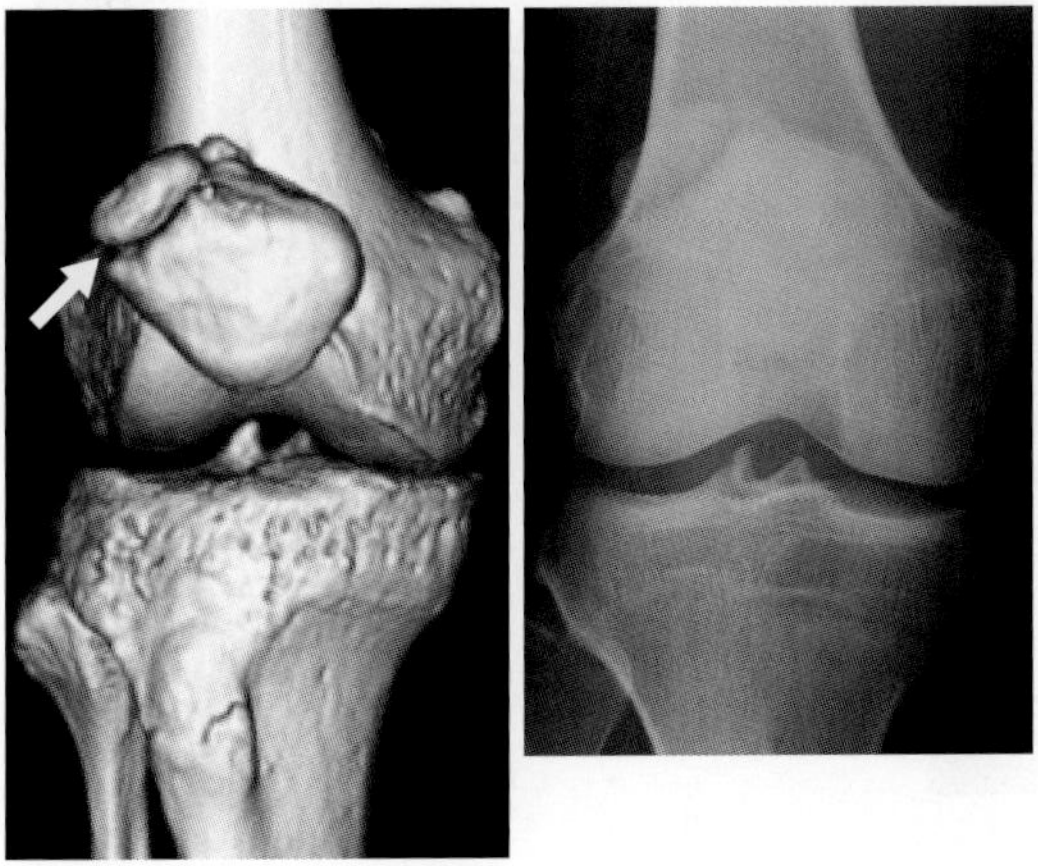

脱臼を見落す。

X線ではわかりにくい。C6／7が脱臼している。

下位頸椎、上位胸椎の脱臼を見落とす

肩と重なるためだ。側面X線で脱臼が見えにくい。頸椎が短い（猪首）だと、さらに見えにくい。しっかり咬みこんでしまった脱臼（ファセット・インターロッキング）はけっこう安定で、歩いて外来を受診する患者さんもいるから注意。

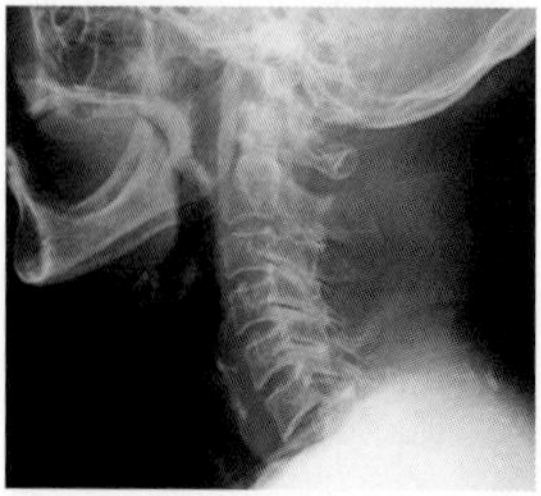

X線ではわかりにくい。

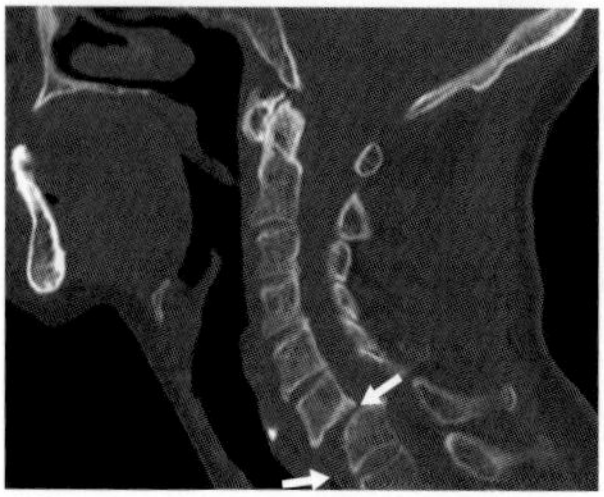

CT　C6/7が脱臼している。

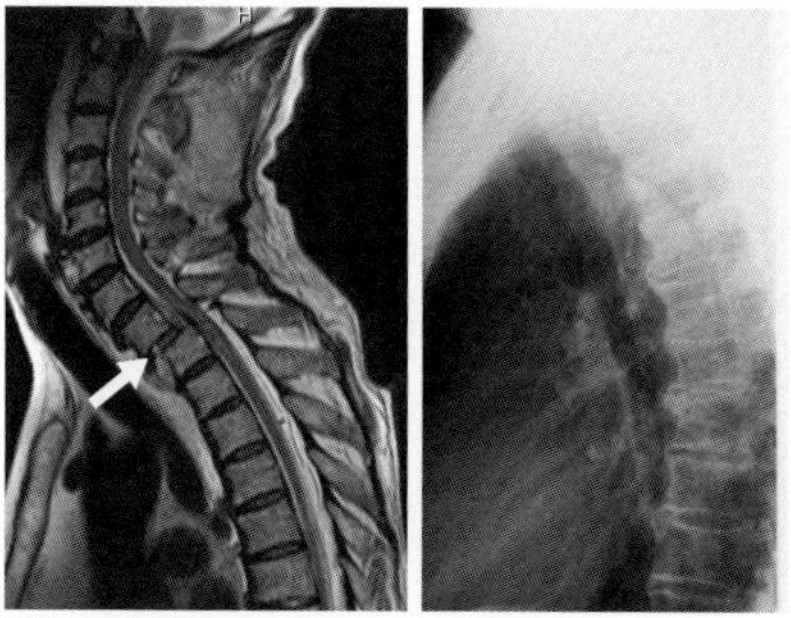

上位胸椎もX線ではわかりにくい。
T1/2 脱臼

モンテジア骨折の肘脱臼を見落とす

見落としの代名詞。前腕の骨折だけみていると、肘や手首の脱臼を見落としてしまう。肘の正確なX線と読影力が必要だ。

迷ったら（とくに小児では）、**広範囲**をいちどに撮影したほうがいい。

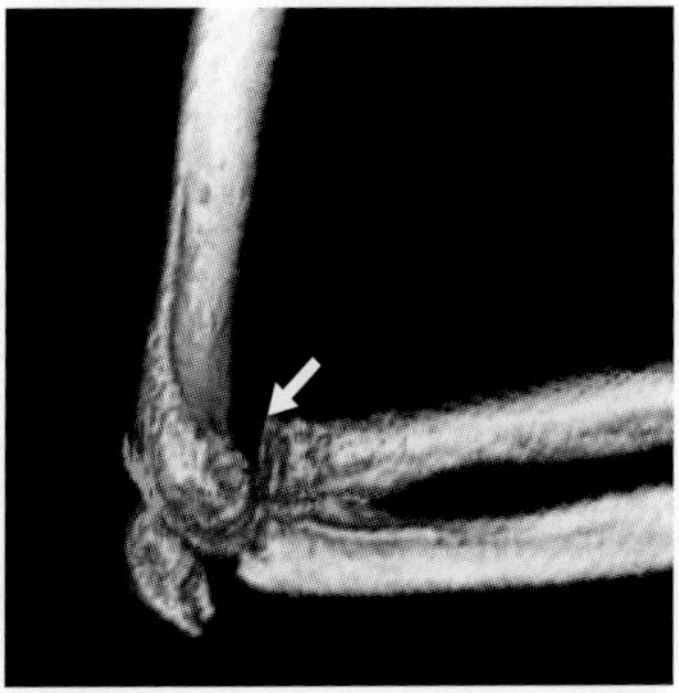

尺骨骨折だが、よくみると橈骨頭が脱臼（矢印）

Coffee Break

こどもの肘はむずかしい

こどもの骨化核は、図の1→6の順で出現する。小児を診る時は年齢による骨の成熟に注意し、患側以外にも気をつけよう。

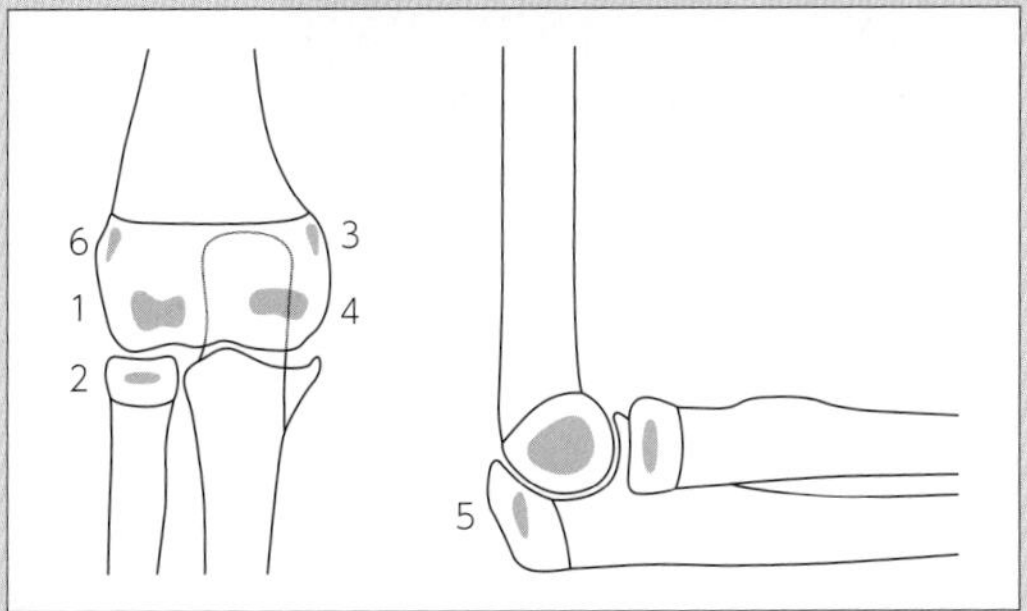

骨化核の出現順序

外側椎間板ヘルニアを見落とす

激痛にもかかわらず、画像所見に乏しい。ドクターショッピングをくりかえし、心因性と誤診されることも。

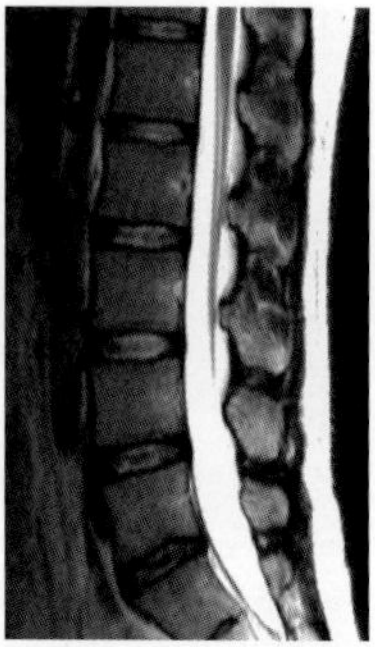

◆ MRI矢状断：脊柱管内にはヘルニアはみられない。

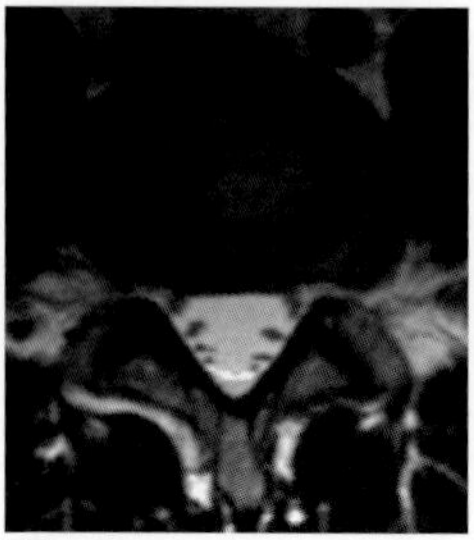

◆ MRI横断：外側（神経孔外）を見落としやすい。

MRI、脊髄造影でも、外側の病巣がわかりにくい。神経所見のズレ（たとえばL4／5ヘルニアなのに、L5神経根ではなくL4神経根の症状がでる）がある。いろいろと見落としやすい疾患なのだ。

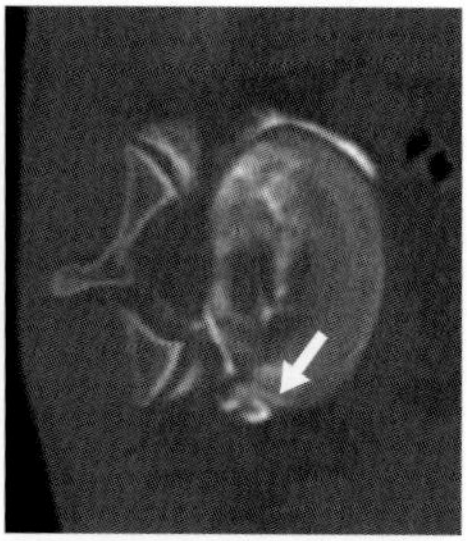

◆ 椎間板造影で脊柱管の外側にヘルニアがみつかった（激痛のため**側臥位**をとっている！）。

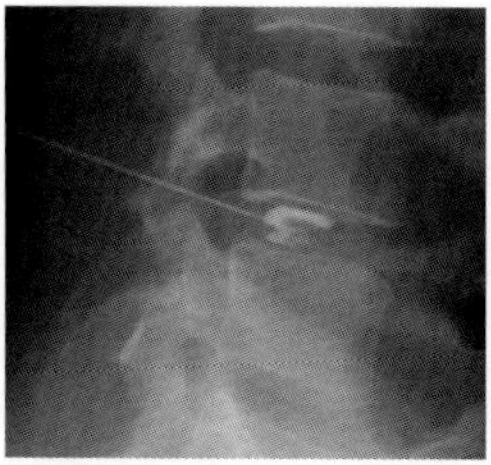

◆ 確定診断として、椎間板造影がある（椎間板をふくらませ痛みを再現させる※！）。

＊筆者の考案した手術法もあります（清水法）！
「外側型腰椎椎間板ヘルニアに対する手術方の工夫―部分的椎弓切除を加えた内側からの摘出術」清水健太郎、他。臨床整形外科 2016、151-6頁

他科の病気とまちがう。

脳だと思ったら頸椎だった

脳梗塞で脳外科病棟に入院しているうちに頸髄損傷だとわかった、逆に、頸髄症だと思ったら脳梗塞だった。患者さんの会話がむずかしく寝たきりだったりすると、脳↑↓首で、このようなミステイクが起きる。

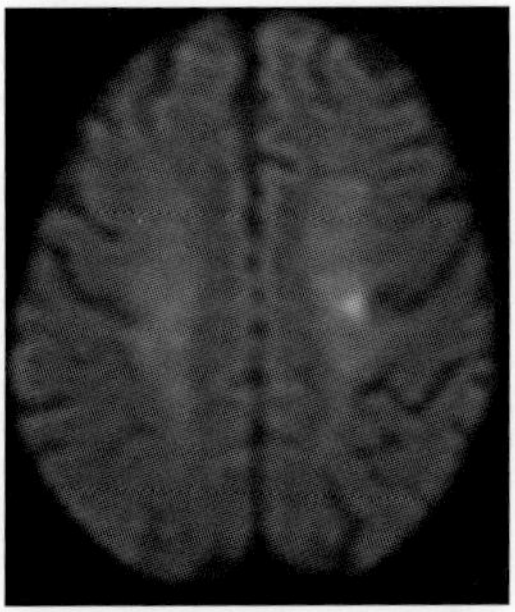

右上肢がうごかない。頸椎症性脊髄症だと思ったら、脳梗塞（ラクナ梗塞）だった！

腰椎だと思ったら……

腓骨神経まひだったというケースが多い。足が挙がらなくなった患者さんは、いちおう疑うべきだ。ギプスの圧迫や、睡眠薬常用で床の上に臥床していると起きることがある。腓骨神経まひは、**筋電図**がよいが、発症してまもなくは正常なことが多い。**股関節の外転**がＬ５神経根由来なので鑑別に便利ですよ。

そもそも、「**坐骨神経痛**」というのは病名ではなく症状だ。これをきたす病気はそれだけ多彩ということになる。腰椎の病気だとおもった患者さんが、じつは、ちがう部位の病気だということは日常茶飯事である。**女性器の疾患**だったり、**骨盤腫瘍**だったり、大腿骨頭壊死だったり、パーキンソン病だったり、腸骨の動脈瘤だったり……。いずれも注意が必要だ。

Coffee Break

手術屋だけれど……

医学が細分化され、自分の分野だけみる（しかみれない）医者が多くなっている（どの科もその傾向がある）。

整形外科もしかり。ややもすると、骨だけみるという姿勢でかかってはいないだろうか。術後ＣＲＰ上昇が偽痛風だったり、ガンコな上肢痛がリウマチ性多発筋痛症だった。それ以外にも、術後、病棟で、遅発性麻痺、傷の滲出があるのに感染を見逃したり、血小板が急に減少したらＤＩＣだった、足がパンパンだと重症の心不全だった……痛い経験をするたび、骨医者だけではダメだ、と猛省させられる。

また整形外科は、術後をのぞくと、あまり採血をしない。しかし、採血で思わぬ病気がみつかることは日常茶飯事だ。ＣＫＤ（慢性腎障害）の見落としもかなり多い。また下世話なことだが、採血検査は、外来の売上げ増加にもなる（これが内科との大きな差額なのだ）。

整形外科は、内科や外科みたいに命に直《す》ぐ危険のおよぶ病気は少ないけれど、否、少ないからこそ、ほかに眼をむけなければいけない。

Coffee Break

最後は度胸！

脱穀機や印刷機に手を巻き込まれる、**デグロービング損傷**（手袋が脱げるような皮膚欠損）は、器具の安全性が向上して減少している。車に乗らない若者も多いし、交通事故のたとえば大腿骨骨幹部骨折なども減少している。しかし大きなケガは、どこかで起きうるものだ。獨協医大の種市洋《たねいちひろし》教授は、北海道にいたころ、船の事故で、いかそうめん状態になった手を治療した、と仰言《おっしゃ》っていた。こういう症例は、もはやマニュアルでは歯が立たない。

正月におもちが咽喉《のど》につまった患者をみたらどうする？　ほうれんそう（報告連絡相談）だってぇ？　麻酔科や耳鼻科がくるまえに死んでしまう。そういう時は、まず、そこらへんにある針で咽喉をぶすぶす刺して孔をあけることだ（だいじょうぶ死にやせん！）。

学会発表で笑われる、ガイドラインからはずれる、上司に怒られる……たしかにそうかもしれないけれど、マニュアルにとらわれていては動けない。そんなときどうするか？

答えは度胸！　**いまいる戦力、武器で戦うしかない**からだ。腹をくくろう。だってしょうがないではないか！

がんばれ！　研修医君。

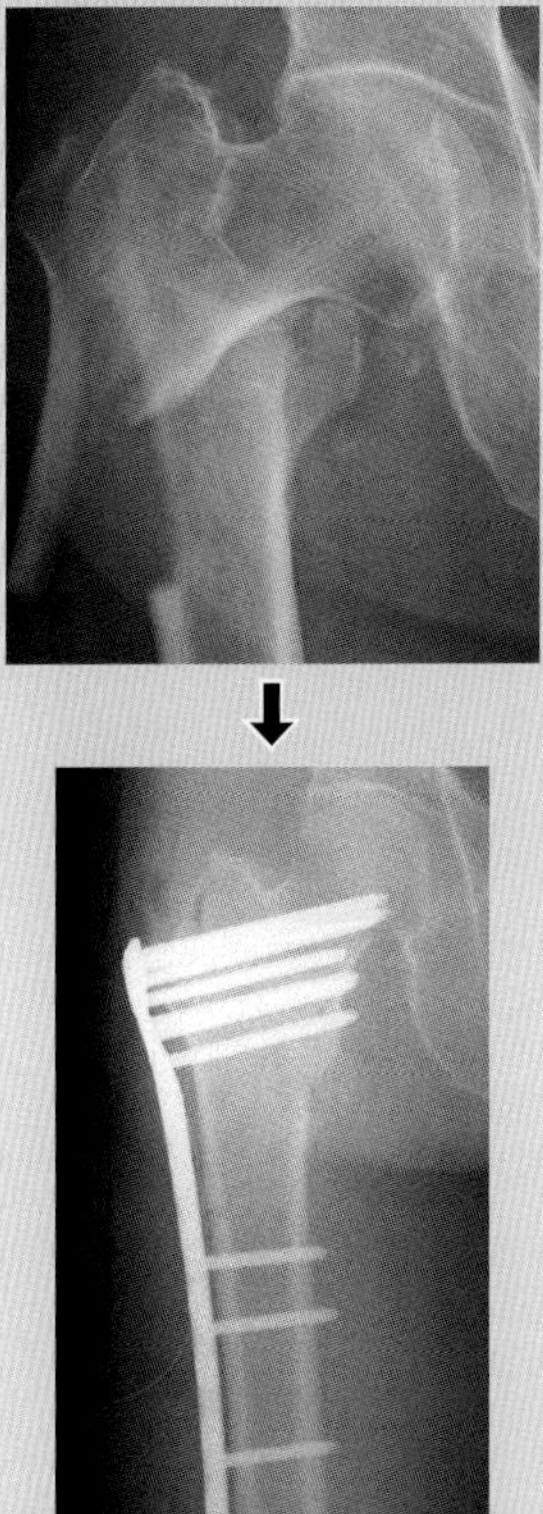

夜中、緊急手術で道具がなく、ひざのプレートを逆さまに使って治した！

Coffee Break

ある研修医の会話から。

「いなかの救急病院で、ひとりぼっちの当直とか心細いよね。どんどんかかる電話、かつぎこまれる重病人、限られた人数で知識も経験も足りない、**完全アウェイ**の状況」

「びびる。死んだふりしたくなる」

「3次救急の野戦病院だとね。診察室は修羅場。ベッドのすぐ横で、頭をドリルであけてたり、トリアージしながら、これはもう絶望だから次！　なんて怒号が飛んでたり」

「まあだんだん、鍛えられて、終《しま》いには、どんな患者がきても驚かなくなるよね。」

「100点をねらうのはむりでも、センパイの応援がくる朝まで何とか合格点でつながなければって思っていたな」

「ちょっと失礼しまあす、と家族にいって医局まで走り、手術書をざっとカンニングしてから、さもベテランのような何食わぬ顔で現場に戻るなんてこともあったなア」

「とにかく、医者がアタフタしたらダメ」

「そうだよ。医者が泣いたらアウト。もう患者さんにとって最後の望みが切れちゃう」

「内科はエビデンスが確立されて、たとえば、標準治療がおこなわれる。市中病院でも、大学病院でも、国立がんセンターでも同じだ」

「でも、外科、とくに救急外傷って、一例一例ちがうし」

「エビデンスとか、あまり役にたたないことあるよね」

「そう。**エクスペリエンス！**」

「論文読んでるひまないし」

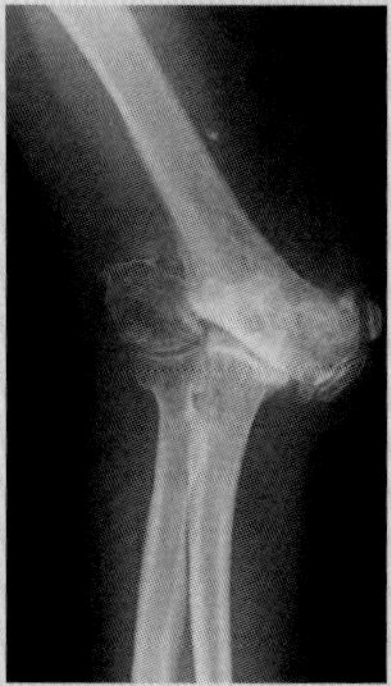

肘骨折の60年放置例

もう、だれが失敗したかわからない。こういう悲劇をつくらないことだ！

「ぶあつい教科書は、救急外来じゃ、ホトンド役に立たない」

「整形外科って、へんな論文読むより、先輩の経験談がものをいうことがある！」

「同意。刑事ドラマでみるよね。古参の**ベテラン刑事の山勘**が、事件を解決する話。あれと同じ」

「でも、患者さんにとっては、おなじケガでもかつぎこまれた先、たとえば、A病院か、B病院か、でうんめいが決まることもあるってこと？」

「そう。残酷だ」

「だからこそ、スキルをあげなくちゃ」

「まだ若い体力のあるうちに、どんどん修行するしかないね！」

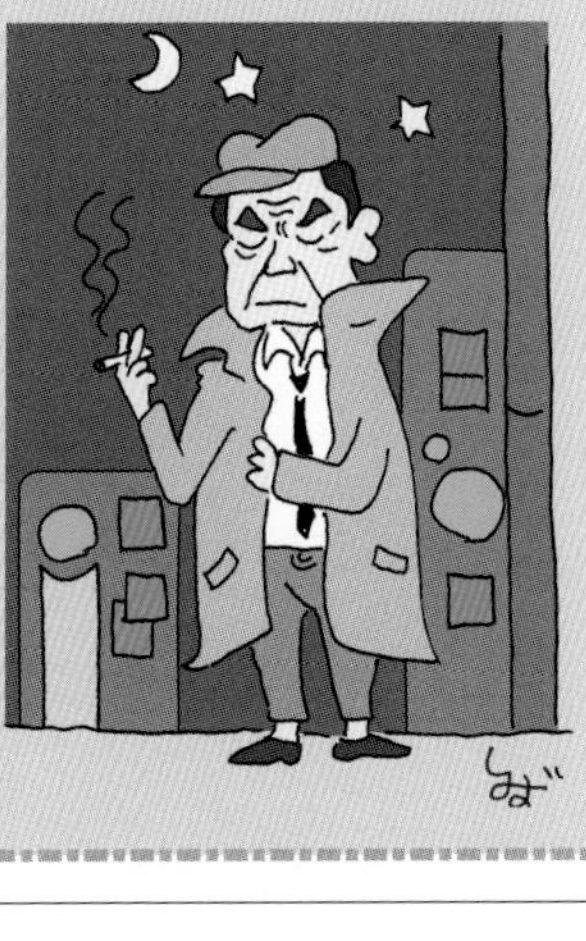

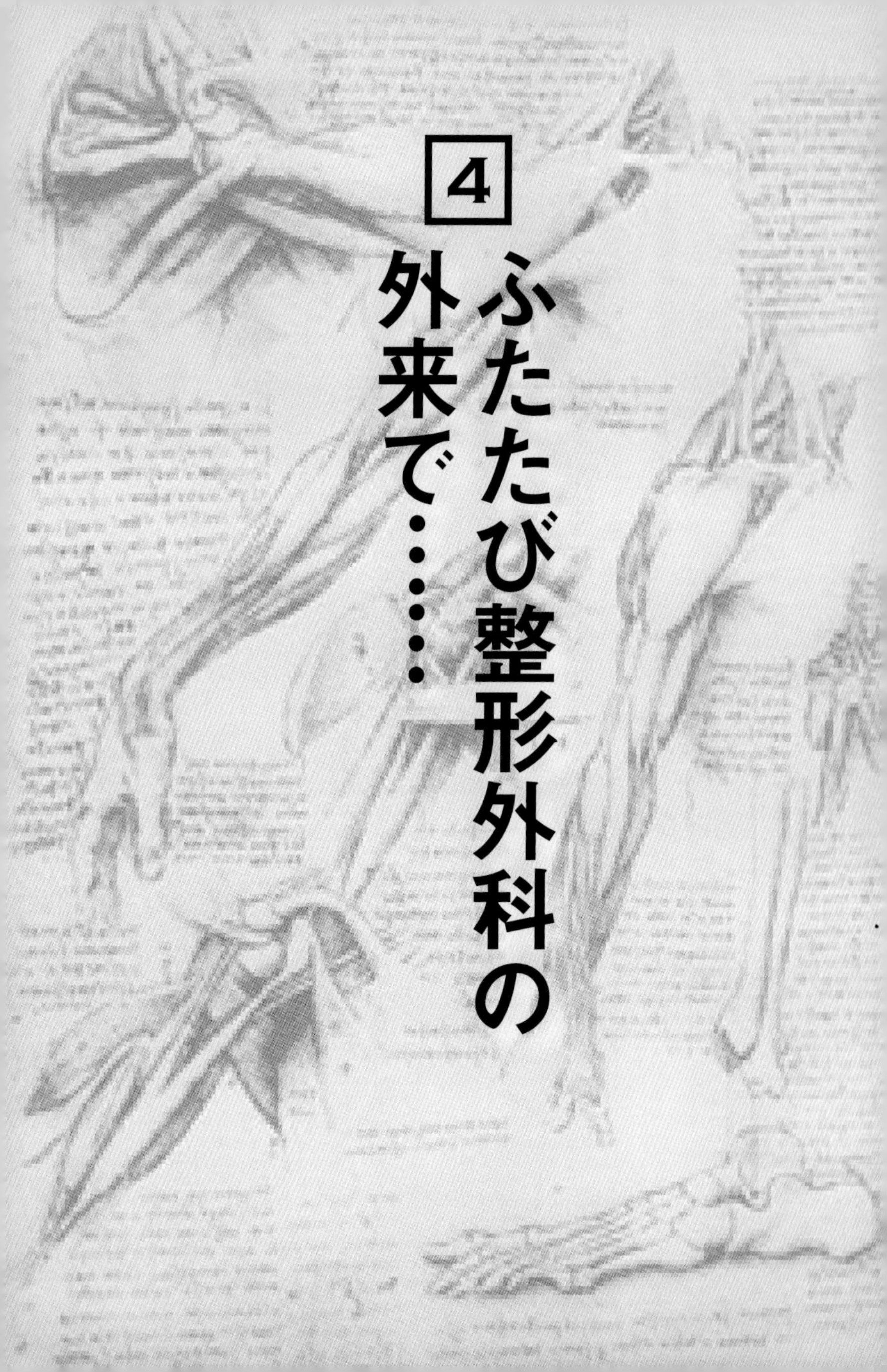

4 ふたたび整形外科の外来で……

手術までに

手術が入院のメイン・イベントであるのは疑いようがない。しかし、そのフィナーレにさきだつ術前のしこみもすこぶる大切だ。高齢化がすすむ日本では、患者さんは合併症の**デパート**だと思った方がいい。ホトンドの病院で入院は、手術の前日だ。

この章では、術前のわずかな時間で、チェックするポイントを述べた。

感染の予防

整形外科の病棟には、かならず一人や二人、感染でくるしむ患者さんがいるはずだ。こうした悲劇は、不可避のものもあるが、水際《みぎ》わで防げるものも多い。

手洗い、手術室のゴミやヨゴレはもちろんだが、あらかじめ患者さんがもっている菌から感染することが少なくないので、できれば、入院する前に食い止めることが大切だ。

虫歯の予防

虫歯から、血液を介して、菌がまわることが少なくない。歯から**心臓**（**感染性心内膜炎**）もよく知られている合併症だ。もし、時間があれば、整形外科手術でも、術前に歯科で口腔ケアをしておくことが大切だ。

鼻腔培養

ＭＲＳＡは健常人には問題が少ないが、手術後など免疫の弱った患者さんには致命傷となることもある。市中感染もふえていて、**鼻腔の培養**が有効だ。もしＭＲＳＡが検出されたら、抗生剤（バクトロバン®軟膏）の塗布をおこない、陰性を確認してから手術にのぞもう。

糖尿病

未治療の糖尿病（ＤＭ）患者はとても多い。無症状だからだ（医者にも意外と多いのだ）。糖尿病は、**創部感染**、心血管系の合併症にも直結する。**HbA1c**は必ずチェックしよう。もし、ＤＭと判明したら、術前に、血糖コントロールをしなければならない。食事もカロリー制限食に変更し、血糖チェック、**スライディング・スケール**をおこなう。

術前にとめる薬

血液サラサラ薬

もともと、脳梗塞や心筋梗塞の既往があり、抗血栓薬や抗凝固薬を内服している患者さんが多い。手術では、これらの影響をとめないと、血の海になってしまうことも。ただし、中断することで、もともとの疾患が起きる危険性もある（諸刃《もろは》の剣といえる）。されど、ナカナカ線引きはむずかしい（どちらも悲劇だ）。各病院で、一応のルール（ガイドライン）を作り、それに従うのがよいと思われる。

ワーファリンは半減期がゆっくりなので、切れ味の早いヘパリンに変更する。高齢者は、一般に、PT-INRをややサラサラの1・5～2・5にしておくといい（正常は1）

ピル（経口避妊薬）・SERM（骨粗鬆症治療薬）

これらは、逆に、血栓症を起こしやすいので、休薬が必要だ。血液サラサラ薬に比べて目立たないので、女性患者の場合は注意せよ。

基礎疾患

心臓

術前の**心電図**で、**不整脈**（とくに**心房細動**、ＡＳなどの致死的合併症をきたすもの）が指摘されたら、かならず、内科（循環器）に依頼し、心エコー（特にＥＦ30％以下で危険が増大する）をチェックすること。

また手術における心臓のガイドラインもある。

＊「非心臓手術における合併心疾患の評価と管理に関するガイドライン」ACC/AHA2017,JCS2014

運動能力（Mets）が大切とされている。

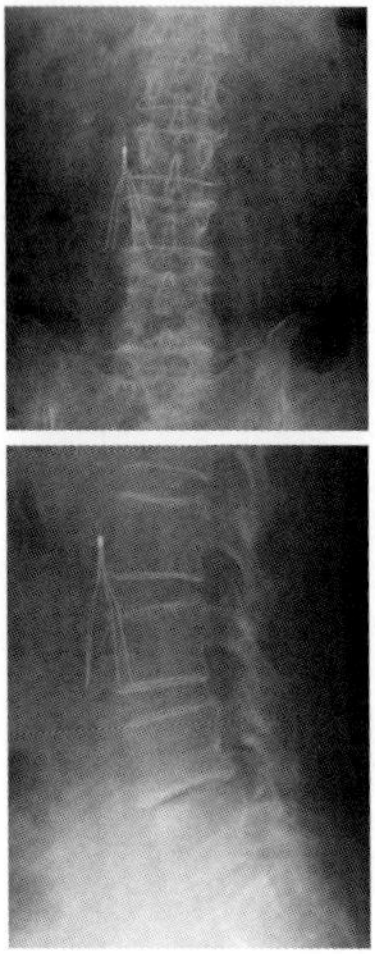

◆下大静脈フィルターも

循環器不勉強な筆者は、この画像を見て、「ああ下大静脈は右にあるぞ、脊椎のpedicle screwを深く刺すときは右を注意しなくちゃ」などと誓ったものでした。

肺

全身麻酔の手術、また**腹臥位**（うつぶせ）の手術で、問題になる。COPD、間質性肺炎などの難病では、手術中止も余儀なくされる。

肺機能検査で、%VC、FEVを評価し、もし時間があれば、**呼吸筋トレーニング**をリハビリでお願いする。抗コリン薬、気管支拡張薬の併用。術後、もしかしたら、**抜管困難**になることも確認しておく。

腎臓

eGFRをチェックする。薬、造影剤、輸液などに重大な影響を及ぼしかねない。

透析のばあいは、四肢の切断手術後、切り取ったものの重さを測定しないといけない（設定が変わるため）。

装具

術後、すぐ使えるように、外来であらかじめ採型しておく。
脊椎のコルセット、ひざの靱帯装具、肩の固定装具……（詳細は省略）。

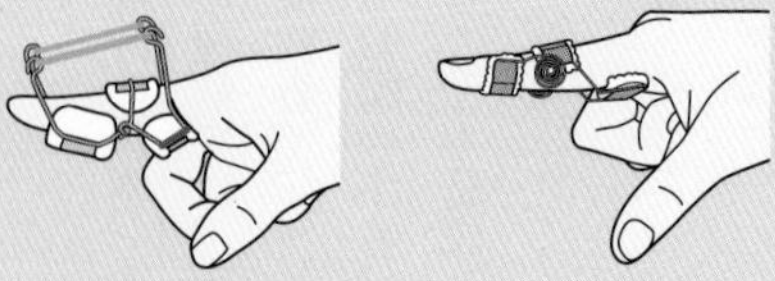
●指装具（PIP伸展・DIP伸展）

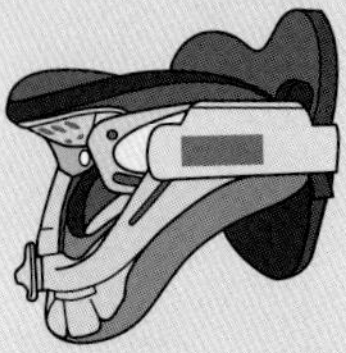
●頸椎装具

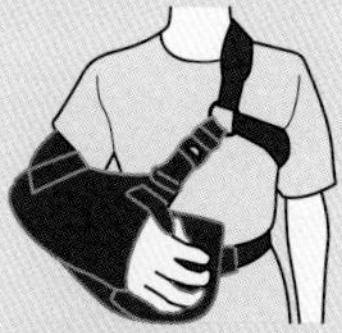
●上肢装具

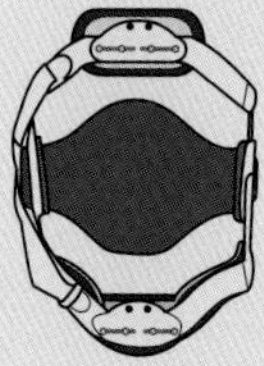
●胸腰仙椎装具

●膝装具

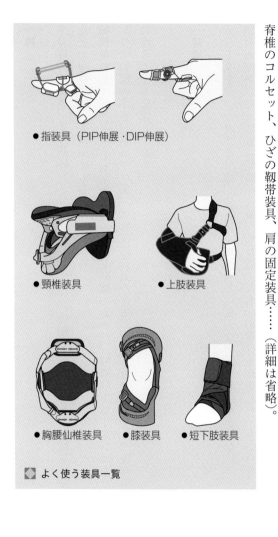

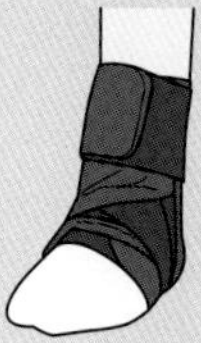
●短下肢装具

よく使う装具一覧

手続

国の指定した特定疾患だと援助が受けられる（整形外科では以下の疾患）。

後縦靱帯骨化症（OPLL）
黄色靱帯骨化症（OYL）
大腿骨頭壊死
広範囲脊柱管狭窄症

保健所か、健康福祉センター（保健所とは言わなくなってきている）に届ける。
手術が終わってからだと、手術のお金が出ないので、早く申請を。

- **輸血の同意書**
  エホバの証人の信者かどうかをチェックする（とても自己犠牲的で親切な信者が多いのですが手術には問題が）。

- **身体拘束の同意書**

あらかじめ了承がないと虐待となり訴訟のリスクもある。

- **DNARの同意書**

リスクの高い患者さんの場合、確認しておく。

- **患者レジストリーの同意書**

全国の病院でおこなわれた手術のデータをレジストリー(登録)するようになった。日本人のデータを集め、新しい器具の開発、学問的な研究、安全性に役立てるといった目的がある。患者さんの情報なので、同意が必要だ。JOANR(日本整形外科学会)、JSIS-DB(脊椎インストゥルメンテーション学会)など。

Coffee Break

他科依頼　顔の見える関係を

実は、これがいちばん大切かもしれないが、病院のなかで、**顔の見える関係**をつくっておくことだ。救急で呼ばれたさい交流を深めるのもいい。他科の先生と飲み会をするのもいい。最後は人と人。しょせん、医者は一人では何もできない。いまや、整形外科は高齢外科。合併症ぬきでは考えられなくなっている。いまの若者にとって、あんがい最も苦手なことかも?

5 整形外科の手術室で……

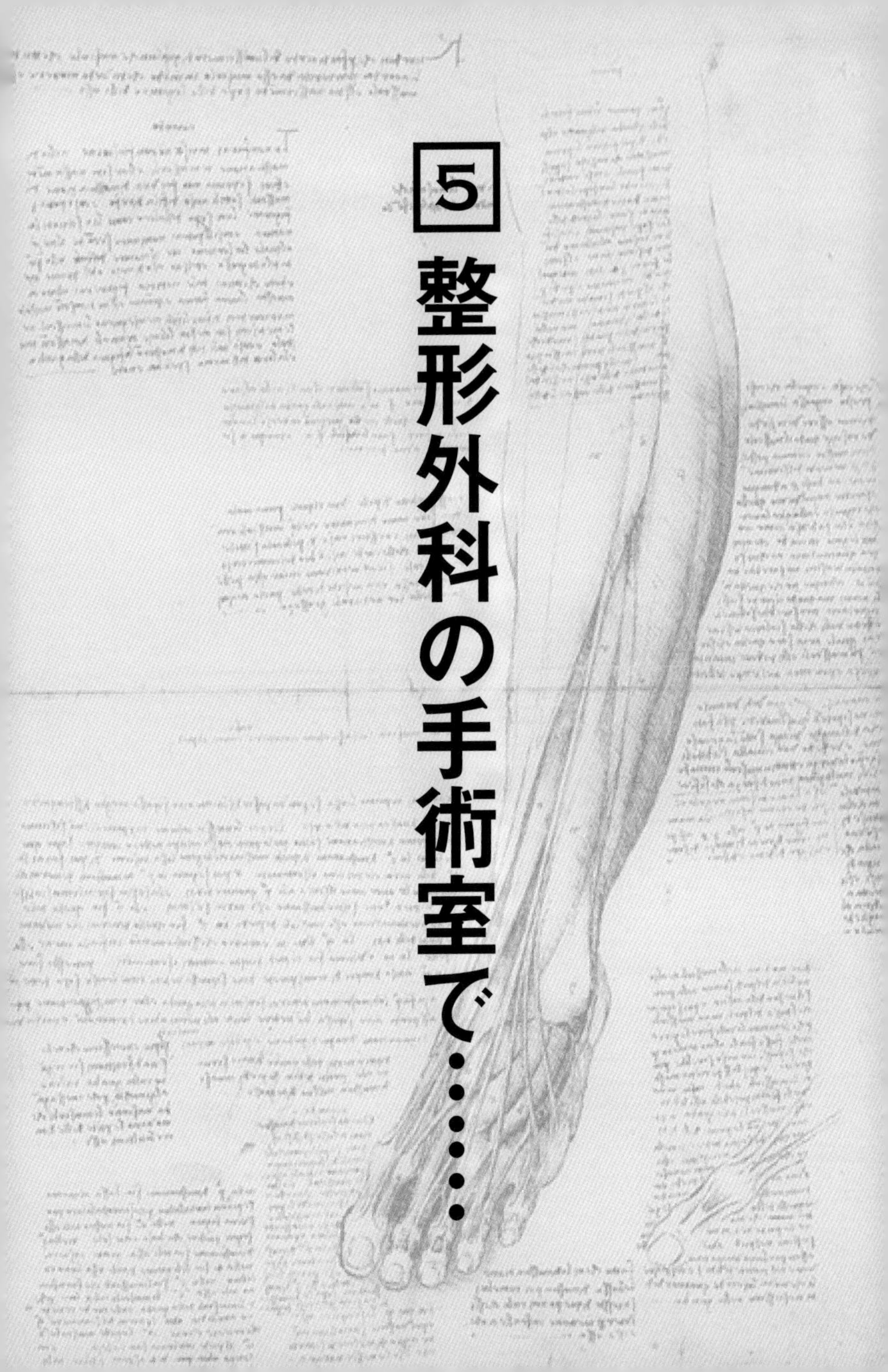

手術！

医者には日常だが、患者、家族にとっては一生一度の一大事件だ。術式をカンペキに勉強し、寝床でシミュレーションし（勉強しないで臨むのは罪！）、……怠れば上司にメスを取りあげられる。整形外科の手術は一瞬で事故に（訴訟に）つながる。スキルを上げることが必須だが、新人クンはまず糸むすびから……。

糸むすび講義

糸むすびは外科医の基本だ。ふしぎなことに、糸むすびがウマイと、研修医でも腕のいい医者にみえてくるものだ。

糸むすびで一番のポイントはホドけないこと。カッコ良さやスピードは二の次だ。4月になると、研修医たちが練習したあとの糸玉を、病院のあちこちで見かけるようになる。しかし、あの緊張の全くかからない糸むすび練習はあまり意味がない。手術で現場の助手に立ち、じっさいに深い、強い張力の場所（腰や大腿の手術）できちんと結べるか否かだ。張力は弱い場所もある。たとえば、手の手術ではむしろ逆にそっとむすぶことが多いのだ。

先輩のてつきをまねて、盗み、練習を！

〈縫合方法〉

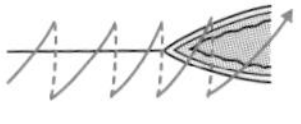

連続縫合
糸は１本

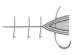

結束縫合
１縫いに
１本ずつ

器械でむすぶ

持針器（ヘガール持針器など）でむすぶ。救急外来で一人でぬうときはこちら。

手でむすぶ

手術室で助手としてむすぶときはこちら。

器用不器用は関係ない（不器用だと外科医になれないことになる！）。ていねいさが重要。練習すれば必ず上達する。ある程度上達したら、①左右逆手で。②深い場所で。さいごに、③時間を短く。と順次ステップ・アップしていこう。

外科むすび＞男むすび＞女むすび

の順に強い。多重むすびはさらに良い。

〈むすび方〉

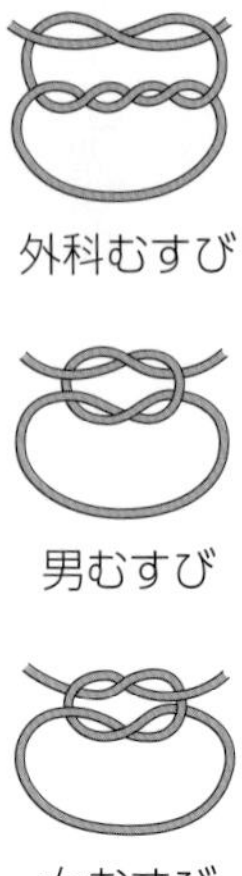

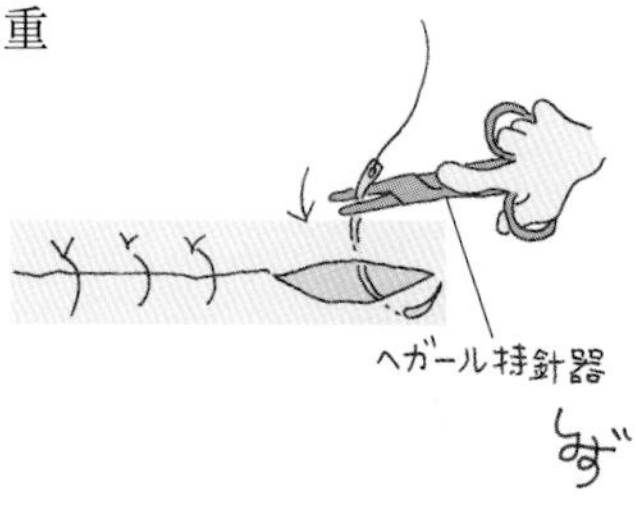

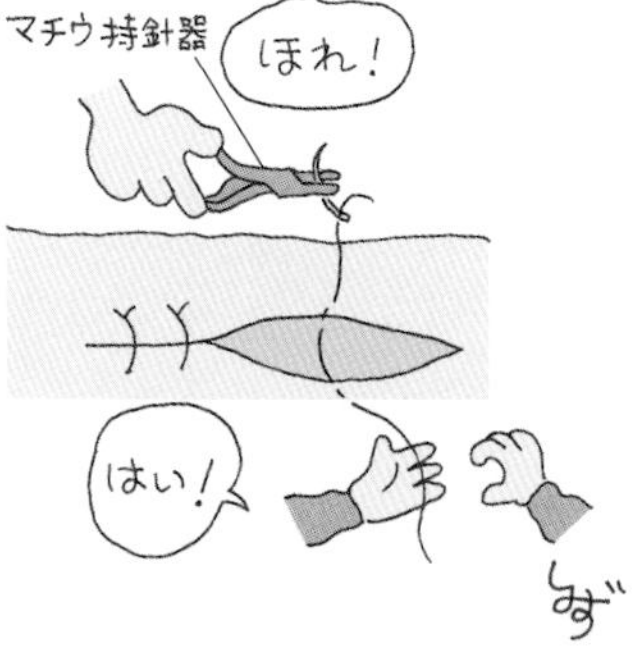

現場ではこういう風に糸をわたされる。

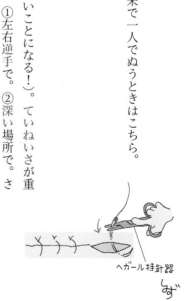

Coffee Break

糸のいろいろ

むかしはどの科も、**絹糸《きぬいと》**（！）をつかっていた。傷を小さく整容を美しくする時代の流れもあり、現在、糸には、さまざまな種類がある。溶ける糸（消えてしまう）、**抗菌薬**をまぶした糸、凸凹があり逆方向にゆるまない糸（助手不要）などが開発されている。

髪の毛で糸がわからなくなる頭皮などは、**ホッチキス（ステイプラー）**もつかわれる（抜糸が圧倒的に速い）。また、糸ではなく、**ボンド**をぬる方法がある。ＣＭでゆうめいなアロンアルファ（瞬間接着剤）も、もとはと言えば医療用に開発されたのだ。

糸の特徴			
	あみ糸	強い。	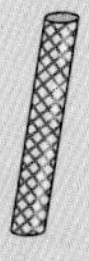
	モノフィラメント（一本！）	感染しにくい。	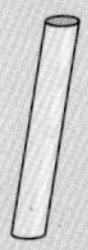

体位

体位をとることは重要で、手術以上に時間をかけることもある。失明、褥瘡、神経麻痺などの合併症に留意しなければならない。

布のかけかたも学ぼう。先輩が、手術時どうやってかけたか、チェックしよう（筆者は、休日に手術室の鍵を開けてもらい、ひとりで予行練習したこともあります）。

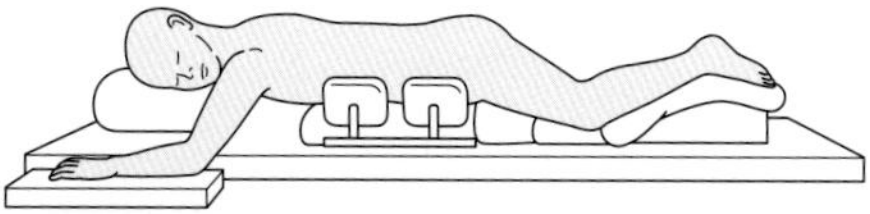

・腹臥位

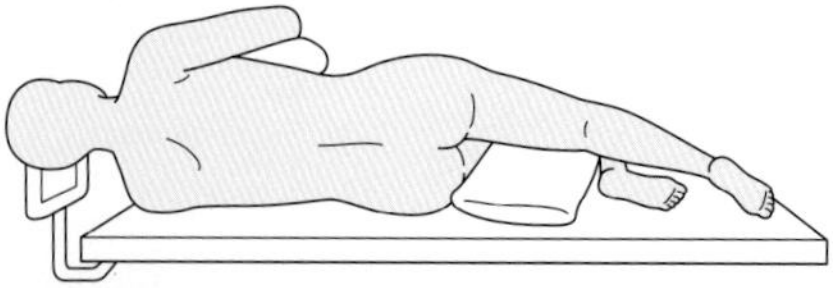

・側臥位

代表的な手術時の体位一覧

6 整形外科の病棟で……

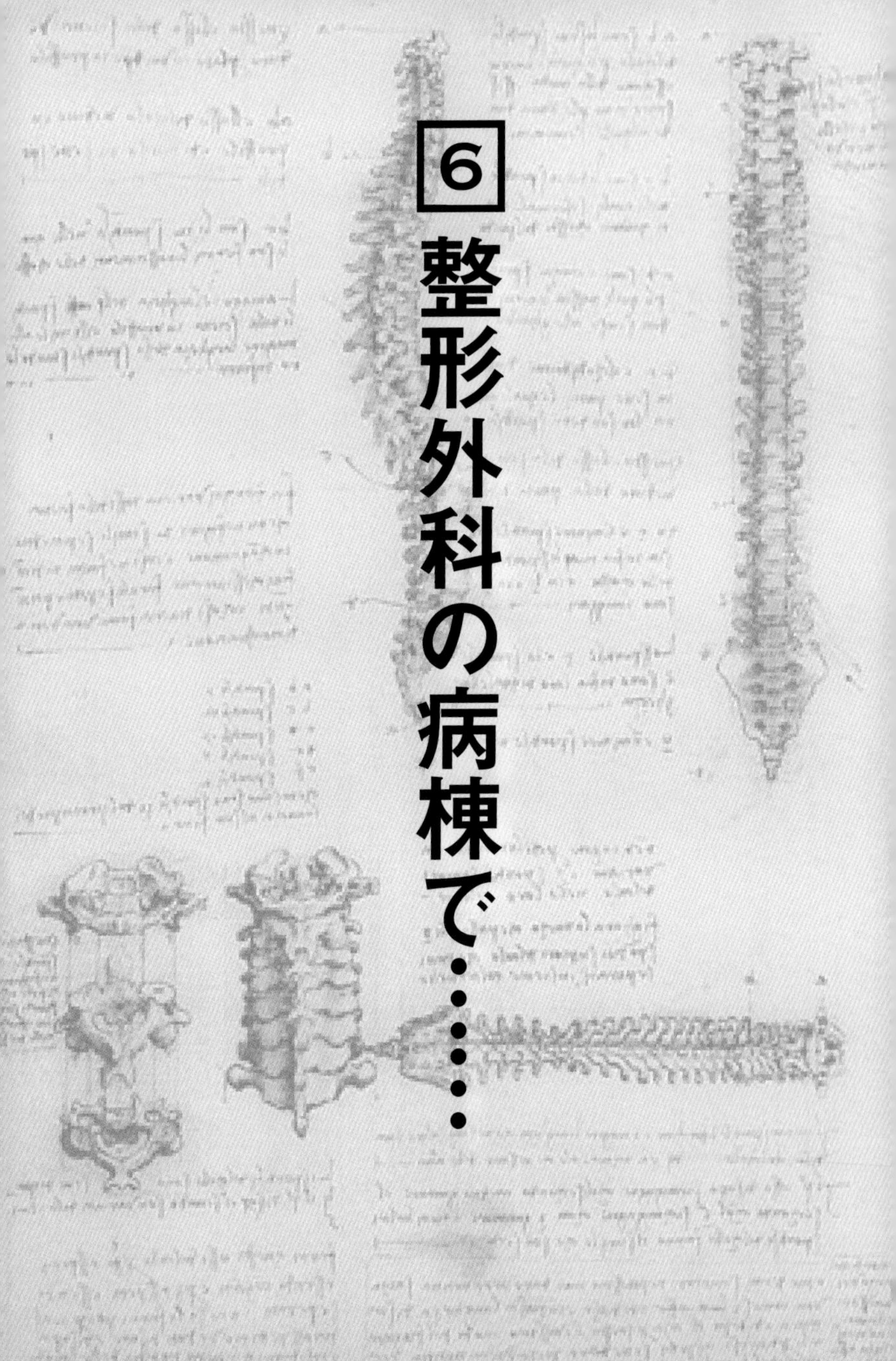

手術は、メイン・イベントであり、千秋楽であり、クライマックス。登山でいうならば山場、山頂だ。しかし、飛行機が着陸のとき危険にさらされるように、手術（＝下山）の後も、いろいろなトラブルが待ち受けている。

術後のチェックポイント

手術の侵襲はからだにとっておおきなものだ。ホルモンや、循環の動態、サマザマな変化が劇的にからだを見舞う。

ケース・バイ・ケースであるが、体内の変化はこんな感じであるが、ざっくりと「**頻脈**」「**血圧の上昇**」「**血糖の上昇**」「**尿量の減少**」をチェックしたい。

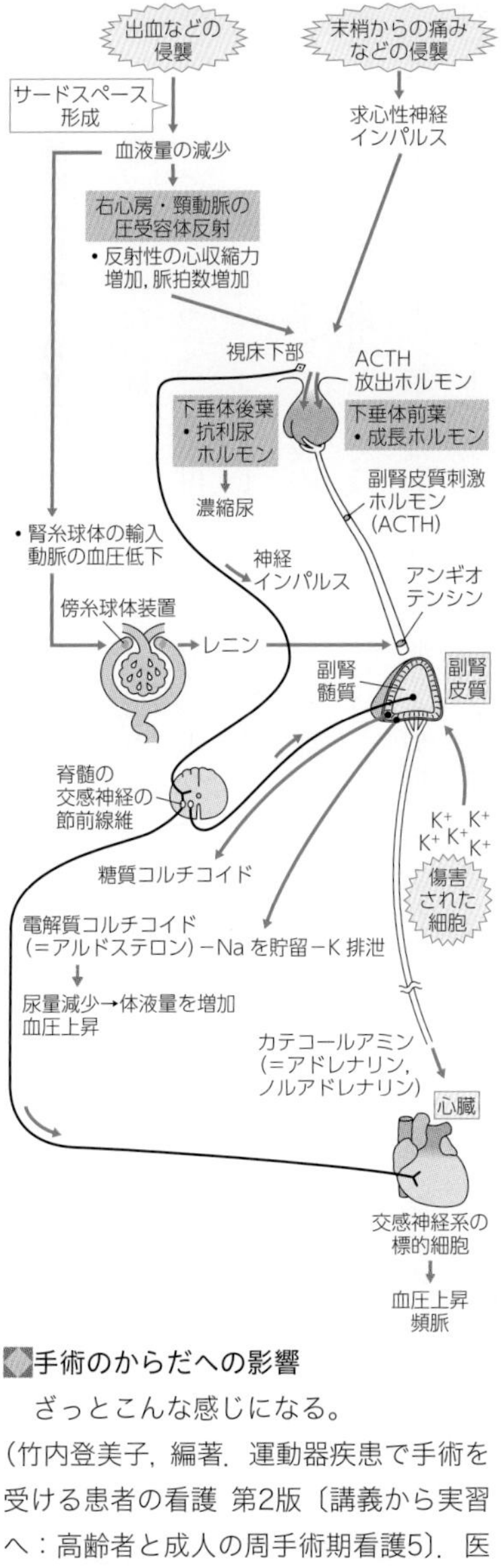

手術のからだへの影響

ざっとこんな感じになる。

（竹内登美子，編著．運動器疾患で手術を受ける患者の看護 第2版〔講義から実習へ：高齢者と成人の周手術期看護5〕．医歯薬出版．2014;p.72．を参考に作成）

深部静脈血栓症（ＤＶＴ）からの肺塞栓

これを第一にあげたのは、ズバリ、死ぬ合併症だから。しかも、**発見しにくい！**（血はみえない）したがって、まず患者さんの訴えが重要だ。

長期臥床（飛行機のエコノミークラス、地震で集団生活、車で何日も移動、長距離バスやタクシーの運転手）で下肢の血流が渋滞、下肢の静脈にできた血栓が飛ぶと、肺の血管をつまらせる。術中だけではない。

とにかく疑うこと！　筆者は肺血栓が発症した現場にいあわせたことがある。踵骨の剝離骨折の手術室で、ターニケットを足に巻いた途端、患者さんが泡を吹いてうめき声をあげた光景が忘れられない。げに恐ろしい合併症だと思う。

- 胸痛、胸部不快感をうったえたら、注意。
- 下大静脈への流入角度から、左の深部静脈に多い。
- 心臓病、肥満、骨盤、下肢の人工関節術後に多いとされる。
- 血液検査：Ｄダイマー高値＝体のどこかに血栓がある。
- 確定診断には、肺の造影ＣＴだ（でも、まず疑い、**抗血栓薬を！**）。

（ふたたび）感染症

感染は外科の敵、とりわけ金属をあつかう整形外科にとっては永遠の宿敵だ。
骨髄炎になると、治療は難渋をきわめ、金属（インプラント）の抜去も余儀なくされるのだ。

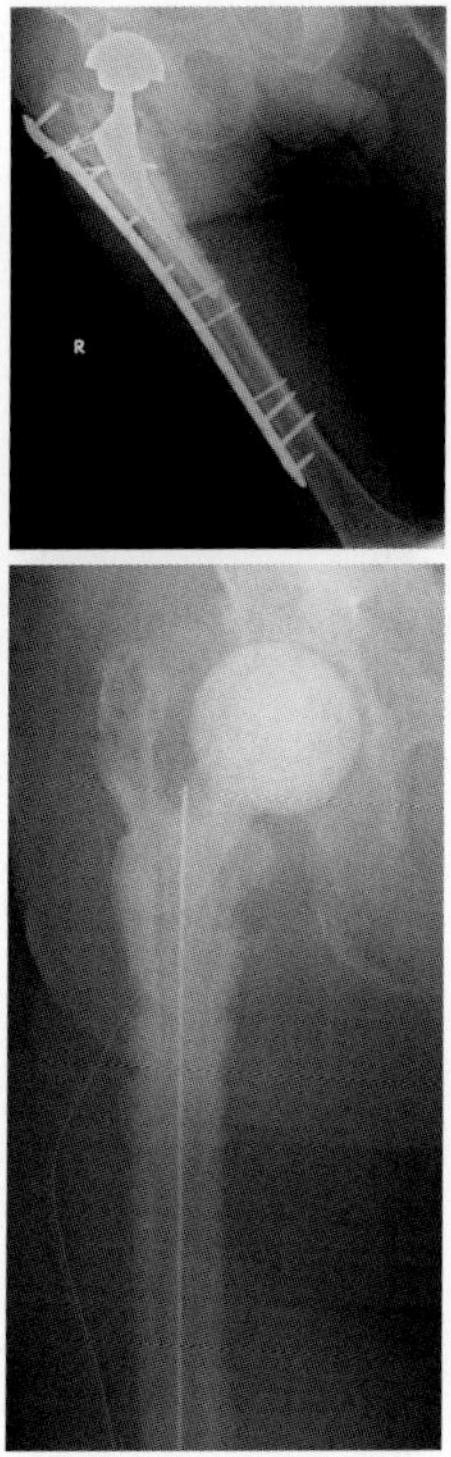

骨髄炎になり、金属をぜんぶ抜去し、抗生剤いりのセメントを金属型に採型して挿入した例。

ぶっちゃけていうと、整形外科の金属感染の恐さ、ヤッカイさを内科医はあまり知らない。というより、ピンとこない。ゆっくりなおせばいいという広域の抗菌薬では手遅れになるケースが整形外科では多い。じつは、抗菌薬は骨にホトンドとどかないものが多いからだ。

菌が広がる前に（バイオ・フィルムができる前に）、根絶させなければならない。

そもそも、けっして病棟はキレイじゃない（大そうじができないし、屋外からの見舞い客はひきもきらない）。

看護師のキャップも廃止され、花のもちこみも禁止となった（菌をはこぶから）。だが、たとえどんなに手洗いをしても、術野をゴシゴシ洗っても、バイオ・クリーンの清潔な手術室を使用しても、感染を一〇〇％撲滅することは不可能なのだ。

感染をみつける

感染の徴候（熱発、熱型、創部の発赤）、血液検査が欠かせない。白血球、ＣＲＰの上昇に加え、プロカルシトニン、プレセプシンも、敗血症の診断に役立つ。

創部培養をおこなう前に、抗菌薬を使用してしまうと、陰性になってしまうことが多い。検査室に分画を電話できいて、見切り発車することもある。

感染と戦う

抗菌薬は、濃度依存性か、時間依存性か、組織の移行性はどうか、副作用（たとえば腎機能が悪いなら、肝臓代謝の薬がいい）といった要素を考えて、適切、短時間に投与する。

Coffee Break

包交より観察

消毒しろ！ 乾かせ！ 水で洗うな！ このようなキズの処置は**全てまちがい**とされている。消毒すると、菌ばかりか、たいせつな細胞まで死んでしまうのだ。日本の水は安全で、手術の手洗いも水道水だ。むかしは、包交車をガラガラひいて、一人残らず、イソジンで消毒していたものだがいまや、**包交**するよりも、**観察**するほうが大切なのだ。

局所陰圧閉鎖療法（NPWT《エヌピー》という）…。言いにくい

傷を陰圧にして感染をなおす方法。１９９０年代後半に米国で開発された（日本での認可は２０１０年、それまでは各病院で「お手製のなんちゃって療法」で治療していたものデス（涙））。

頻回の処置が不要、患者は移動可、なにより効果が大……といった利点で、世界中に普及している。VAC®などの商品名で知られる。

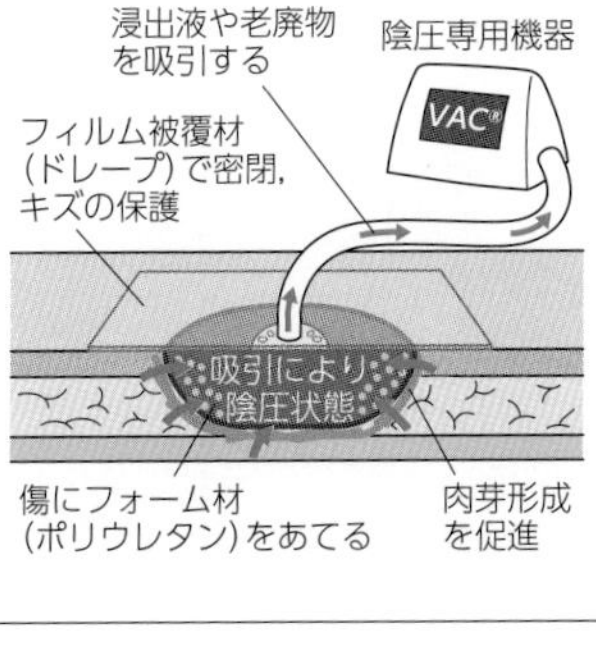

褥瘡

ヤセた、低栄養（アルブミン低値）の老人に発生しやすい。頭の褥瘡は、とくに治りにくい。

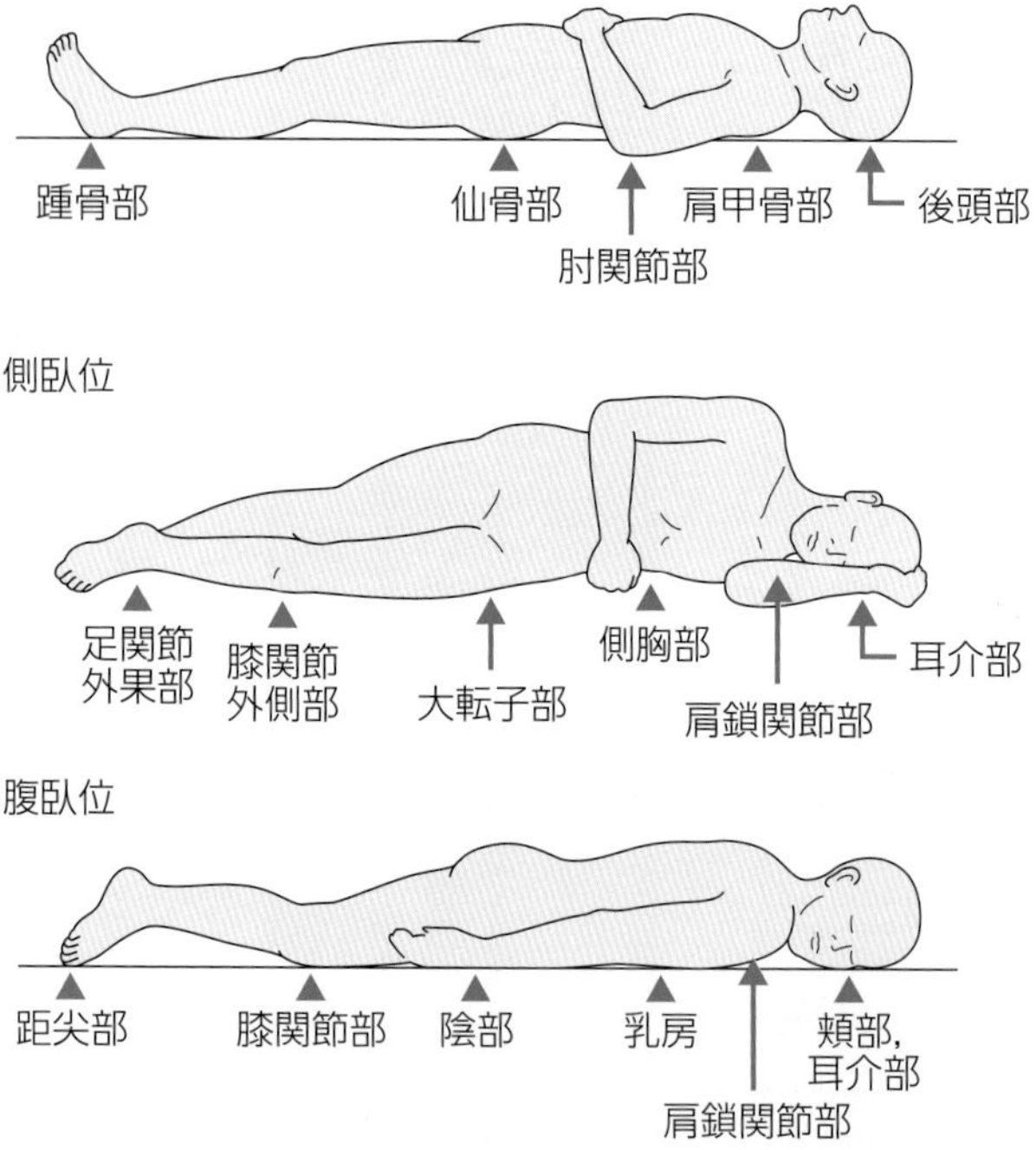

褥瘡の好発部位　ギプスの圧迫に注意する場所でもある。

転倒への注意

術後の患者さんが、リハビリ中や、移動時に、転倒してしまうことがある。再手術になることも多い。

人工関節の脱臼

禁止された肢位をとってしまい、はずれてしまうのだ。

インプラント周囲骨折

金属で補強された部分と、弱い骨とのヒズミに、力が加わり、新たに骨折してしまう。インプラントの破損も起きやすい。

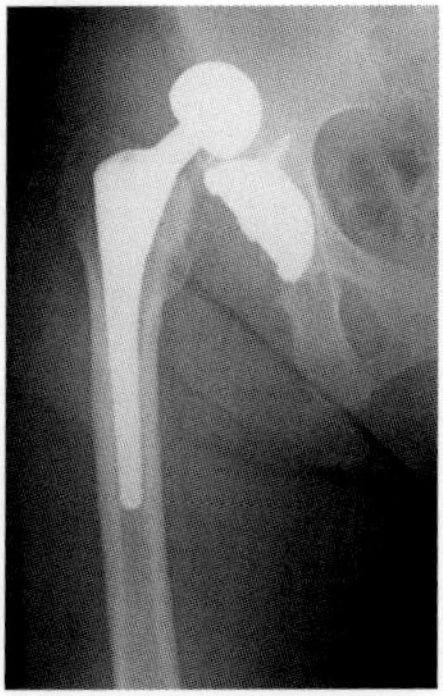

今後、高齢者の増加により、このようなケースはますます増えると懸念されている。指示が守れない患者さんには、**身体拘束**（しばりつけること）をすることもある。

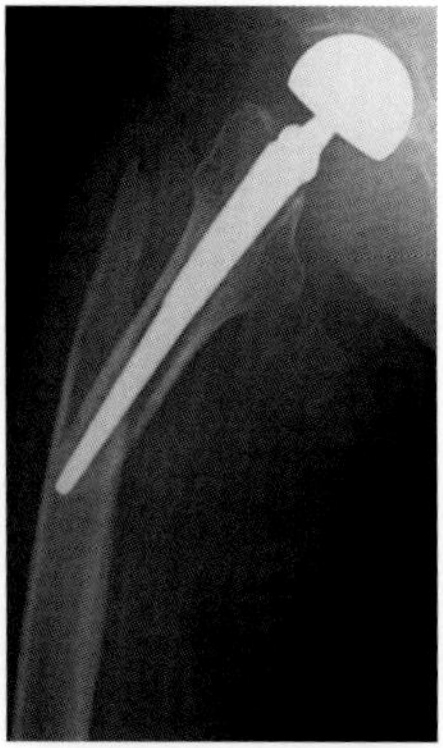

脊椎手術の合併症

脊椎の手術は、うつぶせだったり、駆血ができない、神経血管に近い、低血圧麻酔をする……といった特徴があり、手足の手術とちがう点がある。

髄液漏

硬膜のなかから髄液が皮下に流れ出てしまうこと。術中の硬膜損傷が原因のことが多い。これを発見したら、ドレーンの**陰圧を弱める**（水の流れができてしまうので）。

術後血腫

ドレーンからの出血が何らかの原因（ドレーンがつまる、ドレーンを自己抜去する……）でひけなくなると、血のかたまりが脊髄神経を圧迫して、まひが生じる。そもそも、セボネは駆血帯を巻けないため、**低血圧麻酔**をおこなうことが多い。そのため、術後に血圧があがり、出血が増加し、起きやすいのだ。術後動いていた手足が当日夜に動かなくなったら、疑う（緊急で血腫除去手術）。

高齢者こそ早期手術!!

高齢者の手術後に、たいせつなのは、長く寝たままにしないこと。認知症、肺炎、褥瘡、血栓、筋力の低下、廃用……これらが起きやすくなってしまう。だから、整形外科手術の基本は、**しっかり固定して、早く動かす！**

7 整形外科の医局で……

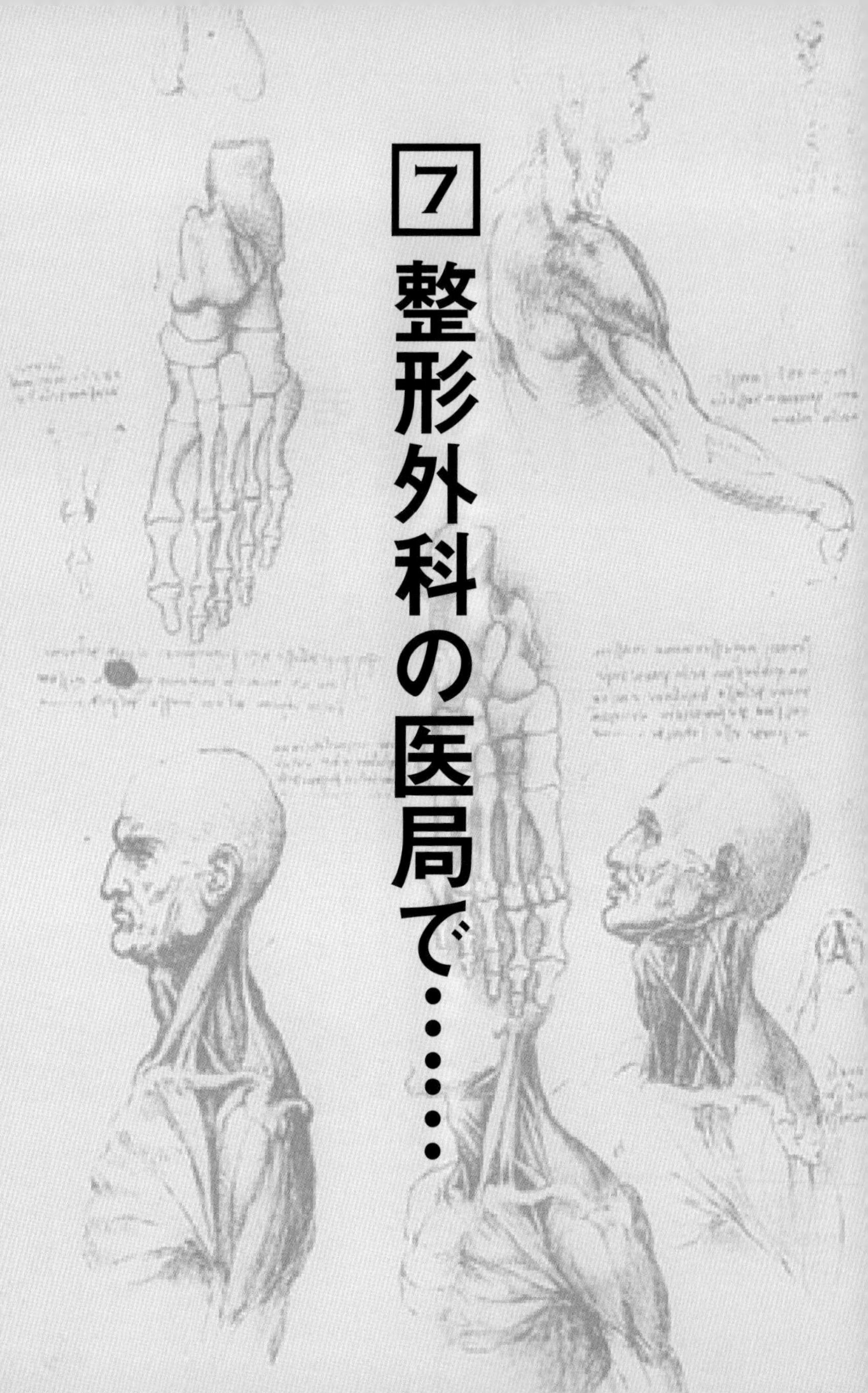

若いうちに経験した一例一例をたいせつに学ぶことが、将来きっと生きてくる。ただ、時間と共に、記憶はボロボロ抜けていく。次回、同じような症例にぶつかったときに、すぐ戦えるようにすること。そのさい、いちばん強力な武器になるのは、ナント言っても、自分の手で書いた（描いた）記録だ。術後、ヘトヘトになり、体力が限界となり、病院を出るのが夜中になったとしても、帰宅する前に、病院で、記録を残しておこう。

手術記録は当日に書くべし！

大切なのは、手術の記憶がまざまざと残る当日のうちに記録することだ。翌朝になってから書こうとすると、あら不思議！　手術場での情報と情熱が、くしの歯のようにボロボロ抜け落ちて消えてしまう。たとえどんなに疲れていても、帰宅するのは手術記録を書いてからにしよう。

手術記録は手で書くべし！

ワープロからパソコンへと、文章を大量に書くことが楽になってきた（最近の小説のぶあつさといったら！）。いまやプロのまんが家やイラストレーターですら絵をパソコンでつくるご時世だ。だが、にもかかわらず、否、だからこそ、手術記録だけは自分の手で書き残したほうがいい。解剖書にある2次元イラストのイメージは、じっさいに目でみた3次元の実物を重ねあわせることで、一そうふくらむにちがいない。

また手術記録とは別に、気がついたことや反省点を書き残すことをすすめたい。失敗こそ記録すべきだからだ。次に同じ手術にのぞむときは、公式文書であるお体裁《ていさい》の手術記録より、本音を書きこんだ自家製ノートのほうが断然役にたつ。

Coffee Break

不合格体験記がいい！

合格体験記というやつは、自画自賛で、鼻持ちならぬ自慢たらたらのシロモノであることが多く、たいていは役に立たない。むしろたいせつなのは失敗談だ。「私はこうしたから落ちました。みなさん注意してくださいね」という恥の進言こそ、未来へのかてになる。もし、医学界にも、「手術中こういう失敗をやらかしてさんざんな目にあいました」という本音を披露《ひろう》する学会があれば、きっと聴衆がわんさと殺到するにちがいない（もちろんそんな学会は開催不可能でしょうが）。

カダヴァー（死体）を切ろう！

じつは、医学生の解剖実習ほど無意義なものはない（と思う）。解剖がショックで外科への道を断念する学生もいるだろうし、まだ専門も決まらぬうちに解剖したところで、正直なにも残らない。プロの外科医（専門科）になり、手術を学びはじめた時こそ、死体に挑戦しよう。

カダヴァー実習に積極的に参加することはきわめて有意義だ。有能な整形外科医は皆やっているし、理解ある部長先生なら、実習の参加にダメとは言わないだろう。

整形外科の手足の実習では、たいがい体幹が放置されることが多い。筆者はよく解剖室のすみっこで、ふだん危険で開けない禁断の部位を独りでいじって観察したりしたものだ（たとえば肺の横隔膜や、神経根の終点をとことん追いかけてみるとか、頭蓋と頚椎のあいだの血管をだしてみるとか……）。

そしてできれば、病理解剖（死因が不明なときにただちに行われる）も見学してみよう。ホルマリン固定された標本ではない、生々しい肌色の人体はショッキングだが、鮮烈に心に刻まれるにちがいない。

診断書

整形外科医は、ことのほか書かねばならぬ書類が多い。

とくに、交通事故や入院をすることで、自動車保険、生命保険会社などの診断書が必要になる。また、警察にも診断書の提出をもとめられる（これを書くことで、交通事故が物損ではなくなる。全治2週間以上になると、加害者の罰則が重くなる)。

さらに、介護保険、身体障害者など書類に時間をさかれるのが実情だ。だが、これらは公的文書であり、手を抜いた、アヤフヤな記載は医者がわにも責任がかかる。

8 整形外科医の家で……

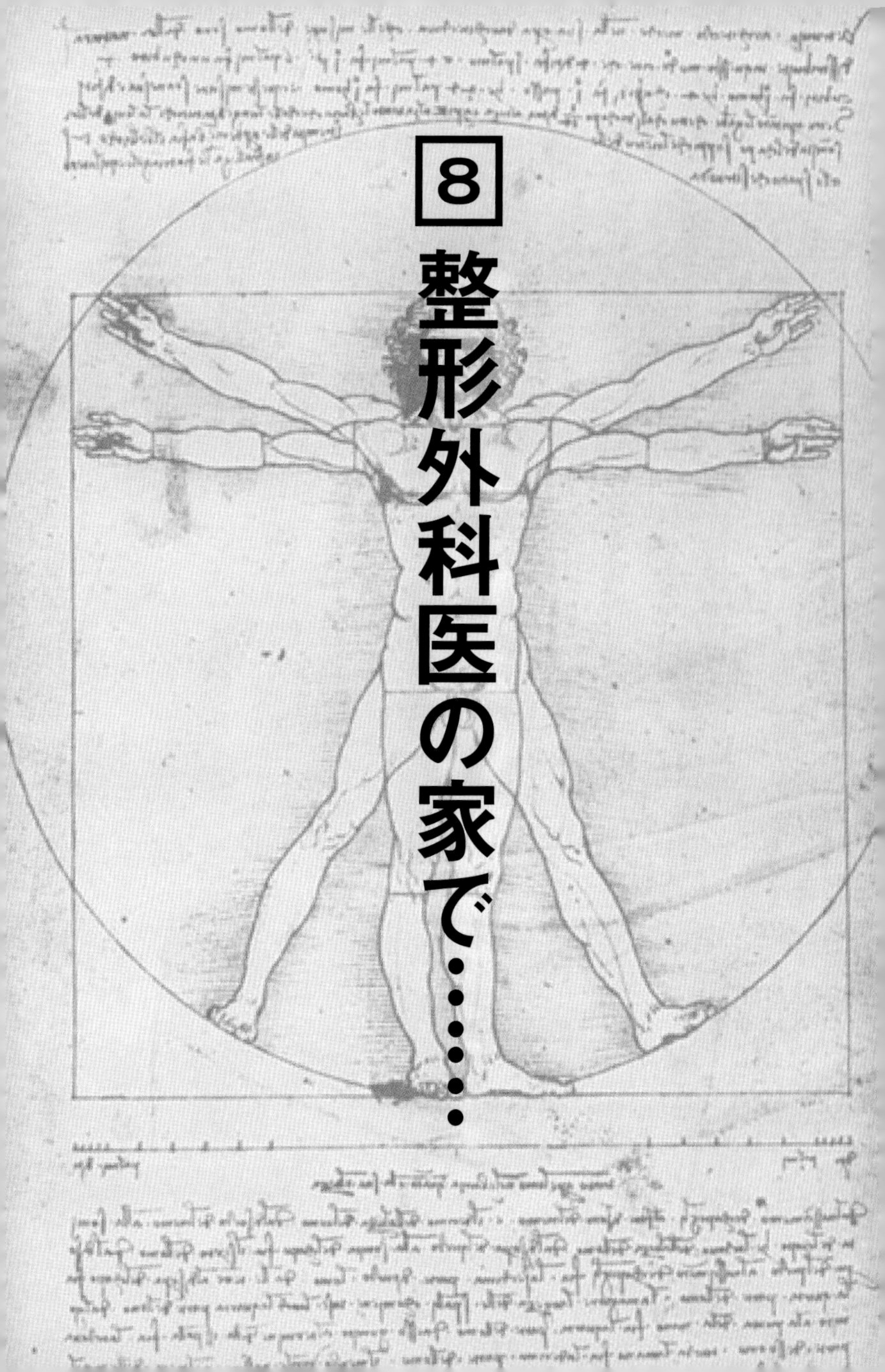

医者という職は、一生、勉強しなければならない。ある説によると、一日に英文を20篇読みつづけ、やっと医学の流れに遅れずついてゆくことができるそうな（ムリ！）。しかも、整形外科医というしごとは、タフで、イソガシイ。だが、さいわいいまは情報が瞬時に得られ、黒板もノートに書き写すより、画像をパチリという時代になっている。臨床と勉強のはざまで、時間も限られているが、やるしかありません。

この章では、あえて、（もはや古い）筆者の学んできた、時間の流れに動じない歴史ある教科書もとりあげてみた。

解剖書と寝るべし

整形外科は解剖がすべて。とりわけ機能解剖がいのちである。解剖書は本ダナに飾る置きモノではない。常に手もとに置き、反復してひもとくとよい。若いうちは高価な家具はいらないと言われる(始終《しょっちゅう》引っ越してキズだらけに……)。病院を変わるたびに段ボールの数も多くなるだろうが、愛用する解剖書はわきに常に置き、枕にして寝る。そして、それこそボロボロになるまで使いこむといいと思う。

ただし、解剖書は疑うべし

駄菓子菓子！ じつは解剖書も１００％は信用しないほうがいい。解剖書のなかで、整形外科についての記載は往々にしてアイマイなのだ。書き込み不足だったり端折《はしょ》られることがしばしばある(たとえば頚椎の棘上靱帯なんかは、どの解剖本もかなり好加減《いいかげん》だ)。ノーベル賞の本庶 佑《ほんじょたすく》教授も、「教科書の文章はまず疑って読め」とおっしゃっているぐらいだ。教科書はキミが変えてしまえばいいぐらいの気概でいこう。

Coffee Break

アイデアは突然ひらめく

有名な槌指の手術法をうみだした石黒隆《いしぐろたかし》先生（慶応義塾大学）は、骨の模型を食卓に置き、いつも見ていたそうだ。Ｔ－ｓａｗを考案した富田勝郎《とみたかつろう》先生（金沢大学）は、羊羹《ようかん》を糸ようじで切る光景をみて、あのイカシタ器具をひらめいたという。こんな風に、飛びきりすてきなアイデアというのは、病院から出た思いがけない場所で、とつぜん降ってくるかもしれない。ただし、もちろんいつも頭を回転させ、キョウ味をもち考えていることが大切だ。

教科書

整形外科は変り身がはやい。まるでカツオの刺身のように、論文は古びる、新しい技術や理論がたちまち風化《ふうか》してゆく。入局したとき流行していた常識、正しいと信じ学んだ鉄則が、あっというまに時代遅れになることも日常茶飯事だ。日々知識のアップ・デートを怠らないことはもちろん大切。しかし、時の流れに凛《りん》として動じない、風雪に堪えてきた歴史的な名著も存在する。ここではそういう教科書を列挙した。

もちろん成書だけとはかぎらない。たとえ即戦力のお値うち本でも、もしキミが気に入り、キミの力となるのであれば、それは、キミにとってオンリー・ワンの名著になるはずだ。

手術書

「Rockwood and Green's Fractures」 Lippincott Williams & Wilkins

通称、ロックウッド骨折。骨折のゴールドスタンダード。「ロックウッドでこう書いてありました！」と答えた途端カンファレンスの議論が即終了になったものです。

「Campbell's Operative Orthopaedics」 Elsevier

通称、キャンベル手術書。整形外科手術のバイブル。英語はとびきり読みやすいが、図がアッサリとして、少ないのが難点か。

「AO法骨折治療」（医学書院）原書〝Manual der Osteosynthese AO-technique〟

1970年にこの理論書が世に出て、骨折の治療に革命がおきたと言われる。AOのシリーズは他にも多数出版されている。

「私の手の外科　手術アトラス」 津下健哉（南江堂）

孤独な夜の外傷病院でお世話になった新米医者数知れず。同著者の手になる解説書もあるが、やはり、こちらの絵本（失礼）がおススメ。挑発的なタイトルで敬遠しないように。

「脊椎手術の実際」　大谷清（医学書院）

慶応大学、脊椎班のバイブルだった書。ただし、イラストが、凡人には致命的にわかりづらい。

「基本腰椎外科手術書」　辻陽雄（南江堂）

海外にも翻訳された名著。内容はもはや古いが、まるで芸術品のような本。

解剖書

「整形外科医のための手術解剖学図説」（南江堂）

整形外科は一に解剖、二に解剖！　整形外科医ならば、みな持っている書。

「整形外科医のための神経学図説」（南江堂）

Coffee Break

欧米の解剖図譜……

Gray、Grant、Rohen & 横地（日本人！）……歴史ある解剖書が数多《あまた》ある。外国人の描くイラストには目から鱗（日本が戦争負けるわけだ）。改訂するたびに厖大になるキライがあるがひと昔前の版で十分かも。また値段は翻訳よりも洋書のほうが安くておススメです。

専門書

「Green's operative Hand Surgery」 Elsevier

手外科におけるバイブルと目される書。

「手の外科入門」 内西兼一郎 伊藤恵康 堀内行雄（南山堂）

慶応大学、手の外科班の教科書だった。

「手外科診療ハンドブック」 斎藤英彦 吉津孝衛ほか（南江堂）

新潟大学の手外科スタッフがまとめた書。

「手 その機能と解剖」 上羽康夫（金芳堂）

血管柄付骨移植をはじめて行った 京大名誉教授の名著。

「肘関節外科の実際」 伊藤恵康（南江堂）

数々のプロ野球投手を治療してきたひじの世界的権威による大著。

「肩 その機能と臨床」 信原克哉（医学書院）

海外にも翻訳された名著。

「Moe's Textbook of Scoliosis and Other Spinal Deformities」

Saunders

側弯症の教科書として唯一無二の存在。

「股関節外科学」　伊藤鉄夫（金芳堂）
股関節の古典。
「骨関節の病理診断　100の質問と答え」　町並陸生（文光堂）
見開きのQ＆A形式で、豊富な症例につき考察している。
「ベッドサイドの神経の診かた」　田崎義昭ほか（南山堂）
半世紀にわたり愛読されている診断の古典的名著。
「小児四肢骨折治療の実際」　井上博（金原出版）
なかなか臨床ではお目にかからない小児の骨折を詳説した書。

即戦力となる本

「標準整形外科学」（医学書院）
その名もズバリ、標準となる整形外科の教科書。
「整形外科プライマリケアハンドブック」　片田重彦　石黒隆（南江堂）
実戦書。石黒法の石黒先生の著作でもある。
「超音波でわかる運動器疾患　診断のテクニック」　皆川洋至（メジカルビュー社）
エコーの奥義をこまかく解説した本。

「実戦から学ぶ！　治せるMRSA感染症」　浅利誠志（最新医学社）
ＭＲＳＡ感染症が、そもそも整形外科と内科では別物（内科医はＳＳＩのヤバさを知らない⁉）であることがよくわかる。

「先天性股関節脱臼診療のポイント」　山田順亮（金原出版）
黎明《れいめい》期から諸先輩が、いかに赤ちゃんの股関節に粉骨砕身してきたかがわかる好著。

「足のクリニック」　井口傑（南江堂）
足の第一人者による書。とくに外反母趾手術の項目は圧巻。ちなみにイラストは（ゴメンナサイ、自慢です）筆者が担当。

画像

「Diagnosis of Bone and Joint Disorders」　W.B.Saunders
レスニックはいわば画像の辞書。ここに載っていない画像はない。

雑誌

JBJS : The Journal of Bone and Joint Surgery

１００年以上の歴史がある。アメリカ版（AM）、イギリス版（Br）がある。

CORR® : Clinical Orthopaedics and Related Research®

The Association of Bone and Joint Surgeons（ABJS）が刊行している。

論文

∞《インフィニティ》……。

以上挙げた本のなかには絶版になってしまった本もあるにちがいない。（書店のスペースはあまりに狭い！）ならば母校の図書館へＧＯだ！　ＳＮＳでお手軽に情報を得る時代だが、ネットの情報は責任の所在がわからないことも。むしろ古い本のなかにこそ、先人たちのアイデアがつまっているかもしれない。

（筆者の医局では古い本こそ残して、破棄していません）

1例報告は症例の宝庫

雑誌の１例報告や、新人の登竜門である地方会は症例の宝庫といえる。ある程度、年をかさね、お偉い先生になると１例報告というのは一寸恥ずかしい。しかし、若い医者が情熱のまま推敲《すいこう》して完成《しあ》げたデビュー戦の１例報告は、なまじ教科書の記述より質が高いことが多いものです。

講演会を聞こう！

ひとりの医師が読める論文の数と、読める時間は限られている。だがその道の専門家による講演をきけば、そのテーマにおける現状とレビューが短時間でわかる。論文数十個の値うちがあるとしたら、聴講しない手はない（もちろんガッカリな講演もあるが、そこはご愛敬《あいきょう》だ）。

ちなみに、講演で筆者が座長として栃木にお招《まね》きしたうち、東京の中村雅也《なかむらまさや》先生（涙を流さんばかりに熱く脊損とＩＰＳ細胞を語られた）、大阪の浅利誠志《あさりせいし》先生（くせのつよい関西弁で常識をバッサバッサと斬《き》り倒す）、ホークスのチームドクター福岡の原正文《はらまさふみ》先生（ベッドを用意、聴講者を被験者に診察法を実演）などのお話は、いずれも目から鱗《うろこ》であった。ここでお礼をもうしあげたい。先生がた、（田舎での）ご講演ありがとうございました！

巨大なお祭り、たとえば、日本整形外科学会《にっせいかい》では、せっかくだから、ひごろめったに聴く機会のない、自分の専門から遠い分野の大御所《おおごしょ》や、できれば外国人の講演などを聴くことをお奨めしたい。その道のレジェンドの語るコンサートのような名講演で運命が変わることがあるかもしれませんから。

また、臨床がイソガシすぎて、学会活動や論文執筆をしない（できない）医師も日本中に沢山おられる（テレビに出まくる偽物とはモノがちがいます）。とりわけ重度の救急外傷医療にタズサワル先生は筆を執る時間がない。ただ、ありがたいことに、これらの先生方は、教え上手で、熱血漢の人間が多い（当然だ）。若い先生は、直接、病院を見学に行くか、そういう先生方のセミナーに出席し、熱いパッションを吸収して欲しい。

おすすめのセミナー

AOコース　主催　AO trauma Japan
新潟手の外科セミナー　主催　新潟手の外科研究所
JABO研修会　主催　JABO
乳児股関節エコーセミナー　主催　日本整形外科学会

あとがき

「一年だけだから」と大学から言われ、栃木に派遣され、もう二〇年になろうとしています。若者の都会志向、地方軽視のなか、田舎には医者がなかなか来てくれません（なにしろ栃木は、都道府県人気ランキングで最下位ナノデス）。そうこうするうち、こんな私もだんだん役職があがり、新人の営業《スカウト》をしに都会へ行くこともあります。地元の広報紙に載せた一文をここで再掲し、あとがきに変えたいと思います。

拝啓　研修医クンへ

研修医が将来の道を決定することは、大切かつ危険なクジ引きといえます。

まず**手術室に出入り**したいか否かで、おおきく**内科系か**、**外科系か**となるにチガイナイ。でもそれだけでは決まらない。体力的にキツイか、時間はあるのか、開業できるか、給料は？　人間関係は？　……云々《うんぬん》。でも、一つたしかなのは、**消去法で選ぶべからず！**　ぜひ学問的に**面白そう**だな、と思える科の門をたたきましょう。今後たとえどんな艱難辛苦があっても、キョウ味さえあれば、ぜんぜん耐えられるものですよ。

いま外科的な病気は薬で治る時代がきつつあります（C型肝炎が薬で、食道がんも内視鏡で……）。いつか、もしかしたら、一粒のめばたちどころに病気が治る魔法の薬がでるかもしれません。

でも、**整形外科は不滅**です。なぜか。**けがと老人は絶対になくならない**からです。

また、ぶっちゃけ学生時代の成績はどうでもいい。たとえば内科ならば、学生時代にハリソンを何回も読破したような神童、猛者がいるかもしれない。せんぱいを侮蔑罵倒する可愛くない新米はざらにいるでしょう。でも外科系はちがう。手術は、そもそも**チーム医療**なのです。あたま以上に**修行**の差がまちがいなくあらわれます。

また将来、**AI**に医師が席捲《せっけん》されてしまうだろうといわれています。知識では、AIにかないません。それでも、整形外科の手術はAIではむずかしいという説があります。それに、もし**ロボットがこわれたら**どうするのか？　ヒトが活躍する場はまだまだあるにちがいない。

もはや新しい手術法は出つくしたといわれて久しいのですが、整形外科は抽斗《ひきだし》がまだまだ多い。脊椎、膝、股関節、手、肩、足の外科……ゴッタ煮みたい（整形というなまえは、これらを**整える**意味があるのだという気もします）。もしキミが「＊＊法」という**名前を冠した手術法**を残して、医学の歴史に名をとどめたいのならば、整形外科は、まだまだ道が開けていると思います。

器用と不器用

絵がうまいからと言って、手術が必ずしもうまいとは限りません。それにもし器用不器用で差があるとしたら、不器用な執刀医に手術された患者さんはたまったものではありません。器用よりも、ていねいが大切です。そういう意味では、もしかしたら文科系の人間のほうが良い医者になるかもしれませんね。

田舎に行こう！

ぜひ**若いうちに**、地方へ修行の旅へどうぞ。というのは、もし医学博士をめざし研究することになったら、都会に居なければならないから。30歳で大学院、40歳で留学、ナンテことになったら、いったいいつ手術の腕を磨くのでしょうか。

都会では車も乗らない。ゴツンと交差点で接触したぐらいのむちうちばかりでは、あまり勉強になりません。高齢者が車に乗るしかなく（電車がろくに走っていない）交通事故が派手、しかも、工場（地方にいっぱい）や、スキーの事故が多い、田舎こそ、症例の宝庫です。都会には、ゆうめいな病院が近くにいっぱいあって、セカンドオピニオンですぐ逃げてしまいます。田舎の星になろうという諸君はきっと大歓迎ですよ。

事典索引

〔著者略歴〕

清水《しみず》 健太郎《けんたろう》

慶応義塾大学医学部卒業。
慶応義塾大学医学部客員准教授。医学博士。
米国 CSRS 賞受賞（中村雅也教授の指導の下）。
栃木県で約 20 年、数千例の脊椎手術を執刀。
稲城市立病院副院長（令和 4 年～）

小説「くすり指」を「小説新潮」、小説「夕立」を「三田文学」に発表。
まんが「さんし君」を、「慶応義塾医学部新聞」に連載（平成31年～）。

整形外科教室《せいけいげかきょうしつ》　　　　Ⓒ

発　行　2022 年 5 月 20 日　　1 版 1 刷

著　者　清《し》 水《みず》　健《けん》 太《た》 郎《ろう》

発行者　株式会社　中外医学社
代表取締役　青木　　滋
〒162-0805　東京都新宿区矢来町 62
電　　話　03-3268-2701（代）
振替口座　00190-1-98814 番

印刷・製本/三報社印刷（株）　　〈MS・YK〉
ISBN978-4-498-05488-2　　Printed in Japan